普通高等教育“十二五”规划教材

医学遗传学

（第2版）

主　编　付四清
编　者　（以姓氏笔画为序）
田　虹　付四清　刘　云　肖福英
罗　纯　贲亚琍　唐艳平

华中科技大学出版社
中国·武汉

内容提要

本书介绍了遗传学的基本知识，包括遗传的细胞学基础、遗传的分子基础、单基因遗传。遗传病作为医学遗传学的核心内容，本书分5章即人类疾病的生化与分子遗传学、线粒体遗传病、多基因遗传病、染色体病及肿瘤遗传学，分别进行了介绍。另外，本书也介绍了群体遗传学、基因定位、人类基因组计划、表观遗传学、临床遗传学及生物信息学的相关知识。

本书主要作为高等医学院校临床、法医、影像、检验等专业学生的教材，也可供研究生选用或从事相关研究的科技人员参考。

图书在版编目(CIP)数据

医学遗传学/付四清　主编. —2版. —武汉：华中科技大学出版社，2013.12
ISBN 978-7-5609-9543-4

Ⅰ.①医…　Ⅱ.①付…　Ⅲ.①医学遗传学-高等学校-教材　Ⅳ.①R394

中国版本图书馆CIP数据核字(2013)第299898号

医学遗传学(第2版)　　付四清　主编

策划编辑：周芬娜
责任编辑：周芬娜
封面设计：刘　卉
责任校对：张会军
责任监印：周治超
出版发行：华中科技大学出版社(中国·武汉)
　　　　　武昌喻家山　　邮编：430074　　电话：(027)81321915
录　　排：华中科技大学惠友文印中心
印　　刷：华中理工大学印刷厂
开　　本：787mm×1092mm　1/16
印　　张：18
字　　数：473千字
版　　次：2006年12月第1版　2014年2月第2版第1次印刷
定　　价：35.00元

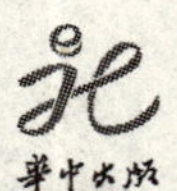

前　言

医学遗传学是生物医学科学领域中发展较快的学科之一，尤其是在过去的十多年中，医学遗传学在国际人类基因组计划的推动下获得了迅猛的发展。目前，已被认识的遗传病的种类达 8000 多种，基因诊断方法不断改进与完善，新的致病基因检出与定位日益迅速，基因治疗也从实验室进入临床应用。

我国医学院校都十分重视医学遗传学，将之列为必修课或必选课。我们编写这本教材的宗旨是：循序渐进，易学好教，把遗传学的基本原理与医学实践紧密结合，同时适当介绍学科发展的前沿问题，启发学生的学习兴趣，培养知识面广阔的医学生。

本书的编写工作主要由华中科技大学同济医学院医学遗传学教研室的教师承担，同时也邀请有关院校的教师参加了部分内容的编写。具体分工是：华中科技大学同济医学院的付四清老师编写了第 1 章、第 3 章、第 5 章、第 9 章、第 10 章、第 13 章、第 14 章中的第 1 节至第 3 节和第 15 章；川北医学院的刘云老师编写了第 2 章；襄阳职业技术学院的罗纯老师编写了第 4 章、第 8 章和第 14 章中的第 4 节；桂林医学院的肖福英老师编写了第 6 章；江汉大学的贲亚琍老师、华中科技大学同济医学院田虹老师共同编写了第 7 章；华中科技大学同济医学院的唐艳平老师编写了第 11 章和第 12 章。

感谢编者们的辛勤工作和大力支持，感谢华中科技大学出版社的热心配合。

由于教材编写匆忙，欠妥之处在所难免。欢迎使用本教材的师生对本书的内容、编排形式等方面提出宝贵意见，使之更趋完善，从而更有效地在培养医学生中发挥作用。

付四清

2013 年 11 月

目　录

第1章 绪 论

第1节 医学遗传学是遗传学与医学的相互渗透

医学遗传学(medical genetics)是遗传学与医学相结合的一门边缘学科,是遗传学原理在医学领域中的应用,而医学实践又不断丰富和发展遗传学。因此,医学遗传学既是一门基础学科,也是一门应用学科。作为基础学科,它是遗传学的一部分。遗传学(genetics)是研究生物发育与功能信息的储存、传递和实现规律的一个科学分支。医学遗传学研究的对象是人。对人类自己的关注,促使人们不但从理论意义上,而且从人类健康的实际价值上,审查医学遗传学的科学成果。因此,医学遗传学也是一门应用学科。一个多世纪以来,遗传学与医学一直双向相互作用,特别是人类基因组计划研究的进展,使这种作用愈益深刻并获得累累硕果。例如:通过对β-珠蛋白生成障碍性贫血患者β基因的大量突变研究,总结出真核生物基因的许多基本特征;许多癌症与特定的染色体重排有关,这些特定的染色体是重要的诊断和预后指标,克隆这些断裂点区域可以发现一些新的基因,可对正常和异常生长调控机制有更好的了解。因此,医学的成就已促使遗传学不断发展;而另一方面,遗传学研究对医学的贡献更为明显。医学在其大部分历史进程中是一个描述性的学科,虽然描述疾病的自然病史和各种治疗策略的效果是很有价值的,但医学上极为重要的进展却通常来自于对更为基础的科学原理进行阐明和随后应用于临床实践,为人类的健康服务。医学遗传学在最基础的水平,即基因本身,研究人类疾病。因此,遗传学的发展自然会对临床医学产生深远的影响,而且这些影响将持续增长。一个突出的例子是镰状细胞贫血症。这种能引起贫血和骨骼、关节、腹部疼痛的疾病已经被认识几百年了,但其病因却一直不清楚,直到1910年芝加哥的一个心脏病学家James Herrick首次发现在受累个体中存在异常形态的红细胞。40年后,Pauling证明了镰状细胞贫血患者血红蛋白的电泳特性与正常血红蛋白的电泳特性不同,而且受累儿童的父母既有正常血红蛋白,又有异常血红蛋白。1956年,Ingram利用肽链指纹技术显示出这种差异是由于血红蛋白β链第6位的谷氨酸被缬氨酸替代所致。随后,在核苷酸水平确认其突变是T代替A的单个碱基置换,现在已可在DNA水平进行产前诊断。这样一种严重的、临床上复杂的疾病,只是由30亿个核苷酸中的1个核苷酸改变所致,这样的事实是不能被描述性方法所预测的,它有力地证明了把遗传学方法应用到医学上是极有意义的。同时它还表明:单个基因的突变能对多个器官系统产生复杂的临床效应。因此,医学遗传学是一个宽广的学科,与所有临床学科都有一定范围的重叠。越来越多的医生认识到医学实践中所遇到的一些问题(例如某些疾病的病因、发病机制、病变过程、预防和诊治等)需要用遗传学的理论和方法才能解决。例如:为什么有高血压家族史的人更易患高血压病;为什么同一药物对患有同一疾病的不同患者的疗效不同(有人显效,有人无效,有人表现出严重的副作用);第一胎生了一个有先天缺陷的婴儿,第二胎也为先天缺陷患儿(再发)的危险有多大,是否可能生出健康的第二胎?

20 世纪 50 年代以来,随着染色体显带技术、DNA 重组技术、PCR 技术的发现和应用,细胞遗传学、分子遗传学进入了鼎盛发展时期,遗传学与医学结合,相继形成了人类细胞遗传学(human cytogenetics)、人类生化遗传学(human biochemical genetics)、人类分子遗传学(human molecular genetics)、人类群体遗传学(human population genetics)、免疫遗传学(immunogenetics)、药物遗传学(pharmacogenetics)、辐射遗传学(radiation genetics)、遗传毒理学(genetic toxicology)、体细胞遗传学(somatic cell genetics)、行为遗传学(behavior genetics)、发育遗传学(developmental genetics)、肿瘤遗传学(cancer genetics)和临床遗传学(clinicalgenetics)等数十个医学遗传学相关学科。

医学遗传学与人类遗传学的研究对象都是人类。人类遗传学(human genetics)探讨人类性状(包括正常性状和病理性状)的遗传规律及其物质基础,例如毛发的颜色、是否有耳垂等。在临床上,这些变异并不干扰或破坏正常的生命活动,其临床意义不大。而医学遗传学则主要研究人类(包括个体和群体)病理性状的遗传规律及其物质基础,它通过研究人类疾病的发生发展与遗传因素的关系,提供诊断、预防和治疗遗传病的科学依据和手段。可以说,医学遗传学是一门由遗传病这一纽带把遗传学和医学结合起来的边缘学科。

第 2 节　医学遗传学的历史

一、遗传病的早期认识

18 世纪与 19 世纪早期的医学文献中的一些报道表明,能仔细观察的人才能正确认识与疾病遗传有关的一些现象。例如,Maupertius 于 1752 年发表了一个家系四代中有多指(趾)的报道,并证明该性状可由父亲或母亲传递。

这个时期最引人注目的是英国医生 Joseph Adams(1756—1818)的工作:

(1) 区分了隐性疾病与显性疾病,并建议对遗传病进行登记。

(2) 发现隐性疾病中,父母常为近亲;在隔离的群体中,隐性疾病的高频率可能是由于近交。

(3) 遗传性疾病不一定出生时就有,它们可以在不同年龄显现。

(4) 某些疾病倾向只是在环境因素的影响下才导致疾病的显现,即使易感者不患病,其后代仍受到威胁。

(5) 家系内发病年龄的相关资料可用于遗传咨询。

(6) 临床上相同的疾病可有不同的遗传基础。

(7) 于 1814 年出版了《假设的疾病的遗传性质论》一书,为遗传咨询提供了基础。

(8) 遗传性疾病患者的生育能力低,如果无新生突变的话,这些疾病将最终消失。

另外,德国的内科教授 C. F. Nasse 在 1820 年正确认识到血友病 X-连锁隐性遗传的一个最重要的特点,并提供了一个典型的大家系。

二、孟德尔遗传定律首次应用于人类疾病研究

1902年，加罗德(A. E. Garrod，1858—1936)发表了《尿黑酸尿症的发病率：关于化学个体性的研究》一文，这是孟德尔的基因概念第一次被用于人类的疾病。加罗德提到孟德尔发现的遗传定律，认为"它提供了这些现象的合理解释"，符合隐性的遗传方式。加罗德还提出，遗传的易感性或素质是大多数疾病而不只是遗传性代谢病的易患因素。这些观点是目前试图找出常见病病因中特定基因工作的基础。加罗德应用了孟德尔定律，发展了一个新的研究领域——人类生化遗传学。加罗德所做的这些研究，尽管在科学史上第一次明确地揭示了某些疾病和基因之间的关系，开辟了一个新的认识领域，提供了把正常人和遗传性异常病人的生物化学加以比较的研究方法，但并没有引起科学界的重视。加罗德的发现，如同孟德尔的发现一样，遭到了科学界的冷落。这样，"以致直到20世纪30年代重新发现他的学说为止，它对遗传学的概念很少有什么影响"。

人类的认识发展，有其内在的、逻辑的历史进程。就学科的形成和发展来讲，只有当各个独立学科得到相应的发展之后，才能在两个学科之间铺设新的桥梁，从而在两个学科的结合部产生新的学科分支。就加罗德对遗传性疾病的研究来说，他是在做着把医学研究和人类遗传学的研究结合起来的工作。而当时的遗传学，作为一门学科，尚处在形成之中。1900年，孟德尔的经典论文才被重新发现。1902年，贝特森才把孟德尔开辟的研究领域称为遗传学。1904年，萨顿才发现孟德尔因子和染色体之间的联系。1909年，约翰逊才将孟德尔因子称为基因。在这种情况下，加罗德实际上是把孟德尔定律应用于人类遗传学和医学，显然是走在了时代的前面。

三、医学遗传学的兴起

医学遗传学早期受孟德尔、摩尔根经典遗传学的指引，对遗传病的来源和传递方式作了朴实的描述。20世纪50年代以来，医学遗传学有了迅猛的发展，这主要是由于细胞遗传学、生化遗传学、免疫学与分子遗传学实验技术的发展对其起了推动作用。

(一) 医学遗传学与染色体实验技术的发展

1952年，徐道觉等建立了低渗制片技术，可使细胞膨胀、染色体分散，便于观察。1956年，蒋有兴等利用秋水仙素(colchicine)阻止细胞进入分裂后期，使分裂中期图形增多，并通过观察人胎肺组织培养细胞，首先正确鉴定了人体细胞的染色体数目为46，且被迅速应用于临床。1959年，相继发现唐氏综合征为21三体(Lejeune等)；Klinefelter综合征为47，XXY(Jacob和Strong)；Turner综合征为45，X等染色体改变。1960年，Nowell等应用植物血凝素(phytohaemagglutinin，PHA)使体外培养的人体淋巴母细胞化而进入分裂。同年，Moorhead等综合应用各项新技术，建立了人体外周血体外培养和染色体制片等一套实验技术。1970年，Caspersson应用喹吖因氮芥荧光染色使每对染色体显示特殊带型(显带技术)。1978年，Yunis应用同步培养法，使细胞分裂停留于中期之前的各期，显示出更多带型(高分辨显带技术)。这样，对染色体序号的确认、对染色体上微细变化以致对染色体疾病的认识都不断深化。

染色体脆性部位与脆性X综合征的研究开辟了细胞遗传学的新领域。荧光原位杂交(FISH)使细胞遗传学获得了新的应用方向。通过细胞遗传学与分子遗传学的结合,现在已能用显微切割(micro-dissection)的方法,切下染色体特定区带进行微克隆,进而认识某区带所含DNA顺序的结构和功能,这将有助于认识遗传病特别是染色体病。

(二)医学遗传学与生物化学实验技术的发展

前已述及,加罗德对尿黑酸尿症等病的观察。他认为某一代谢环节出现先天性缺陷,可以导致遗传病。这类疾病现称为遗传性酶缺陷或遗传性酶病,目前已证实的有200多种。20世纪50年代以来,生化实验技术和分析方法的发展,提高了对先天性代谢病的研究和临床诊断水平。例如:由层析法检出尿液中的异常代谢产物;由电泳技术检出异常血红蛋白分子;淀粉凝胶电泳可检出包括酶在内的蛋白质的结构异常。这使医学遗传学在理论研究和实际应用方面都向前跨越了一大步。

理论研究方面最突出的是对血红蛋白病的研究。Pauling等(1949)在研究镰状细胞贫血时发现电泳慢速的HbS,提出蛋白质分子的遗传变异可导致一类疾病,他称之为分子病。1956年,他的同事Ingram证实HbS是由于珠蛋白β链单个氨基酸置换(β链第6位谷氨酸被缬氨酸所替代)引起。现已知免疫球蛋白、胶原蛋白、膜蛋白、凝血因子等遗传变异均可产生分子病。

在实际应用上,医学遗传学开辟了治疗某些遗传病的有效途径。苯丙酮尿症的治疗标志着这方面的重大进展。1953年,Bickel等提出,通过控制新生儿的苯丙氨酸摄入量,能有效地防止苯丙酮尿症的发展,并取得了治疗效果。此项工作对开展早期检出遗传病的研究以及寻找防治和控制先天性代谢病的有效方法起到了推动作用。

(三)医学遗传学与分子遗传学实验技术的发展

20世纪70年代崛起的分子遗传学将遗传病的研究推向了一个新的阶段。一大批遗传病因都从分子水平得以阐明,并迅速在基因定位、基因诊断、产前诊断以至于基因治疗方面取得了丰硕成果。

Waston和Crick(1953)关于DNA双螺旋结构的发现标志着分子遗传学的开始。Aber和Nathans(1968)发现并使用了限制性内切酶,这是DNA重组的重要工具酶。Sanger(1977)提出了用双脱氧核苷酸进行DNA测序。Mullis(1985)提出了利用聚合酶链反应(polymerase chain reaction, PCR法)进行DNA片段的体外扩增。这些技术在临床上的应用极大地推动了医学遗传学的发展。例如,Kan等(1976、1978)应用DNA分析技术,就胎儿羊水DNA作出α-珠蛋白生成障碍性贫血、镰状细胞贫血的产前诊断。基因诊断是目前预防遗传病的主要手段。日新月异的各种方法使基因诊断日臻完善和简化,目前正拓宽可用此手段诊断遗传病的领域。原则上所有的单基因病都可以进行基因诊断,但实际中要达到此目标尚需做大量的工作。早期(植入前)和母血产前基因诊断成了现今的热门话题。分子遗传学技术应用于肿瘤的研究揭示了原癌基因(proto-oncogene)和(或)肿瘤抑制基因(tumor suppressor gene)的突变是肿瘤发生的分子基础,从而确定肿瘤是一种体细胞遗传病。

20世纪90年代初,基因治疗(gene therapy)进入临床实验阶段。严重联合免疫缺陷病和血友病B的临床实验都取得了令人鼓舞的治疗效果。1999年,法国的学者在造血干细胞水平上对两名严重联合免疫缺陷病的患儿进行了基因治疗，经过10个月的观察、随访，疗效良好，从而实现了真正意义上的基因治疗。

1990年开始启动的“人类基因组计划”(human genome project，HGP)是一项国际性的研究课题，目的是描绘人类基因组图谱。该项目已于2004年10月完成，这必将对生命科学各学科的发展产生巨大的推动作用。

四、我国医学遗传学的发展

我国的医学遗传学是在国家把优生优育作为基本国策后发展起来的。早期研究的重点是染色体异常、血红蛋白病、葡萄糖-6-磷酸脱氢酶缺乏症、肿瘤等的诊断和调查。在此基础上，于1982年开始建立独立的医学遗传学教研室，随后医学遗传学教材和大型参考书相继出版，《遗传与疾病》也于1984年底创刊。1986年成立了中华医学遗传学会，促进了医学遗传学在我国的发展、传播和对外交流。在其后的20年中，医学遗传学研究的方法、深度和广度均有迅猛的发展，特别是最近几年，我国医学遗传学取得了一系列重大成果。近年来，我国科学家充分发挥人类遗传资源优势，在重要疾病基因的定位和克隆方面取得了一系列突破性进展。例如：克隆了遗传性乳光牙本质Ⅰ型、骨质疏松-假性神经胶质瘤综合征、A-1型短指(趾)畸形症、家族性心房颤动、儿童白内障等疾病的致病基因；精确定位了2型糖尿病、原发性高血压、鼻咽癌的基因；高质量完成了“人类基因组计划”1%的测序任务；参与组织人类基因组“HapMap”国际合作项目，承担了10%的任务。

第3节 遗传性疾病

一、遗传性疾病的概念

遗传性疾病(hereditary disease ，inherited disease 或 genetic disease)简称遗传病，是指由于遗传物质(基因或染色体)发生突变(或畸变)所引起的疾病，通常在上、下代之间按一定的方式垂直传递(vertical transmission)。

遗传物质虽然存在于人体的细胞内，但它们只能通过两性生殖细胞结合才能按一定的方式传给后代个体。由亲代个体传给后代的是遗传物质(遗传信息)，而不是性状(包括病理性状)本身。后代个体从亲代生殖细胞获得遗传信息，并按照这些信息经过生长、发育过程才表达出该遗传信息控制的性状或临床症状。这就是遗传病致病基因表达的过程。因此，遗传病一般具有以下特点。

1. 垂直传递

遗传病在有血缘关系的个体之间有一定的发病比例，一般不延伸到无血缘关系的个体，例如配偶、婶娘、舅母等。这是遗传病区别于其他疾病的主要特点之一。许多遗传病，特别是显性遗传的疾病往往具有家族聚集性，但遗传病并不是都有家族性。例如：有的患者是首次突变产生的病例，是家系中的首例；一些常染色体隐性遗传病常常是散发的；有的染色体病患者由于活不到生育年龄或不育以致观察不到垂直传递而成散发病例。所以,不能认为散发的疾病就不是遗传病。目前,我国一对夫妇只生一个孩子,我们看到的往往也是散发的。当然,家族性疾病(familial disease)也并不都是遗传病。所谓家族性疾病,是指在一个家庭中两个或两个以上的成员患同一种疾病,它可能是由遗传因素所致,也可能是因为同一家族的不同成员由于生活条件相同,某些环境因素所引起的疾病表现出发病的家族性,如麻风病、糙皮病和营养性夜盲等。

遗传病是垂直传递而不是水平传递的。但在目前已知的疾病中,人类朊蛋白病(human prion diseases)则是一种既遗传又具传染性的疾病。朊病毒(prion)不仅是一种具有传染能力的蛋白质病毒,而且还是一种能够决定细胞性状的非孟德尔遗传因子。目前认为导致疯牛病、人的震颤病(kuru病)和致死性家族性失眠症的朊病毒是一种能够迅速繁殖、传染的蛋白质病原体。PrP^{Sc}以其本身为模板,把细胞中具有正常功能的PrP^{C}转变为病原体。这两种蛋白质分子的一级结构相同,但它们的立体构象不同,PrP^{Sc}比PrP^{C}具有高得多的β折叠结构。这种错误折叠本身或通过使其他蛋白质的错误折叠进而引起脑组织的海绵状病变,最终导致脑功能紊乱,称为蛋白折叠病。

2. 有特定的发病年龄(onset age)

遗传病可见于任何年龄。有些在出生后即表现异常,如唐氏综合征、先天性肾上腺增生综合征等;有些在婴儿期发病,如婴儿型黑朦性白痴、婴儿型脊肌萎缩症等;有些在儿童期发病,如假肥大性肌营养不良、结节性硬化症等;少年期发病的有肝豆状核变性、少年型脊肌萎缩症等;青春期才发病的有腓骨肌萎缩症、强直性肌营养不良等;成年后期至中年期发病的有遗传性共济失调、遗传性舞蹈病(Huntington chorea);中年到老年发病的有橄榄、脑桥、小脑萎缩等。需要指出的是,不应把遗传病与先天性疾病(congenital disease)同等看待。先天性疾病是指个体出生后即表现出来的疾病。如果主要表现为形态结构异常,则称为先天畸形(congenital anomaly)。许多遗传病在出生后即可见到,因此大多数先天性疾病实际上是遗传病,但也有一些先天性疾病不是遗传病,如孕妇在妊娠期因服用某种药物(如反应停)引起的先天畸形等。反之,有些出生时未表现出来的疾病也可以是遗传病。如原发性血色病(primary hematochromatosis)是一种铁代谢障碍疾病,但铁要积存到15 g以上才发病,故80%的病例发病年龄在40岁以上。

3. 疾病的发生在单卵双生(monozygotic twins)中较双卵双生(dizygotic twins)中高

单卵双生是由一个受精卵发育成两个胎儿,他们的基因型和性别完全相同;双卵双生是由单侧或双侧卵巢同时排出两个卵子分别与精子受精发育而成,他们基因型的相同程度与同一母体的各次单胎妊娠胎儿一样,性别可能相同,也可能不同。如果一对双生儿的两个成员都表现出某一相同的性状或患同一种疾病,就称这对双生儿在这一性状上是一致的,或同病一致性(concordance),可用公式表示为

$$\text{同病一致率}(\%)=\frac{\text{同病双生子对数}}{\text{总双生子(单卵或双卵)对数}}\times 100$$

表1-1列出了几种疾病在单卵双生与双卵双生发病的一致率,由此可看出,对于遗传性疾病,其同病一致率在单卵双生中明显高于在双卵双生中。

表 1-1 几种疾病在单卵双生与双卵双生的同病一致率

疾 病	同病一致率	
	单卵双生/(%)	双卵双生/(%)
唐氏综合征	89	7
精神分裂症	80	13
原发性癫痫	72	15
糖尿病	56	11
甲状腺功能亢进	47	6
冠心病	46	11
先天性髋关节脱臼	42	3
麻疹	97	94
猩红热	54	47

二、遗传因素和环境因素在遗传病发生中的作用

生物的性状是由基因与环境共同作用的结果，遗传性疾病的发生也是如此。当然，对于不同的遗传病，遗传因素所起的作用大小不同(图 1-1)。环境因素不仅包括外界环境如工作、生活环境等，也包括体内环境如激素水平等。

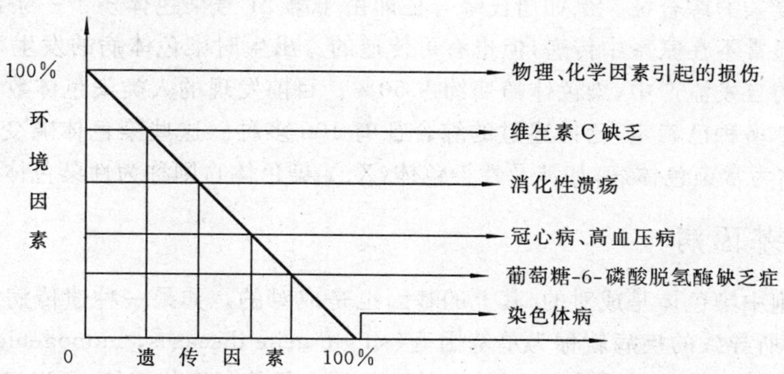

图 1-1 遗传因素和环境因素在疾病发生中的相互作用

(1) 一些遗传病几乎完全由遗传因素决定，这类疾病的发生并非与环境因素无关，只是看不出什么特定的环境因素是发病所必需的。例如单基因遗传病中的先天性成骨不全症、白化病、血友病 A 和一些染色体病等。

(2) 有些遗传病基本上是由遗传决定的，但需要环境中一定诱因的作用。例如葡萄糖-6-磷酸脱氢酶缺乏症(俗称蚕豆病)除了有遗传基础外，吃了蚕豆或服用抗疟药物伯氨喹啉等以后才诱发溶血性贫血。

(3) 有些遗传病(如多基因病)的发生，通常是遗传因素和环境因素都起了一定的作用，其中遗传基础所起作用的大小称为遗传度(heritability)。在不同的多基因病中，其遗传度各不

相同。例如在唇裂、腭裂、先天性幽门狭窄等畸形中，遗传度都在 70%以上，说明遗传因素对这些疾病的发生较为重要，但环境因素也是不可缺少的。而先天性心脏病、十二指肠溃疡、某些糖尿病等的发生，环境因素的作用比较重要，遗传因素的作用较小，不足 40%，但是就其发病来说，也必须有遗传基础。

研究表明，过去认为完全与遗传无关的某些烈性传染病、外伤等也受遗传因素制约。例如：已发现控制对脊髓灰质炎病毒敏感性的基因定位于 19q13；烧伤、烫伤等外伤的修复也与个体的遗传类型有关。

因此，从环境与机体统一的观点来看，疾病是环境因素与机体相互作用而形成的一种特殊的生命过程，伴有组织器官形态、代谢和(或)功能的改变。任何疾病的发生都是环境因素与遗传因素相互作用的结果。但在某一具体疾病发生中，环境因素与遗传因素的相对重要性则要视不同的情况具体分析。

三、遗传病的分类

(一) 染色体病

染色体病(chromosomal disease)是由于染色体畸变即数目异常和(或)结构畸变所引起的疾病。可因生殖细胞发生和受精卵早期发育过程中发生了差错，从而产生染色体数目超过或少于二倍体数的个体。虽然它们的基因是正常的，但基因组的平衡被破坏，表现为各种先天性发育异常。由于每条染色体都载有许多基因，染色体畸变导致的染色体病往往涉及许多基因，所以常表现为复杂的综合征。例如唐氏综合征即由于第 21 号染色体多了一条，成为 21 三体性。染色体病通常不在家系中传递，但也有可传递的。出生时染色体病的发生率约为 7%，在妊娠头 3 个月的自发流产中，染色体畸变约占 50%。目前发现的人类染色体数目异常和结构畸变的有 10000 多种已确定，已描述过的综合征有 100 多种。这些染色体畸变如涉及第 1～22 号染色体，称为常染色体病；如涉及性染色体(X、Y 染色体)，则称为性染色体病。

(二) 单基因病

人类体细胞中染色体是成对的，其上的基因也是成对的。如果一种遗传病的发病涉及一对基因，则由它所导致的疾病就称为单基因病(single-gene diseases, monogenic disease)。单基因病通常呈现特征性的家系传递格局，它的遗传符合孟德尔遗传定律，所以又称为孟德尔式疾病(Mendelian disorder)，包括以下几类。

(1) 常染色体显性(autosomal dominant，AD)遗传病：致病基因位于 1～22 号染色体上，往往杂合子即可发病。

(2) 常染色体隐性(autosomal recessive, AR)遗传病：致病基因位于 1～22 号染色体上，杂合子不发病，但为致病基因携带者，纯合子才发病。

(3) X-连锁显性(X-linked dominant，XD)遗传病：致病基因位于 X 染色体上，杂合子或半合子均可发病。

(4) X-连锁隐性(X-linked recessive, XR)遗传病：致病基因位于 X 染色体上，杂合子不发病，纯合子或半合子发病。

(5) Y-连锁遗传(Y-linked inheritance disease)病：致病基因位于Y染色体上，它将随Y染色体而传递，从男性传给男性，有致病基因即发病，呈全男性遗传(holandric inheritance)。

截至2005年12月7日，单基因遗传病或性状有164 20种，其中常染色体遗传15385种，X-连锁遗传916种，Y-连锁遗传56种，线粒体遗传63种。

(三) 多基因病

多基因病(polygenic diseases)是由于多个基因与环境因子共同作用所引起的遗传病。多基因病包括两种情况：①由一个主基因和其他基因加上环境因子共同作用所引起；②由相当多的微效基因(minor gene)共同参与加上环境因子引起。由于这类疾病是由多个基因所控制的，因此它的遗传方式十分复杂。多基因病包括一些先天性发育异常和一些常见病，有家族聚集现象，但无单基因病那样明确的家系遗传传递格局，即其遗传规律不遵循孟德尔遗传规律，而呈多基因遗传(polygenic inheritance)或多因子遗传(multifactorial inheritance)。由于多基因病的病因复杂，既涉及遗传物质，又需要环境的作用才能发病，所以也称为多因子病(multifactorial disease)。这类疾病过去在临床上常常说有一定的遗传因素(体质或素质)，近年来的研究表明，它们所具有的就是多基因(易感基因)决定的遗传基础，这类疾病具有常见性、多发性的特点，是目前医学研究的重点。

(四) 线粒体基因病

线粒体基因病(mitochondrial genetic diseases)是由于线粒体DNA(mitochondrial DNA，mtDNA)上的基因突变所致的遗传病，呈母系遗传。尽管线粒体基因病的发生是由一对等位基因所控制的，但其遗传不遵循孟德尔定律，因此可将其独立为一类遗传病。

(五) 体细胞遗传病

体细胞遗传病(somatic cell genetic disease)是体细胞中遗传物质改变所致的疾病，因为它是体细胞中遗传物质的改变，所以一般并不向后代传递。已知肿瘤起源于体细胞遗传物质的突变，尽管这种突变不会传给个体的后代，但是这种体细胞的突变可以在个体的体内随着细胞的分裂而不断传给新产生的子代细胞，所以肿瘤被称为体细胞遗传病，各种肿瘤的发生都涉及特定的组织中的染色体、原癌基因、抑癌基因的改变。有的先天性畸形是在发育过程中某些细胞的遗传物质的改变而引起的，所以这些先天性畸形也属于体细胞遗传病。

(付四清)

第2章 遗传的细胞学基础

细胞是人体结构和功能的基本单位，遗传信息的储存、复制、转录和翻译都在细胞中完成。遗传信息的载体是细胞核中的染色体，遗传物质的传递及其变异则通过繁殖来完成，而繁殖活动是以细胞分裂为基础进行的，所以细胞学中染色体和细胞增殖的相关知识就构成了遗传学的基础内容。

第1节 染色质与染色体

染色质(chromatin)指间期细胞核中可被碱性染料着色的物质，是呈伸展状态的DNA蛋白纤维。染色体(chromosome)则是细胞处于分裂期时由染色质高度盘绕、折叠而成的棒状结构。因此，染色质和染色体是同一物质在细胞周期不同时期不同形态结构的表现形式。

一、染色质的化学组成

染色质是由DNA和相关蛋白组成的核蛋白复合体，其化学成分主要是DNA、组蛋白、非组蛋白和RNA。其中DNA和组蛋白的含量较为稳定，两者比例是1∶1，非组蛋白的含量变化较大，与所处的细胞的生理状态有关，而RNA含量最少。

(一) 染色质DNA

细胞核的DNA是和蛋白质结合在一起以染色质形式存在的，DNA是染色质的主要化学成分，携带大量的遗传信息。人类一个基因组的DNA分子约为3.0×10^9 bp，包括单一序列(unique sequence)和重复序列(repetitive sequence)，后者又依其重复程度的不同而分为中度重复序列和高度重复序列。

(二) 染色质蛋白质

1. 组蛋白

组蛋白(histone)属于碱性蛋白，富含带正电荷的精氨酸和赖氨酸，与酸性的DNA紧密结合，维持染色质的结构。组蛋白根据其功能的不同可分为两大类型，即核小体组蛋白(nucleosomal histone)(包括H2A、H2B、H3和H4)和H1组蛋白。组蛋白与DNA的结合可抑制DNA的复制和转录。

2. 非组蛋白

非组蛋白(nonhistone)为酸性蛋白，含有较多的天(门)冬氨酸和谷氨酸，带负电荷，与特异的 DNA 序列相结合，所以又称为序列特异性 DNA 结合蛋白(sequence specific DNA binding protein)。与组蛋白相比，非组蛋白在细胞中数量少而种类多(500 多种)，其生理功能各异，有的作为结构蛋白，形成染色质的高级结构；有的属于与 DNA 合成、修复有关的酶蛋白，或具有组织特异性的调节蛋白，促进 DNA 的复制和转录，调控基因的表达，等等。

（三）RNA

RNA 在染色质中含量很低，不足 DNA 的 10%。这些 RNA 是染色质的正常组分还是转录而来的 RNA 的残余，目前尚存在争议。

二、染色质的分子结构及染色体的组装

（一）染色质的基本结构单位——核小体

多年来，人们提出了很多种关于染色质的分子结构模型，1974 年，Kornberg 等根据染色质的酶切降解和电镜观测，认为染色质的基本结构单位是核小体(nucleosome)，从而提出了染色质结构的核小体模型，该结构模型受到了广泛支持并被接受。

核小体模型认为，染色质纤维由很多核小体串联形成。每一个核小体由五种组蛋白和 200 bp 左右的 DNA 组成，包括核心颗粒(core particle)和连接部(linker)两部分(图 2-1)。核心颗粒由大约 140 bp 的 DNA 分子缠绕在组蛋白八聚体(H2A、H2B、H3 和 H4 各两分子)表面 1.75 圈而形成；相邻核心颗粒之间的连接部主要是大约 60 bp 的 DNA，其上结合有组蛋白 H1，可锁住 DNA 的进出端，起到稳定核小体的作用。

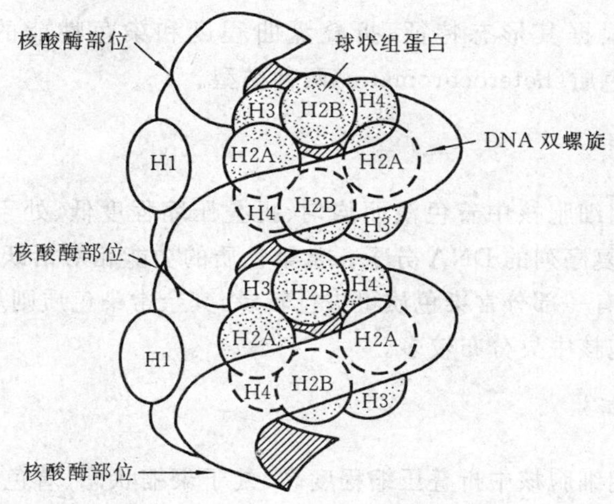

图 2-1　核小体结构模型

（二）染色体的组装

人体细胞中 23 对染色体上分布的 DNA 分子总长度可达 2.0 m 左右，而细胞核的直径仅有 5～8 μm，所以 DNA 需要经过一定形式的螺旋、折叠，压缩至初长度的万分之几后方可形

成染色体。首先,DNA 形成核小体,无数个核小体串联成直径为 10 nm 的染色质纤维,此过程 DNA 的长度大约被压缩至初长度的 1/7,这是染色体包装的一级结构。而后,直径为 10 nm的核小体串珠链螺旋盘绕,形成外径约 30 nm、内径约 10 nm、螺距为 11 nm 的螺线管(solenoid)。由于每周螺旋含有 6 个核小体,故 DNA 长度又被压缩至 1/6。螺线管是染色体包装的二级结构。螺线管进一步盘绕螺旋,形成直径为 400 nm、长 11～60 μm 的超螺线管(supersolenoid),这是染色体的三级结构。通过该组装过程,DNA 再被压缩至 1/40。最后,超螺线管经过再一次螺旋化,形成染色单体(chromatid),即染色体的四级结构。从超螺线管到染色单体,DNA 长度压缩至 1/5。可以看出,从 DNA 到染色单体的形成过程中,DNA 通过各级螺旋化,长度压缩至初长度的 1/10000～1/8000,此即染色体组装的“多级螺旋模型”(multiple coiling model)。

$$\text{DNA} \xrightarrow{\text{压缩至 1/7}} \text{核小体} \xrightarrow{\text{压缩至 1/6}} \text{螺线管} \xrightarrow{\text{压缩至 1/40}} \text{超螺线管} \xrightarrow{\text{压缩至 1/5}} \text{染色单体}$$

然而,关于染色体的组装过程,尤其是直径为 30 nm 的螺线管如何进一步组装成染色体,存在一定的争议。1979 年,Laemmli 等提出“袢环模型”(loop model),引起了人们的较大关注(图 2-2)。

该模型认为,直径为 30 nm 的螺线管折叠成多个 DNA 袢环,沿染色单体纵轴向周围伸出,形成放射环,环的基部连在染色单体中央的非组蛋白支架上。后续研究提出,每 18 个袢环呈放射状平面排列形成微带(miniband)。微带是染色体高级结构的单位,大约 10^6 个微带沿轴心支架纵向排列形成染色单体(图 2-3)。

三、常染色质和异染色质

间期核中染色质根据其形态特征、折叠盘曲程度和染色性能的不同,分为常染色质(euchromatin)和异染色质(heterochromatin)两种类型。

(一) 常染色质

常染色质指在间期细胞核中着色浅而均匀、折叠压缩程度低、处于伸展状态的染色质纤维,含有单一或中度重复序列的 DNA 分子。常染色质的功能相对活跃,但并非所有的常染色质都具有转录活性,仅有一部分常染色质可进行转录,其余常染色质则呈现相对程度的卷曲和折叠。常染色质在细胞核中央分布较多。

(二) 异染色质

异染色质是指间期细胞核中折叠压缩程度高、处于聚缩状态、着色较深的染色质纤维,其中的 DNA 是高度重复序列。异染色质复制较晚,一般没有转录活性或具有较低的转录活性。异染色质通常位于核膜内缘和核仁周围,成为核仁相随染色质的一部分。

异染色质又可分为结构异染色质(constitutive heterochromatin)和兼性异染色质(facultative heterochromatin)两类。结构异染色质是指除复制期外,整个细胞周期中均呈异固缩状态的染色质,多位于着丝粒、端粒、Y 染色体长臂远端 2/3 区段和次缢痕等处,是异染色质的主要类型。兼性异染色质是指一定细胞类型或一定发育时期,原来的常染色质聚缩、转变而来的

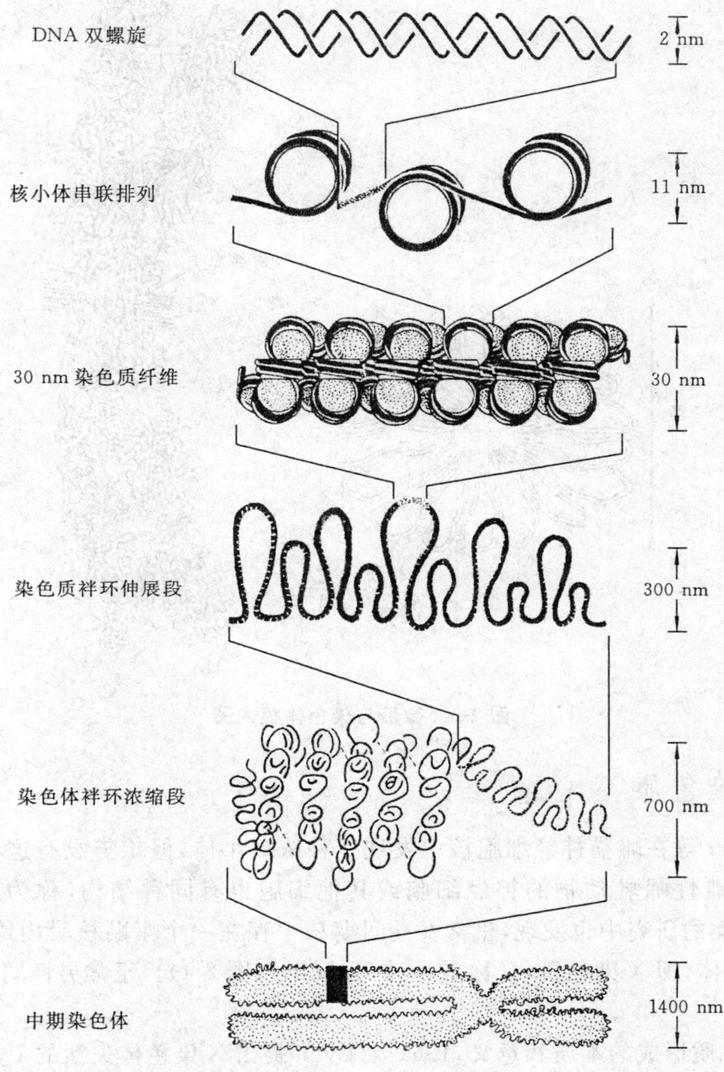

图 2-2　染色体袢环结构模型

异染色质，其基因转录活性丧失。兼性异染色质也可向常染色质转变，恢复转录活性。如女性体细胞中的 X 染色质，即为呈异固缩状态的、失活的 X 染色体，形成生殖细胞时又可转变为松散状态的常染色质，恢复活性。

四、性染色质

性染色质(sex chromatin)指性染色体(X 染色体和 Y 染色体)在间期核中呈现出的特殊结构，包括 X 染色质(X chromatin)和 Y 染色质(Y chromatin)两种。它们在性别鉴定等方面有重要作用。

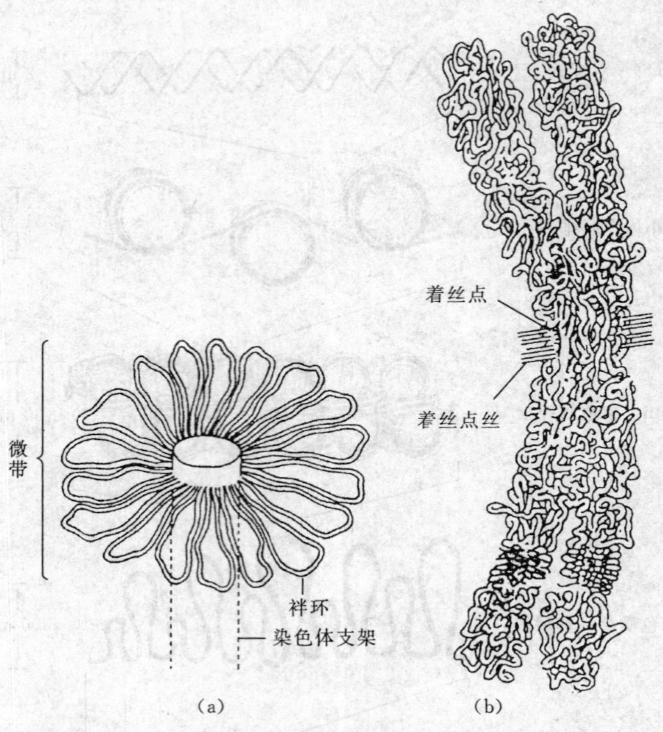

图 2-3 微带与染色体模式图

(一) X 染色质

1949 年,Barr 等在雌猫神经细胞核中发现一种浓缩小体,但雄猫没有这种结构。后来的研究表明,其他雌性哺乳动物的神经细胞或其他细胞也有同种结构,称为 Barr 小体(Barr body)。在对人类的研究中也发现,正常女性间期核中存在一个紧贴核膜内缘、直径约 1 μm、椭圆形的浓染小体,即 X 染色质,又称 X 小体(X body)(图 2-4)。正常男性间期细胞核中则没有 X 染色质。

关于 X 染色质形成的本质和意义,1961 年 Lyon 提出 X 染色体失活的 Lyon 假说,其主要内容如下。①正常女性体细胞中两条 X 染色体仅一条保持转录活性,另一条 X 染色体失去转录活性,呈现异固缩状态,即为 X 染色质;并且在体细胞中,无论有多少条 X 染色体,除一条有转录活性外,其余均将失活成为 X 染色质。所以,X 染色体的数目等于 X 染色质的数目+1。如 47,XXX 的个体细胞核中可见两个 X 染色质。②X 染色体的失活发生在胚胎发育早期(妊娠 16d 左右)。③X 染色体的失活是随机的,同时也是恒定的。异固缩的 X 染色体可以来自父亲,也可来自母亲,失活是随机的。然而,在某个特定细胞中,如果父源 X 染色体失活,则该细胞繁殖的所有子细胞都将是父源的失去活性的 X 染色体,所以 X 染色体失活又是恒定的。

Lyon 假说较好地解释了为什么 X 染色体的基因产物水平男性同女性是一样的。根据该假说,女性两条 X 染色体仅一条具有转录活性,另一条 X 染色体异固缩化成为 X 染色质;而男性仅有的一条 X 染色体不会形成 X 染色质,保持着转录活性,所以男、女性 X 染色体上的基因产物量相等,这被称为 X 染色体的剂量补偿(dosage compensation)。

值得注意的是,近年来研究表明,X 染色体的失活并非 X 染色体上全部基因失去活性,而仅是其上部分基因失活，有一部分基因仍具有转录活性。所以 47，XXY 的个体与 46，XY 的个体相比，47，XXX 的个体与 46，XX 的个体相比，均出现了异常的临床症状，而且 X 染色体越多，表型异常越严重。

（二）Y 染色质

正常男性间期细胞用荧光染料如盐酸阿的平（QH）染色后，通过荧光显微镜观察，细胞核内可见一强荧光小体，直径约 0.3μm，称为 Y 染色质（Y 小体）（图 2-4）。Y 染色质实为 Y 染色体长臂远端部分的异染色质被荧光染料染色后发出荧光所形成，这是男性细胞所特有的，女性细胞中不存在此小体。细胞中 Y 染色体的数目与 Y 染色质的数目是相同的。正常男性细胞核仅一个 Y 染色质，而 47，XYY 个体细胞核中可检出两个 Y 染色质。

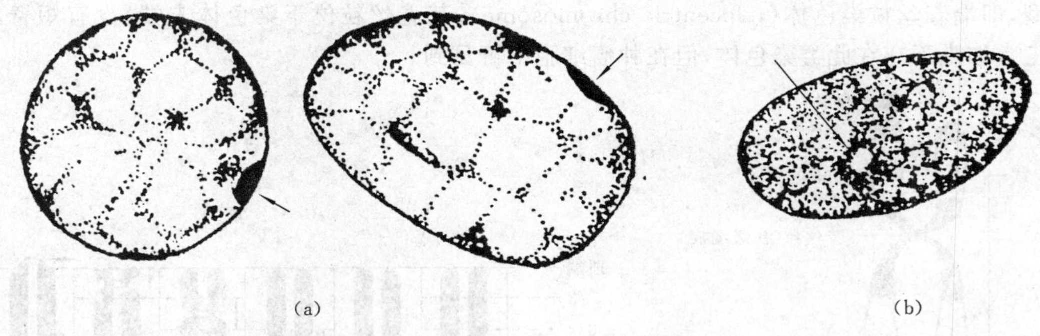

图 2-4　X 染色质（a）和 Y 染色质（b）

性染色质检查在临床上可用于诊断某些性染色体病，如 47，XXY 患者的 X 染色质、Y 染色质均呈阳性，45，X 患者的 X 染色质和 Y 染色质均呈阴性。此外，性染色质检查还可在产前诊断时鉴定胎儿性别，从而正确判断出胎儿是否患有 X-连锁遗传病。

第 2 节　人类染色体

染色体是遗传物质的载体，生物界中每一物种都有其特定的染色体数目及形态学特征，并且稳定地世代传递。正常人性细胞的全部染色体称为一个染色体组（chromosome set）。具有一个染色体组的细胞称为单倍体（haploid），用 n 表示；如人的生殖细胞含有 23 条染色体，属于单倍体，$n=23$。若细胞中具有两个染色体组，则被称为二倍体（diploid），用 $2n$ 表示；如人的体细胞包含 46 条染色体，包括两个染色体组，因此是二倍体，$2n=46$。

一、人类染色体的特征和类型

在细胞周期的中期，染色体达到最大凝集，形态清晰、典型而最易于辨认，所以常被用于染色体研究和临床染色体病的诊断。显微观察表明，每一中期染色体含有两条姐妹染色单体（sister chromatid），两条单体之间借着丝粒（centromere）相连。着丝粒处含有较多异染色质，凹陷而狭窄，着色较浅，又称为主缢痕或初级缢痕（primary constriction）。着丝粒将染色体纵向分为两部分，即长臂(q)和短臂(p)。染色体长臂和短臂的末端各存在一特化部位——端粒(telomere)，其中含有端粒 DNA 和端粒蛋白，对维持染色体结构的稳定起着重要作用。部分染色体在染色体纵轴上还具有除主缢痕外的另一缢缩的浅染区，称为次缢痕(secondary constriction)。人类染色体中 13、14、15、21、22 号染色体的末端存在一球形或棒状结构，称为随体(satellite)，随体通过一细丝与染色体臂相连(图 2-5)。

按照着丝粒的相对位置，人类染色体分为以下三类：①近中着丝粒染色体(metacentric chromosome)，着丝粒位于染色体纵轴 1/2 至 5/8 处，染色体长臂与短臂接近等长；②亚中着丝粒染色体(submetacentric chromosome)，着丝粒偏离中部，位于染色体纵轴 5/8 至 7/8 处，长臂与短臂长度有明显差别；③近端着丝粒染色体(subtelocentric chromosome)，着丝粒位于染色体纵轴 7/8 至末端处，短臂很短(图 2-6)。此外，在一些动物细胞中尚存在第四种染色体类型，即端着丝粒染色体(telocentric chromosome)，其着丝粒位于染色体末端，没有短臂，人类正常细胞不存在此类染色体，但在肿瘤细胞中可见到。

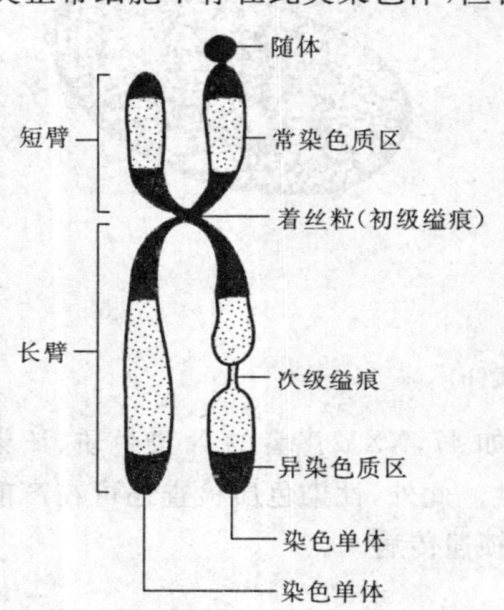

图 2-5　中期染色体模式图

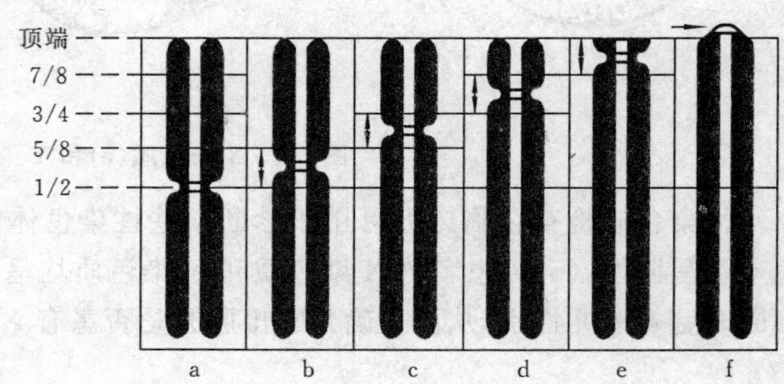

图 2-6　染色体的类型

二、人类的正常核型

核型(karyotype)是指一个中期体细胞中的全部染色体，按其大小、形态特征依序排列而成的图像。对这些图像进行染色体数目、形态特征的分析称为核型分析(karyotype analysis)。

(一) 人类染色体非显带核型

1956 年蒋有兴(Tjio)和 Leven 证实了人体正常体细胞含有 46 条染色体。后来多种染色体异常的发现，大大促进了对染色体及相关疾病的研究。为了统一对异常染色体的描述，1960 年在美国丹佛、1963 年在英国伦敦、1966 年在美国芝加哥相继召开了三次国际会议，讨论和制定了人类染色体统一的标准命名系统，即丹佛体制(Denver system)。根据丹佛体制，正常人体细胞中的 46 条染色体分成 23 对，其中第 1～22 对为常染色体(autosome)，男女均有；另外一对为性染色体(sex chromosome)，男女不一样，男性为 XY，女性为 XX。这 23 对染色体按照其大小和着丝粒的位置由 1 号依次编到 22 号，并分成 7 组(A、B、C、D、E、F 和 G 组)，X 染色体分在 C 组，Y 染色体分在 G 组(图 2-7)。

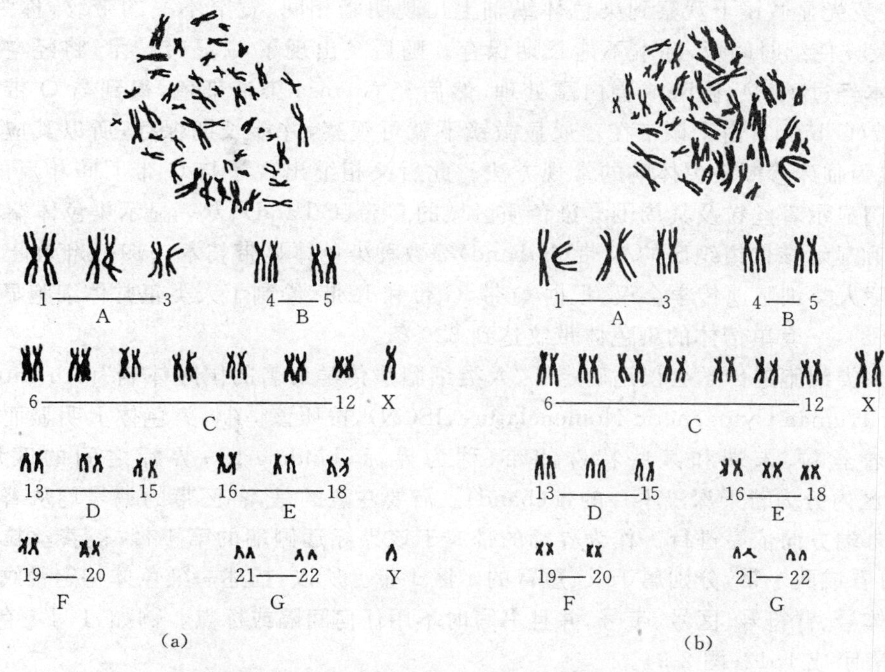

图 2-7　正常男性核型(a)和正常女性核型(b)

(1) A 组。1～3 号染色体，体积大，易于区分。1 号染色体最大，为近中着丝粒染色体，长臂近着丝粒处常见次缢痕；2 号染色体略小，属于亚中着丝粒染色体；3 号染色体是此组中最小的，为近中着丝粒染色体。

(2) B 组。4～5 号染色体，均为大的亚中着丝粒染色体，但彼此不易区分。

(3) C 组。6～12 号染色体和 X 染色体，都是中等大小的亚中着丝粒染色体，故组内区分较困难。9 号染色体长臂常可见次缢痕；6、7、8、11 号染色体和 X 染色体的短臂较长，而 9、10、12 号染色体的短臂较短；X 染色体的大小介于 7 号染色体和 8 号染色体之间。

(4) D 组。13～15 号染色体，均为中等大小的近端着丝粒染色体，短臂具有随体，但因制片因素不一定出现，这三对染色体彼此区分较难。

(5) E 组。16～18 号染色体，中等大小。16 号染色体是近中着丝粒染色体，其长臂可见次缢痕；17、18 号染色体属于亚中着丝粒染色体，其中 18 号染色体短臂较短。

(6) F 组。19、20 号染色体，都是近中着丝粒染色体，较小，难以相互区分。

(7) G 组。21、22 号染色体和 Y 染色体，体积最小，均为近端着丝粒染色体。21、22 号染色体短臂末端可见随体，但 21 号染色体稍小于 22 号染色体；Y 染色体较 21、22 号染色体大，其短臂没有随体，但有时其长臂可见次缢痕。

(二) 人类染色体显带核型

1. 染色体显带及其命名

非显带的染色体标本由于对某些染色体的组内区分较为困难，对染色体的一些结构畸变更不能正确检出,因此其应用相当受限。20 世纪 60 年代染色体显带技术(banding technique)开始出现,Caspersson 等应用荧光染料氮芥喹吖因(quinacrine mustard,QM)处理中期染色体标本后,在荧光显微镜下观察到染色体纵轴上出现明暗相间、宽窄不一的带纹,称为 Q 带(Q bind),但荧光持续时间短,标本不能长期保存。随后又出现了 G 显带技术,将经空气干燥的染色体标本经过碱、热、胰酶或蛋白酶处理,然后经 Giemsa 染液染色,得到与 Q 带类似的带纹,即 G 带(G bind),由于该带在普通显微镜下就可观察,并能长期保存,所以其应用最为广泛,现已成为临床诊断染色体病的常规方法。此后又相继出现了与 G 带明暗相反的 R 带(R band)、专门显示着丝粒及其周围异染色质区域的 C 带(C band)、专一显示染色体端粒的 T 带(T band)和显示核仁组织区的 N 带(N band)等数种染色体显带技术。1971 年在巴黎召开的第四届国际人类细胞遗传学会议,根据 Q 带、G 带和 R 带,绘制了人类正常体细胞显带核型模式图(图 2-8),一套单倍体的染色体带纹达到 320 条。

国际人类细胞遗传学会议还确定了"人类细胞遗传学命名的国际体制"(An International System of Human Cytogenetic Nomenclature,ISCN),按照该体制,染色体上明显而恒定的结构区域如着丝粒、末端和某些特殊的带,称为界标(landmark);界标之间的区域称为区(region);区内分为若干深浅不一的带(band)。需要注意的是,各区带的编号均从着丝粒朝染色体臂的末端方向依序进行。作为界标的带属于该界标远侧端的第 1 带;被着丝粒一分为二的带,则可看成两个带,分别属于长、短臂的 1 区 1 带。所以,描述一染色体特定带纹时需依次记录染色体号、臂符号、区号、带号,并且书写时不用任何间隔或标点。例如,1 号染色体短臂 1 区 2 带可表示成 1p12(图 2-9)。

2. 染色体高分辨显带及其命名

1975 年,Yunis 等建立起人类高分辨显带(high resolution banding)技术。通过观察用早中期、晚前期或更早期的细胞制备的染色体高分辨显带标本可发现,其带纹数量可达到 550 条、850 条或更多,因而更易发现一些常规显带所不能反映的染色体更微细的畸变,在临床染色体检查、肿瘤染色体研究和基因定位中意义重大。高分辨显带是在原来常规基础上再分出亚带、次亚带,因而其描述的方法就是在原带号后加上小数点、亚带号、次亚带号。例如,1 号染色体长臂 4 区 3 带第 1 亚带第 2 次亚带可记录为 1q43.12。

三、人类细胞遗传学研究进展

20 世纪 80 年代,出现了荧光原位杂交(fluorescence in situ hybridization,FISH)、染色体特定区带的显微切割和微克隆(microclone)技术,将细胞遗传学与分子生物学有机地结合起来,从而产生了分子细胞遗传学(molecular cytogenetics)。

常规的染色体分析方法,即使是高分辨显带技术,主要对中期染色体的研究有较大意义,对间期细胞核和极其微小的染色体异常的研究则相当困难。FISH 技术在 20 世纪 80 年代中后期建立,该技术根据核酸探针杂交原理,应用荧光物质标记的单链 DNA 探针,与染色体标本上的其同源互补序列杂交,利用荧光技术可在核中或染色体上显示特定 DNA 序列的位置。FISH 技术具有快速、安全、方便、特异性强、可多重染色、分辨率和灵敏度高等优点。通过 FISH 技术,能更准确地认识遗传物质的结构及其细微变化,为各种基因相关疾病的分型、预前和预后提供准确的依据,在临床肿瘤学和产前诊断方面应用广泛。近年来 FISH 已有较大

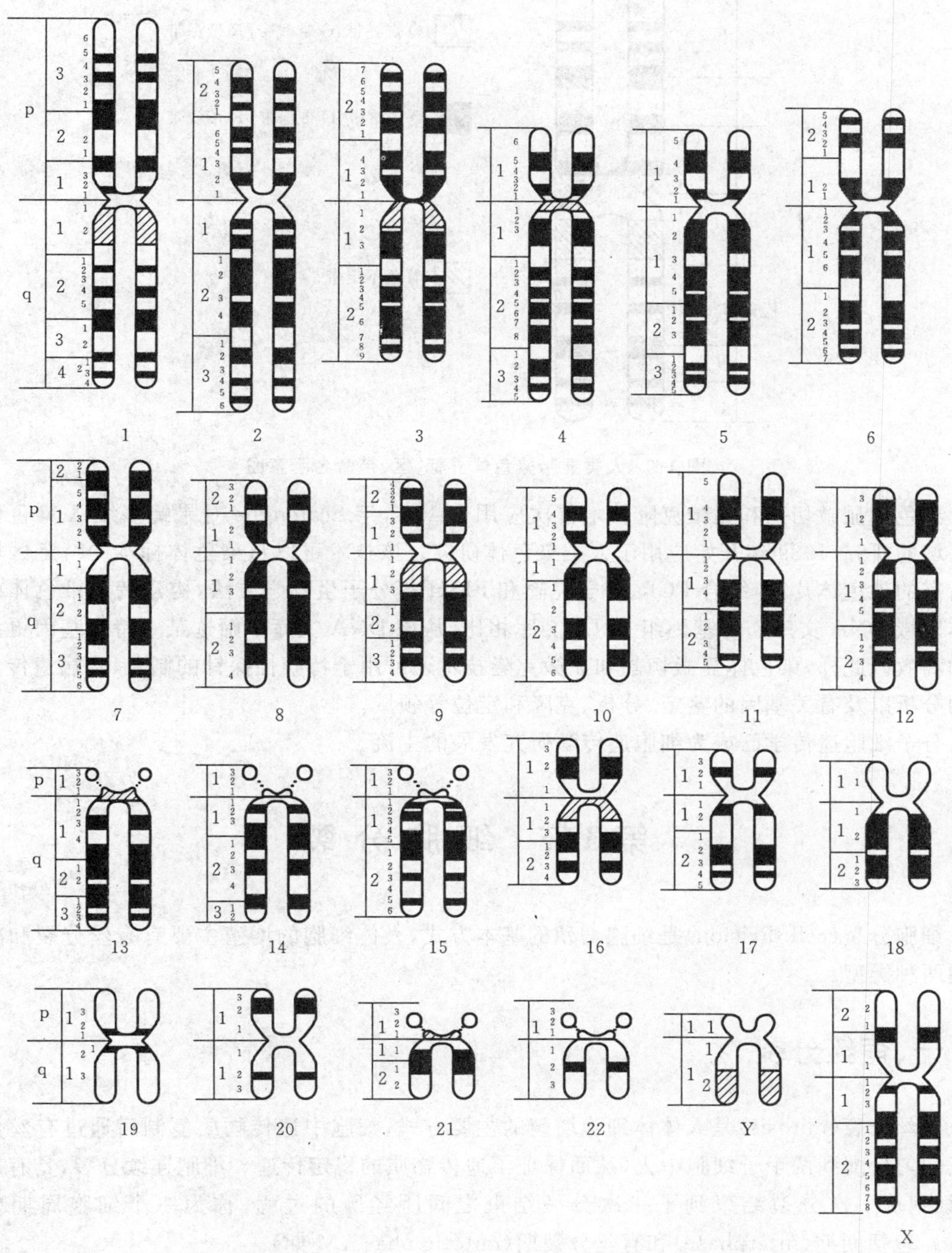

图 2-8　人类显带染色体模式图

发展，衍生了一系列新技术，包括原位杂交显带(in situ hybridization banding，ISHB)、比较基因组杂交(comparative genomic hybridization，CGH)、纤维荧光原位杂交(DNA fiber-FISH)、染色体涂染(chromosome painting)、反向染色体涂染等。

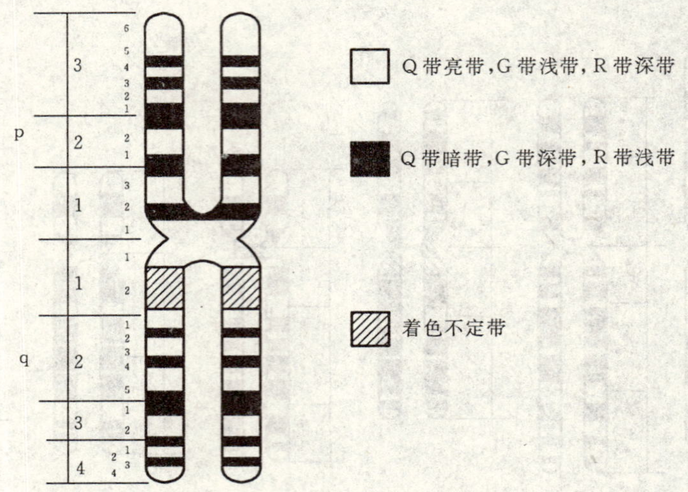

图 2-9　人类显带染色体界标、区、带命名示意图

染色体显微切割和显微克隆技术首次应用于 1981 年 Scatenghe 对果蝇多线 X 染色体特定区域的研究,1989 年开始应用于人类染色体研究。该技术可以从染色体标本的特定区域切取所需的染色体片段,结合 PCR、分子克隆和 FISH 等分子生物学方法,构建特定染色体或染色体区域 DNA 文库。与基因组 DNA 文库相比,从该 DNA 文库中筛选某一特定基因更为经济和高效。此外,染色体显微切割和显微克隆技术还可用于特异性探针的制备、疾病遗传学特征的分析以及有关基因的鉴定、分析、克隆和定位等领域。

分子细胞遗传学已成为细胞遗传学研究发展的主流。

第 3 节　细 胞 分 裂

细胞分裂(cell division)是细胞增殖的基本方式,人体细胞的增殖主要有有丝分裂和减数分裂两种类型。

一、有丝分裂

有丝分裂(mitosis)是人体体细胞增殖的主要方式,细胞中遗传物质复制后通过有丝分裂将其均匀分配到两个子细胞中去,从而保证了遗传物质的稳定传递。细胞连续分裂,具有周期性,细胞从一次分裂结束到下一次分裂结束之间所经历的过程,称为一个细胞周期(cell cycle),包括间期(interphase)和有丝分裂期(mitotic phase,M 期)。

(一) 间期

间期指上一次细胞分裂结束到下一次细胞分裂开始之间的间隔,是生化代谢活动最为活跃的时期,包括 G_1 期、S 期和 G_2 期。

1. G_1 期(DNA 合成前期)

G_1 期主要进行大量的 RNA、核糖体和蛋白质合成,细胞代谢活动旺盛,细胞体积增大,生长迅速;同时,积极合成 DNA 复制有关的酶,如 DNA 聚合酶、胸腺嘧啶激酶等,为 S 期 DNA 合成进行必要的物质准备。G_1 期晚期存在一两个特殊的限制点(restriction point,R 点)或检查点(check point),决定着细胞是否进入 S 期,此时也是药物作用于细胞周期的一个敏感时期。

2. S 期(DNA 合成期)

S 期主要进行 DNA 的复制,DNA 含量倍增;同时,组蛋白、非组蛋白和 RNA 聚合酶也在 S 期合成。在 S 期,中心粒由一对复制成两对。

3. G_2 期(DNA 合成后期)

G_2 期 DNA 合成结束,细胞继续合成 RNA 和蛋白质,进行生长;一些与有丝分裂有关的蛋白质,如微管蛋白和成熟促进因子(MPF)等在 G_2 期大量合成,为 M 期准备必要的物质条件。G_2 期也存在一个 R 点,检查细胞所有有利于细胞分裂的条件是否得到满足,从而控制细胞是否顺利进入 M 期。

(二) 有丝分裂期

通过有丝分裂期,在间期复制的 DNA 得以精确、平均地分配到子细胞中,从而使亲代细胞和子代细胞保持遗传上的一致性。有丝分裂是一个动态的形态变化过程,为了便于描述,通常将其人为地划分为前期(prophase)、中期(metaphase)、后期(anaphase)和末期(telophase)四个时期。

1. 前期

染色质发生凝集,形成染色体,由于染色体在间期已经完成复制,所以这时的染色体由两条染色单体组成。复制产生的两对中心粒移向细胞两极,中心粒间由微管组成纺锤丝,并逐渐形成纺锤体(spindle)。核膜崩解,核仁消失。

2. 中期

染色体最大限度凝集,着丝粒两侧的动粒与同侧的动粒微管相连,并在其牵引下向细胞中央运动,最终排列于细胞中央赤道面上,构成赤道板(equatorial plate)。如果用药物如秋水仙素抑制微管的聚合装配,细胞就被阻断在有丝分裂的中期。

3. 后期

染色体着丝粒纵裂,每条染色体的两条姐妹染色单体分开,形成两组相等数目的染色体,各自在动粒微管的牵引下分别向两极缓慢运动。

4. 末期

两组染色体到达细胞两极,开始解螺旋、伸长而转变为染色质,核膜、核仁重新建立。同时细胞质完成分裂,早在后期时,赤道板周围的细胞表面就开始下陷,其基部有肌球蛋白和肌动蛋白大量聚集,形成环形收缩,产生分裂沟(cleavage furrow)。分裂沟在末期不断加深,与由残存的纺锤体微管组成的中间体(midbody)接触,最后细胞质均等分开,两个子细胞形成。

通过有丝分裂,子代细胞继承了与亲代细胞形态、数目完全相同的染色体,保证了遗传信息的稳定传递。

二、减数分裂

减数分裂(meiosis)是一种特殊的有丝分裂形式,是生殖细胞在成熟期所进行的两次连续的分裂。通过减数分裂,由于染色体仅复制一次,故可形成四个染色体数减半的子细胞。减数分裂可分为减数第一次分裂(meiosis Ⅰ)和减数第二次分裂(meiosis Ⅱ)(图 2-10)。

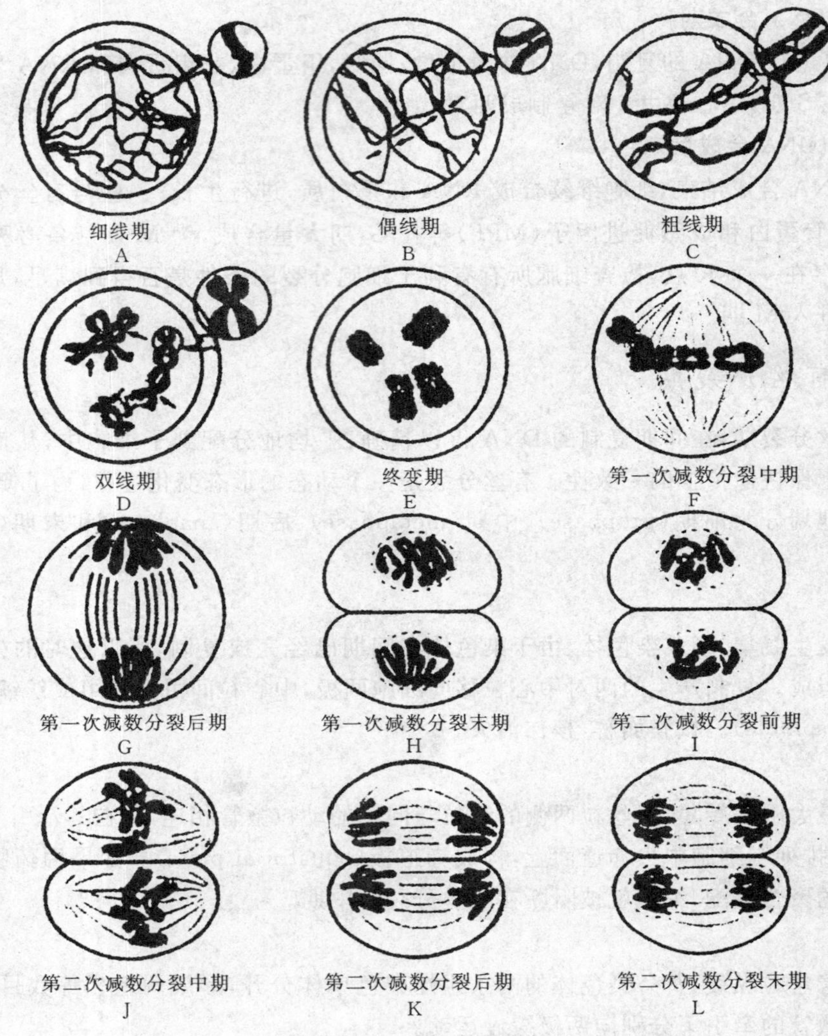

图 2-10 减数分裂过程

(一) 减数第一次分裂

减数第一次分裂经历时间较长,染色体变化较为复杂,可分为间期Ⅰ(interkinesis Ⅰ)、前期Ⅰ(prophase Ⅰ)、中期Ⅰ(metaphase Ⅰ)、后期Ⅰ(anaphase Ⅰ)和末期Ⅰ(telophase Ⅰ),其中间期Ⅰ持续时间较长。在 S 期只合成 99.7%的 DNA,剩下 0.3%的 DNA 在前期Ⅰ的偶线期合成。由于间期Ⅰ和细胞的有丝分裂间期相似,这里不作专门介绍。

1. 前期Ⅰ

在此期中细胞变化最复杂，经历时间也较长，包括细线期（leptotene）、偶线期（zygotene）、粗线期（pachytene）、双线期（diplotene）和终变期（diakinesis）等五个时期。

(1)细线期。染色质开始凝集，形成细线样的染色体，此时染色体已完成复制，由两条染色单体组成，通过着丝粒联系在一起，但在光镜下不易区分出染色单体。此期还可在染色体上观察到由染色质盘旋而成、染色较深的染色粒（chromomere）。

(2) 偶线期。分别来自父母、形态和大小均相同的一对同源染色体（homologous chromosome），从靠近核膜的某一处开始，沿染色体长轴相互靠近，两两配对，这个过程称为联会（synapsis）。联会是通过形成联会复合体（synaptonemal complex，SC）而完成的，与此有关的约0.3%的 DNA 在此期合成。联会复合体是同源染色体之间沿纵轴方向形成的一种蛋白质复合结构，包括两侧的侧体和中间的梯形横纤维即中央成分，其中，侧体是同源染色体的染色单体部分，可通过梯形横纤维将两条同源染色体联系在一起。配对的结果是每对染色体紧密相连，形成二价体（bivalent），人体细胞有 46 条染色体，则可形成 23 个二价体；由于每个二价体含有四条染色单体，所以又称为四分体（tetrad）。

(3) 粗线期。染色体继续螺旋化，明显变粗变短，光镜下可看见每条染色体包含的两条姐妹染色单体。粗线期的主要特征是同源染色体的非姐妹染色单体（non-sister chromatid）之间出现交叉（chiasma）。所谓非姐妹染色单体，指的是一对同源染色体之间的染色单体，它们之间可能发生片断交换，在光镜下呈现交叉现象。人生殖细胞中每个二价体平均有 2.36 个交叉点。粗线期经历时间较长，人的粗线期约为 16 d。

(4) 双线期。染色体进一步缩短变粗，联会复合体解体，配对的同源染色体互相排斥而趋于分离，非姐妹染色单体之间的交叉点逐渐向染色体末端移动，该过程称为交叉端化（chiasma terminalization），此过程一直持续到中期Ⅰ。在人和其他许多动物，减数分裂在双线期将停留相当长的时间，如人的初级卵母细胞早在胚胎期 6 个月就已经到达双线期，将一直停留到排卵活动发生时。

(5) 终变期。染色体高度凝集，并向核的四周扩散，核仁、核膜消失。交叉端化仍在进行，故其数目减少。纺锤体开始形成。

2. 中期Ⅰ

在纺锤体微管的牵引下，细胞中各二价体排列在细胞赤道面上，形成赤道板。同源染色体中，每条染色体着丝粒外侧的两个动粒均朝向细胞的同一极，并与该侧的纺锤体微管相连，这与有丝分裂不同。

3. 后期Ⅰ

同源染色体彼此分离，每条染色体由两条染色单体通过着丝粒连接，称为二分体（dyad）。两组二分体分别由纺锤体微管牵引，移向细胞的两极。由于染色体向两极运动方向的随机性，到达细胞某极的非同源染色体之间存在着自由组合。

4. 末期Ⅰ

染色体到达细胞两极，逐渐解旋伸展成为染色质，核膜、核仁重新形成。同时细胞质分裂完成，形成两个子细胞。每个子细胞内仅有 n 个二分体，染色体数减少了一半。

(二) 减数第二次分裂

减数第二次分裂的间期Ⅱ时间较短，不进行 DNA 的复制。间期Ⅱ以后的过程类似于有丝分裂，首先进入短暂的前期Ⅱ，其主要特点是细长的染色质又凝缩成染色体，每个细胞有 n 个二分体。核仁、核膜消失。在中期Ⅱ，每个二分体着丝粒两侧的动粒都有纺锤丝微管相连，在其牵引下排列于细胞赤道面上，形成赤道板。后期Ⅱ的主要变化是各二分体着丝粒纵裂，形成两个单分体(monad)，分别受纺锤丝微管牵引向细胞两极运动。末期Ⅱ时，到达两极的染色体又开始解螺旋成为染色质，核膜、核仁重新出现，随着细胞质分裂的完成，产生两个子细胞，这样一共形成四个子细胞，其内的染色体数量均为单倍体(n)。

减数分裂具有重要的生物学意义。首先，通过减数分裂，维持了亲代与子代间遗传物质的稳定传递，保证了物种和遗传性状的相对恒定，经减数分裂形成的配子是单倍体(n)，精子与卵子结合成受精卵后，又恢复为二倍体($2n$)，保持了染色体数目的相对恒定不变；其次，由于减数分裂过程中出现同源染色体的交叉互换、非同源染色体的自由组合，配子获得了较多的遗传变异，因而保证了遗传的多样性，有利于物种的进化。

第 4 节　配 子 发 生

配子发生(gametogenesis)是指有性生殖过程中精子和卵子的形成过程，一般要经过增殖期、生长期和成熟期，其中，精子的发生过程中还有变形期。精子和卵子的发生具有共同的特点和规律，即在成熟期都要进行减数分裂。

一、精子的发生

精子的发生出现在睾丸的曲细精管中，分为增殖期、生长期、成熟期和变形期等四个时期(图 2-11)。

(一) 增殖期

睾丸曲细精管上皮产生的精原细胞(spermatogonium)在性成熟后经过多次有丝分裂，数目不断增加，其染色体数目与体细胞一样，都是二倍体($2n$)。

(二) 生长期

精原细胞经过多次有丝分裂形成的子细胞中，一部分继续进行有丝分裂，完成增殖；另一部分进入生长期，通过生长，体积增大，最终发育成为初级精母细胞(primary spermatocyte)。染色体数目为 $2n$。

(三) 成熟期

初级精母细胞进行减数第一次分裂，形成两个次级精母细胞(secondary spermatocyte)(n)。每个次级精母细胞经过减数第二次分裂，产生两个精细胞(spermatia)(n)。所以一个二

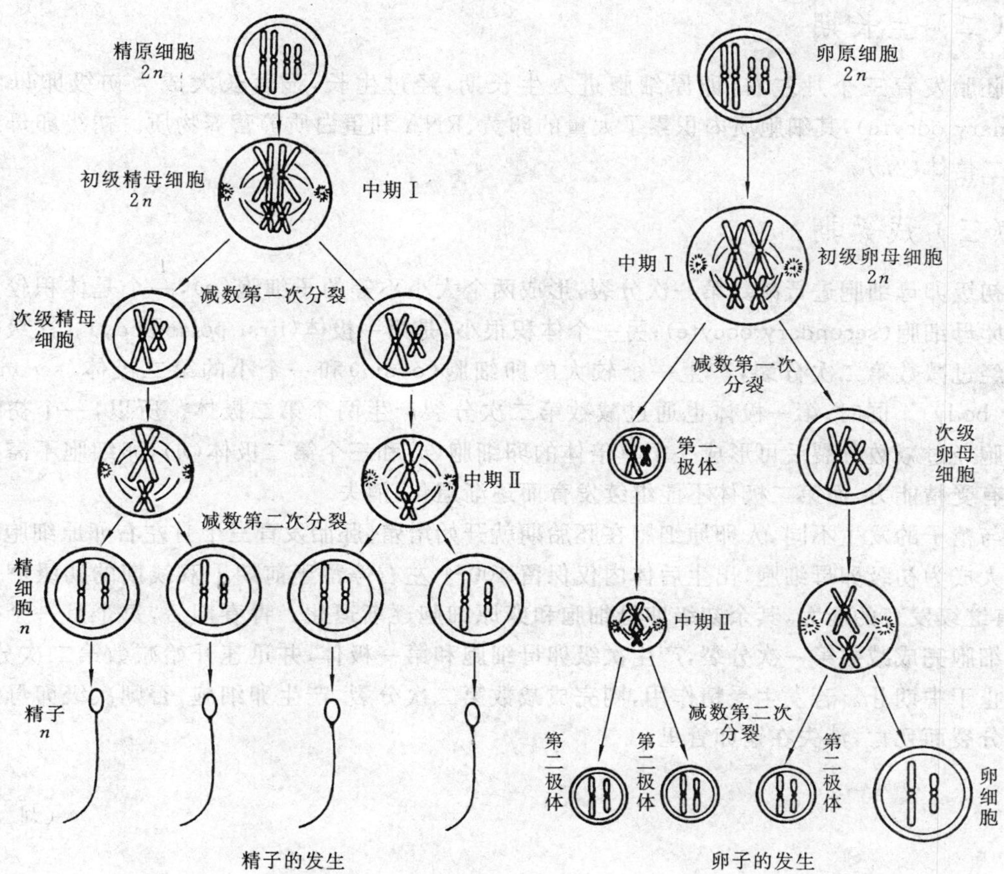

图 2-11　配子发生图解

倍体初级精母细胞在成熟期减数分裂后最终形成四个单倍体的精细胞。人的精细胞有两种类型，一种具有的性染色体是 X 染色体，另一种包含的性染色体是 Y 染色体。

（四）变形期

精细胞通过变态发育，成为具有一定形态结构和特定生物活性的精子（sperm）。人的精子发生在青春期后出现，其发生周期大约是 74 d。

二、卵子的发生

卵子的发生在卵巢里进行，其过程与精子不一样，仅包括增殖期、生长期和成熟期（图 2-11）。

（一）增殖期

胚胎期卵巢中生发上皮来源的卵原细胞（oogonium）（$2n$）通过有丝分裂而增殖，卵原细胞属于二倍体（$2n$）。

(二) 生长期

胚胎发育三个月左右，卵原细胞进入生长期，经过生长，显著长大成为初级卵母细胞(primary oocyte)，其细胞质内积累了大量的卵黄、RNA和蛋白质等营养物质。初级卵母细胞仍是二倍体($2n$)。

(三) 成熟期

初级卵母细胞进行减数第一次分裂，形成两个大小不等的子细胞(n)，一个是体积较大的次级卵母细胞(secondary oocyte)；另一个体积很小，是第一极体(first polar body)。次级卵母细胞经过减数第二次分裂，产生一个较大的卵细胞(ovum)和一个小的第二极体(secondary polar body)。同时，第一极体也通过减数第二次分裂产生两个第二极体。所以，一个初级卵母细胞经过减数分裂后可形成一个单倍体的卵细胞(n)和三个第二极体(n)，卵细胞不需变形就具有受精能力，而第二极体不能继续发育而逐渐退化、消失。

与精子的发生不同，人卵原细胞在胚胎期就开始增殖，胚胎发育三个月左右卵原细胞就开始长大成为初级卵母细胞，出生后体内仅保留400个左右停留于前期Ⅰ双线期的初级卵母细胞，有继续发育的能力，其余初级卵母细胞和卵原细胞逐渐退化。青春期后，每个月一个初级卵母细胞完成减数第一次分裂，产生次级卵母细胞和第一极体，并迅速开始减数第二次分裂，但停止于中期Ⅱ。若发生受精作用，则完成减数第二次分裂，产生卵细胞，否则次级卵母细胞不再分裂而死亡，消失在输卵管里。

(刘　云)

第 3 章　遗传的分子基础

第 1 节　基因的本质

1865 年 Mendel 提出遗传因子的概念后，三大遗传规律逐步被确立，但以后数十年人们一直不清楚遗传物质究竟是什么。

（一）DNA 是遗传物质

1928 年 Griffith 等进行了肺炎球菌的转化（transformation）实验。1944 年 Avery 等成功地重复了 Griffith 等的实验，并证明了使肺炎球菌的遗传性状发生改变的转化因子（transforming factor）是 DNA，而不是蛋白质。这一发现在遗传学理论上建立了一种全新的观点——DNA 是遗传信息的载体。1952 年 Hershey 和 Chase 等利用大肠杆菌噬菌体的捣碎实验进一步确证了 DNA 是遗传物质。Hershey 等因这一伟大发现于 1969 年获得诺贝尔生理学与医学奖。

然而，如果 DNA 是最初的遗传物质，那么由于 DNA 复制需要酶，而酶是蛋白质，蛋白质又是由 DNA 的核苷酸序列编码的，这就成了一个鸡生蛋、蛋生鸡的问题。20 世纪 80 年代科学家发现了 RNA 拟酶，这个问题才得到解决。

（二）RNA 也是遗传物质

目前所有已知的有机体和许多病毒的遗传物质都是 DNA。但有些病毒也采用 RNA 作为遗传物质。尽管 RNA 的化学结构与 DNA 不同，它仍可发挥与 DNA 相同的功能。

已知生物体内有 12 种 RNA，其中催化 RNA 是 RNA 拟酶和其他 RNA 自我催化分子。RNA 拟酶集遗传信息传递作用和酶学催化作用于一体，很可能是最初的遗传物质，这一观点已被科学界广泛接受。

（三）蛋白质可作为遗传物质吗

任何物种的延续都必须依靠 DNA 和 RNA，蛋白质不能作为遗传物质，早已成为定论。然而，美国学者 Prusiner 通过对朊病毒及其引起的疾病的研究，发现朊病毒是一类没有 DNA 和 RNA，主要由朊病毒蛋白组成的、小得连电子显微镜也看不到的生命体。朊病毒广泛存在于人类和周围的生物体内，具有较强的传染性，可以引发多种致死性神经系统疾病。Prusiner 的发现无疑对基因理论和中心法则提出了挑战，同时提示我们：20 世纪的遗传学理论是伟大的，但并没有发展到顶峰，它在 21 世纪必将得到进一步发展。

(四) DNA 的结构

1953 年,美国科学家 Watson 和英国科学家 Crick 提出了著名的 DNA 双螺旋结构模型,随后这一模型被 Wilkins 通过 X 射线衍射研究证实,次年 Crick 提出关于遗传信息传递规律的中心法则,在遗传学发展史上矗立起一座不朽的丰碑,标志着遗传学从此进入了分子水平。由于他们的杰出贡献,三人于 1962 年共同分享了诺贝尔生理学与医学奖。后来研究人员又发现了另一类在遗传信息的传递中起重要作用的核酸——RNA。随后对核酸的研究日新月异,由此产生的分子生物学和基因工程技术渗透到医药学、农业、化工等领域的各个学科,使人类对生命本质的认识进入了一个崭新的天地。

1. 核酸的化学组成

核酸是生物体内的高分子化合物,包括脱氧核糖核酸(deoxyribonucleic acid, DNA)和核糖核酸(ribonucleic acid, RNA)两大类。

核酸结构的基本单位是核苷酸(nucleic acid),每个核苷酸由一个磷酸、一个五碳糖和一个碱基三部分组成。DNA 中的脱氧核糖核苷酸由四种碱基即腺嘌呤(adenine,A)、鸟嘌呤(guanine,G)、胞嘧啶(cytosine,C)和胸腺嘧啶(thymine,T),以及脱氧核糖(deoxyribose)和磷酸构成。RNA 分子中的核糖核苷酸由碱基 A、G、C 和尿嘧啶(uracil,U),以及核糖(ribose)和磷酸构成。

2. DNA 的分子结构

DNA 分子是由四种脱氧核苷酸经 3′→5′磷酸二酯键聚合而成,所以也称为多核苷酸(polynucleotide)。DNA 的一级结构是指四种脱氧核苷酸的连接及其排列顺序。1953 年 Watson 和 Crick 提出了 DNA 分子双螺旋结构模型(图 3-1),其要点是:在 DNA 分子中,两条

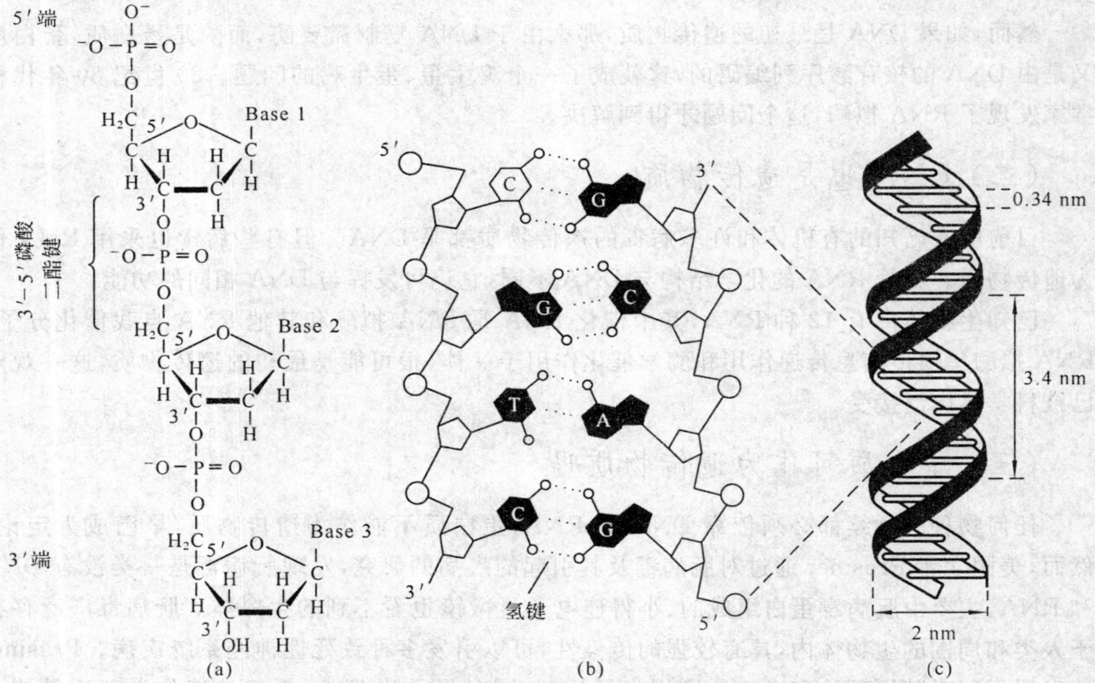

图 3-1　DNA 双螺旋结构及碱基配对示意图

(a) 部分 DNA 多核苷酸链,示邻近脱氧核苷酸由 3′-5′磷酸二酯键连接　(b) DNA 互补的两条链　(c) DNA 双螺旋模型

DNA链围绕假想的同一中心轴构成右手双螺旋结构，双螺旋的螺距为3.4 nm，直径为2.0 nm；双链的骨架由交替出现的脱氧核糖和磷酸构成；双螺旋中的两条链呈反向平行排列(antiparallel)，一条从5′→3′，另一条从3′→5′，彼此由氢键相连，G与C配对(G≡C)，A与T配对(A＝T)。

第2节 基因的概念

一、基因概念的发展

人们对基因的认识经历了一个不断发展的过程(表3-1)。基因的最初概念源于Mendel的“遗传因子”。Mendel认为生物的性状是由遗传因子(hereditary determinant)控制的，每一种性状都分别由一对遗传因子控制，控制性状的遗传因子是遗传的，而性状本身是不能遗传的。1909年，丹麦学者Johannsen提出用“基因”(gene)这个名称代替“遗传因子”。1910年Morgan通过果蝇杂交实验指出，基因呈直线排列于染色体上，基因是遗传的基本单位，即突变单位、重组单位和功能单位。1951年美国遗传学家McClintock提出了跳跃基因的概念，认为基因成分可从一个位置转移到另一个位置。如哺乳动物基因组中的长散在重复序列(long interspersednuclear elements, LINE)、短散在重复序列(short interspersed nuclear elements, SINE)等。1957年Benzer提出顺反子(cistron)的概念，把基因具体化为一段特定的DNA分子即储存遗传信息的功能单位，其内部是可分的，包含多个突变单位和重组单位。1961年法国遗传学家Jacob和Monod提出的操纵子模型进一步丰富了基因的概念。基因在功能上可分为编码蛋白质的基因和调节基因。基因不仅能单独发挥作用，而且能在基因与基因之间相互制约、反馈调节的网络中发挥功能。1977年Chambon等发现基因内有间隔顺序。随后，Gilbert提出断裂基因的概念，即基因是表达的外显子(exon)镶嵌在沉默的内含子(intron)中的一种嵌合体。同年，研究人员发现了重叠基因(overlapping gene)，即两个或两个以上的基因共用一段重叠的核苷酸序列。如人的Ⅰ型神经纤维瘤基因的第一个内含子中寄居着三个编码蛋白质的基因，凝血因子Ⅷ基因的第22内含子中有凝血因子Ⅷ相关基因。由此看来，外显子与内含子的区别并不是绝对的。

表3-1 认识基因的历程

年 份	与基因相关的重要遗传学事件
1865	提出遗传因子的概念
1871	发现核酸
1903	发现染色体是遗传物质的载体
1909	提出“基因”(gene)这个名称代替“遗传因子”
1910	提出基因呈直线排列于染色体上

续表

年　份	与基因相关的重要遗传学事件
1927	发现突变是基因内的物理变化
1931	发现交换引起重组
1944	证明 DNA 是遗传物质
1945	证明基因编码蛋白质
1951	首次提出跳跃基因(jumping gene),蛋白质测序
1953	提出 DNA 分子双螺旋结构模型
1957	提出顺反子的概念
1958	证明 DNA 半保留复制
1961	提出操纵子模型学说,发现三联体密码
1977	发现真核基因的不连续性,即断裂基因(split gene);DNA 可以测序;发现重叠基因
1995	首次基因组测序

二、基因的类别与大小

(一) 基因的类别

基因按其功能可分为以下几类。

1. 结构基因与调节基因

结构基因(structural gene)是指能决定某种多肽链(蛋白质)或酶分子结构的基因。结构基因的突变可导致特定蛋白质(或酶)一级结构的改变或影响蛋白质(或酶)量的改变。调节基因(regulatory gene) 是指某些可调节结构基因表达的基因。调节基因的突变可以影响一个或多个结构基因的功能,或导致一个或多个蛋白质(或酶)的改变。

2. 核糖体 RNA 基因与转运 RNA 基因

核糖体 RNA 基因(ribosomal RNA gene)与转运 RNA 基因(transfer RNA gene)只转录产生相应的 RNA,而不翻译成蛋白质。核糖体 RNA 基因也称为 rRNA 基因,它们专门转录 rRNA;转运 RNA 基因也称为 tRNA 基因,是专门转录 tRNA 的。

以上各类基因之间通过相互作用,严密调控基因的有序表达,使各种生命活动表现出和谐与多样性。

(二) 基因的大小

人类不同的基因的大小和内含子的数目、长短相差很大,表 3-2 列出了人类部分基因的大小和内含子的数目。

表 3-2　人类部分基因的大小和内含子的数目

基　　因	基因大小/kb	cDNA/mRNA/kb	内含子数目/个
1. 小型基因			
α-珠蛋白基因	0.8	0.5	2
β-珠蛋白基因	1.5	0.6	2
胰岛素基因	1.7	0.4	2
2. 中型基因			
胶原蛋白Ⅰ原 α_1 基因	18.0	5.0	50
胶原蛋白Ⅰ原 α_2 基因	38.0	5.0	50
白蛋白基因	25.0	2.1	14
腺苷脱氨酶基因	32.0	1.5	11
过氧化氢酶基因	34.0	1.6	12
LDL 受体基因	45.0	5.5	17
3. 大型基因			
苯丙氨酸羟化酶基因	90.0	2.4	12
4. 巨型基因			
凝血因子Ⅷ基因	186.0	9.0	26
5. 庞大基因			
抗肌营养不良基因	2400.0	14.0	78

三、真核基因的结构

绝大多数真核生物编码蛋白质的基因为断裂基因，即结构基因是不连续的，编码序列在DNA 分子上被非编码序列所隔开。编码的序列称为外显子，是一个基因表达为多肽链的部分；非编码序列称为内含子，又称插入序列（intervening sequence，IVS）。结构基因在首尾两个外显子的外侧，有一段不被转录的非编码区，称为侧翼序列，它对基因的表达起调控作用（图 3-2）。

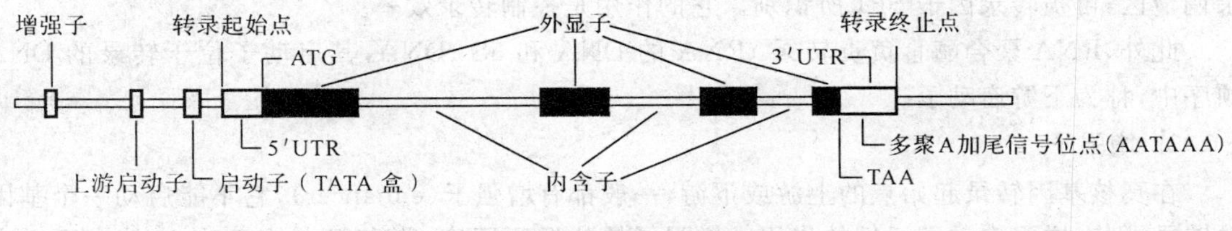

图 3-2　真核基因的结构

（一）外显子和内含子

真核基因是不连续的，外显子与内含子相间排列，转录形成 mRNA 前体时一起被转录下来，然后mRNA前体中的内含子被剪切掉。外显子连接在一起成为成熟的mRNA，作为蛋白质合成的模板。每个外显子和内含子接头区都有一段高度保守的一致顺序(consensus sequence)，即内含子5′末端大多数是GT开始，3′末端大多是AG结束，称为GT-AG法则，是普遍存在于真核基因中RNA剪接的识别信号。在人类基因组中，只有很少的结构基因无内含子序列，如*SRY*基因，组蛋白基因，干扰素α、β基因等，其编码序列呈连续状态，构成一个外显子。

由于存在可变剪接，外显子与内含子在表达过程中是相对的，基因中的外显子可被替换、增加或减少，形成不同的剪接本。有的内含子可因剪接方式的改变而可编码蛋白质，因而，内含子的存在增加了真核生物基因组的编码潜能。外显子的序列虽然转录成mRNA，但并不都编码产生蛋白质，mRNA的3′端和5′端非翻译区的外显子序列不编码氨基酸。

(二) 侧翼序列

侧翼序列一般位于结构基因的两侧，是非编码序列，但其中含有对基因表达有重要影响的调控序列，如启动子、增强子、终止子等。

1. 启动子

启动子(promoter)是基因内与RNA聚合酶结合的DNA序列，通常位于基因转录起始位点的上游，对相应的编码区呈单方向性。常见的启动子序列包括TATA框、CAAT框和GC框。

(1) TATA框(TATA box)。其一致顺序多为TATAATAAT。它约在基因转录起始点上游19～27bp处，基本上由A-T碱基对组成。转录因子TFⅡD和RNA聚合酶Ⅱ能与启动子结合形成复合物，从而准确识别基因转录的起始位置。TATA框的作用还表现在可影响转录的速率。在伴清蛋白基因中，当TATA框突变为TAGA后，转录效率大大降低。兔的珠蛋白基因当TATA框的保守序列ATAAAA人工突变为ATGTAA时，转录效率会下降80%。人的β-珠蛋白基因的ATAAA序列变为ATGAAA或ATAG/CAA时，珠蛋白产量也会大大降低，从而出现珠蛋白生成障碍性贫血。

(2) CAAT框(CAAT box)。其一致顺序为GGGTCAATCT，是真核生物基因常有的调节区，位于转录起始点上游约80bp处。CAAT框能和CTF(识别CAAT框的转录因子)相结合，控制转录起始活性。

(3) GC框(GC box)。有两个拷贝，位于CAAT框的两侧，由GGCGGG组成，是一个转录调节区，可被转录因子SP1所识别。它的作用是控制转录效率。

此外，RNA聚合酶Ⅲ负责转录tRNA的DNA和5S rDNA，其启动子位于转录的DNA顺序中，称为下游启动子。

2. 增强子

在真核基因转录起始点的上游或下游，一般都有增强子(enhancer)，它不能启动一个基因的转录，但有增强启动子活性的作用。增强子的位置不固定，能有很大的变动，它能在两个方向产生作用。一个增强子并不限于促进某一特殊启动子的转录，它能刺激在它附近的任一启动子。有人发现，如果将β-珠蛋白基因放在含有72bp重复的DNA分子中，它的转录作用比在活体内将增高约200倍以上，甚至当此72bp顺序位于离转录起点上游1400 bp或下游3000 bp时仍有作用。

在人类基因组中，大多数基因的表达具有组织特异性、时间特异性和对激素等细胞间信息的反应的特异性，现在已发现了不少控制这些基因表达的特异性的增强子，例如免疫球蛋白基因的增强子只有在B淋巴细胞内活性才最高。除此以外，在胰岛素基因和胰凝乳蛋白酶基因的增强子中都发现有很强的组织特异性。

3. 终止子

在一个基因的3′末端往往有一段特定顺序，它具有终止转录的功能，这段终止信号的顺序称为终止子(terminator)，它包括AATAAA顺序和它下游的反向重复顺序。这一顺序可能对mRNA的加尾(mRNA尾部添加多聚A)有重要作用，它经转录后形成的发卡结构可阻碍RNA聚合酶的移动。发卡结构末尾的一串U与转录模板DNA中的一串A之间，因形成的氢键结合力较弱，使mRNA与DNA杂交部分的结合不稳定，mRNA就会从模板上脱落下来。同时，RNA聚合酶也从DNA上解离下来，转录终止。

4. 基因座控制区

在人类的一些成簇排列的基因中已发现一些位于基因上游和下游对DNA酶I高度敏感的核苷酸序列，称为基因座控制区(locus control region，LCR)，它控制着基因表达的时空性。例如人类β-珠蛋白基因簇的LCR由6个对DNA酶I高度敏感的位点组成，其中5个位于ε基因上游6～22 kb之间，另一个位于β基因下游22 kb处。

四、基因家族

真核生物的基因组中有许多来源相同、结构相似、功能相关的基因，称为基因家族(gene family)。这样的一组基因是由一个祖先基因通过重复进化而来的，基因家族的成员可以彼此形成基因簇或分居于不同的染色体上。基因家族的成员若集中分布在同一染色体的某一区域，则称为基因簇(gene cluster)。例如珠蛋白基因家族，它们由编码珠蛋白分子多肽链的基因组成。在人类的第16号染色体上发现了7个α-珠蛋白基因，在第11号染色体上发现了6个β-珠蛋白基因。

五、假基因

1977年，G. Jacp在对非洲爪蟾5S rRNA基因簇的研究后提出了假基因(pseudogene)的概念。假基因具有与功能基因相似的序列，但由于有许多突变，以致失去了原有的功能，所以假基因是没有编码功能的基因，常用ψ表示。假基因的发现是真核生物应用重组DNA技术和序列分析的结果。现已在大多数真核生物中发现了假基因，如Hb的假基因、干扰素、组蛋白、α球蛋白、β球蛋白、肌动蛋白以及人的rRNA和tRNA基因均含有假基因。

关于假基因的来源，一般认为是由mRNA反转录成cDNA，然后整合在基因组中。假基因同cDNA一样没有内含子序列，也没有启动基因转录的启动子序列，而在5′端都有mRNA分子特有的多聚腺苷[poly(A)]序列。由于假基因没有生物学功能，所以不再受到进化的选择压力，因此在假基因中可以积累许多突变。

第3节　基因的复制与表达

一、基因的复制

基因的基本功能之一是能准确地自我复制。基因的复制(replication)是以DNA复制为基础的。生物体的遗传信息表现为特定的核苷酸顺序。在细胞分裂过程中,通过DNA准确地自体复制(self-replication),把遗传信息从亲代传给子代,这样,DNA就能真正完成其作为遗传信息载体的使命,从而保证遗传物质的连续性和相对的稳定性。

参与DNA复制的主要物质包括:亲代DNA作为复制模板;4种脱氧核苷酸(dATP、dGTP、dCTP、dTTP)作为合成新链的原料;多种酶如螺旋酶、DNA拓扑异构酶、DNA聚合酶、DNA连接酶、引物酶和引物等。

DNA复制的特点如下。

1. DNA的半保留复制

DNA复制时,在多种酶的作用下,DNA双螺旋解开,每条多核苷酸链各以自己为模板(template)吸收周围游离核苷酸,按碱基互补原则,进行氢键结合。在一些聚合酶作用下,合成新的互补的链,与原来模板单链并列盘旋在一起,形成稳定的双螺旋结构。在此过程中,每个子代DNA的一条链来自亲代DNA,另一条链则是新合成的,这种复制方式称为DNA的半保留复制(semi-conservation replication)。

2. DNA的半不连续复制

DNA双螺旋的两条链是反向平行的。DNA复制时,在复制起点处两条DNA链解开成单链,一条是5′→3′方向,另一条是3′→5′方向。在3′→5′模板链上,DNA的合成可沿5′→3′方向连续进行,复制速度较快,完成复制较早,这条链称为前导链(leading strand)。而另一条模板链为5′→3′方向。由于生物细胞内所有催化DNA聚合酶都只能催化5′→3′延伸,因此新生链不能按3′→5′方向连续合成。冈崎片段(Okazaki fragments)的发现使这个问题得以解释。原来,在复制起点,两条链解开形成复制泡(replication bubbles),DNA向两侧复制形成两个复制叉(replication forks)。以复制叉移动的方向为基准,一条模板链的方向是3′→5′,以此为模板而进行连续复制;另一条模板链的方向是5′→3′,以此为模板的DNA合成也是沿5′→3′方向进行,但与复制叉前进的方向相反,而且是分段、不连续合成的,这条链称为滞后链(lagging strand),合成的片段即为冈崎片段。这些冈崎片段以后由DNA连接酶连成完整的DNA链。这种前导链的连续复制和滞后链的不连续复制在生物是普遍存在的,称为DNA的半不连续复制(semi-discontinuous replication)。

二、基因的表达

基因表达(gene expression)是指细胞在生命过程中,结构基因把储存在DNA顺序中的遗传信息经过转录和翻译，转变成具有生物活性的蛋白质的过程。

（一）转录

转录是DNA指导的RNA合成。在RNA聚合酶的催化下，以DNA为模板合成mRNA的过程称为转录（transcription）。在转录进行时，DNA双链中只有一条链作为模板，指导合成与其互补的RNA。此DNA链称为模板链（template strand），另一条链称为编码链（coding strand）。编码链的序列与转录本RNA的序列基本相同，只是编码链上的T在相应转录本上为U。由于转录本RNA编码基因表达的蛋白质产物，DNA的这条链也由此命名为编码链。编码链又称为有义链，模板链又称为反义链。

在含有多个基因的双链DNA分子中，每个基因的模板不是全在同一条链上；也就是在双链DNA分子中的一条链，对于某基因是有义链，但对另一个基因则可能是反义链。

转录后要进行加工，转录后的加工包括以下步骤。

1. 剪接

在转录时，外显子和内含子均转录到核内异质RNA（heterogenous nuclear RNA，hnRNA）中。在细胞核中，hnRNA进行剪接作用，首先在核酸内切酶作用下剪切掉内含子；然后在连接酶作用下，将各外显子连接起来，成为成熟的mRNA，这就是RNA剪接（RNA splicing）。内含子和外显子交界的位置有特定的序列，位于内含子5′端的称为剪接供体（donor），3′端的称为剪接受体（acceptor），可被剪接蛋白复合物识别。这种剪接蛋白复合物也称为剪接体（splicesome）。

一个相同的初级转录本，在不同的组织中由于剪接作用的差异可以产生不同编码的mRNA，导致翻译生成不同的蛋白质产物。据估计，在高等真核生物中有相当一部分基因（35%～60%）通过不同剪接方式产生多个蛋白质。

2. 加帽

加帽即在mRNA的5′端加上m7GTP的结构。此过程发生在细胞核内，即对hnRNA进行加帽。加工过程首先是在磷酸酶的作用下，将5′端的磷酸基水解，然后再加上鸟苷三磷酸，形成GpppN的结构，再对G进行甲基化。不同真核生物的mRNA具有不同的帽子。

现已知mRNA的5′帽结构主要有下列3个作用：①易被核糖体小亚基识别，促使mRNA和核糖体的结合，为蛋白质合成起始所必需；②能有效地封闭mRNA 5′末端，以保护mRNA免受5′核酸外切酶的降解，增强mRNA的稳定性；③促进内含子剪接反应的进行。有实验证实5′帽结构的存在有利于剪接体的形成，并大大加快第一个内含子的剪接速度。

3. 加尾

大多数真核生物的mRNA 3′末端都有由100～200个A组成的多聚A尾巴，即poly（A）。多聚A尾的生成是在多聚A聚合酶的催化下，由ATP聚合而成。在mRNA前体的3′末端11～30核苷酸处有一段AAUAA保守序列，在U7-snRNP的协助下识别，由一种特异的核酸内切酶催化切除多余的核苷酸。随后，在多聚A聚合酶催化下，发生聚合反应形成3′末端多聚A尾。如果加尾识别信号AAUAAA发生突变，则切除作用和多聚腺苷酸化作用均显著降低（图3-3）。

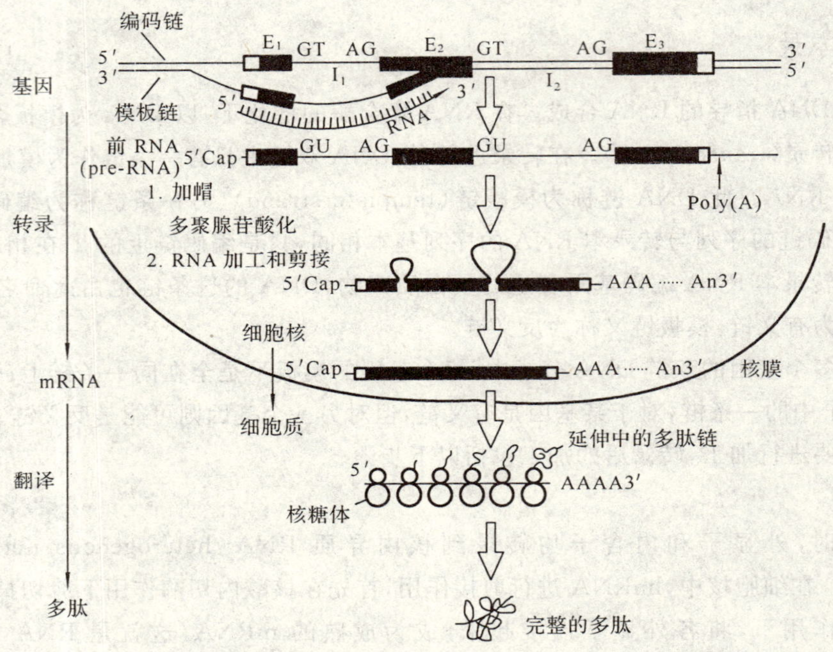

图 3-3 真核生物结构基因表达流程图

mRNA poly(A)尾的存在一方面有助于保持 mRNA 的稳定性,使其免受核酶降解;另一方面,有利于 mRNA 从核转运到细胞质。

(二) 翻译

以 mRNA 作为模板,tRNA 作为运载工具,在有关酶、辅助因子和能量的作用下将活化的氨基酸在核糖体上装配为蛋白质多肽链的过程称为翻译(translation)。真核细胞的转录以及加工都是在细胞核内进行的,但翻译过程则在细胞质中进行。通过转录,遗传信息从 DNA 转移到 mRNA;通过翻译,将 mRNA 的碱基序列转变为多肽链的氨基酸序列,也就是多肽链的生物合成过程。mRNA 携带遗传信息,作为合成蛋白质的模板;tRNA 转运活化的氨基酸和识别 mRNA 分子上的遗传密码(表 3-3);在核糖体上各种特定的氨基酸分子连接成多肽链。蛋白质合成通常分为三个阶段:起始、延长和终止。大多数刚被合成出来的肽链并不具备功能,还需经过翻译后加工修饰如切除信号肽、加上糖基链、磷酸化、乙酰化、二硫键形成等。例如胰岛素(insulin)是先合成 86 个氨基酸的初级翻译产物,称为胰岛素原(proinsulin),胰岛素原包括 A、B、C 三段,经过加工,切去其中无活性的 C 肽段,并在 A 肽和 B 肽之间形成二硫键,这样才得到由 51 个氨基酸组成的有活性的胰岛素。

由此看来,基因的遗传信息通过转录和翻译,转变为氨基酸排列的特定序列和长度,从而构成蛋白质或酶特异性的基础。DNA 的碱基改变,可使蛋白质或酶的结构和功能发生改变,导致遗传性疾病的发生。

表 3-3　通用遗传密码及相应氨基酸

第一碱基 5′	第二碱基 U		C		A		G		第三碱基 3′
U	UUU	苯丙氨酸 (Phe,F)	UCU	丝氨酸 (Ser,S)	UAU	酪氨酸 (Tyr,Y)	UGU	半胱氨酸 (Cys,C)	U
	UUC	苯丙氨酸	UCC	丝氨酸	UAC	酪氨酸	UGC	半胱氨酸	C
	UUA	亮氨酸 (Leu,L)			UAA	**终止密码**	UGA	**终止密码**	A
	UUG	亮氨酸	UCG	丝氨酸	UAG	**终止密码**	UGG	色氨酸 (Trp,W)	G
C	CUU	亮氨酸	CCU	脯氨酸 (Pro,P)	CAU	组氨酸 (His,H)	CGU	精氨酸 (Arg,R)	U
	CUC	亮氨酸	CCC	脯氨酸	CAC	组氨酸	CGC	精氨酸	C
	CUA	亮氨酸	CCA	脯氨酸	CAA	谷氨酰胺 (Gln,Q)	CGA	精氨酸	A
	CUG	亮氨酸	CCG	脯氨酸	CAG	谷氨酰胺	CGG	精氨酸	G
A	AUU	异亮氨酸 (Ile,I)	ACU	苏氨酸 (Thr,T)	AAU	天冬酰胺 (Asn,N)	AGU	丝氨酸	U
	AUC	异亮氨酸	ACC	苏氨酸	AAC	天冬酰胺	AGC	丝氨酸	C
	AUA	异亮氨酸	ACA	苏氨酸	AAA	赖氨酸 (Lys,K)	AGA	精氨酸	A
	AUG	甲硫氨酸 ＋**起始密码** (Met,M)	ACG	苏氨酸	AAG	赖氨酸	AGG	精氨酸	G
G	GUU	缬氨酸 (Val,V)	GCU	丙氨酸 (Ala,A)	GAU	天冬酰胺 (Asp,D)	GGU	甘氨酸 (Gly,G)	U
	GUC	缬氨酸	GCC	丙氨酸	GAC	天冬酰胺	GGC	甘氨酸	C
	GUA	缬氨酸	GCA	丙氨酸	GAA	谷氨酸 (Glu,E)	GGA	甘氨酸	A
	GUG	缬氨酸	GCG	丙氨酸	GAG	谷氨酸	GGG	甘氨酸	G

（三）中心法则

DNA 是遗传的主要物质基础，而生物体的所有遗传信息均以遗传密码(code)的形式编码在 DNA 分子上，生物体世代繁衍本质上是遗传信息的传递过程，遗传信息的传递必须经过 DNA 复制、转录和翻译。DNA 分子中储存的遗传信息经过 DNA 复制将其由亲代传递给子代，通过转录传递给 mRNA，由 mRNA 将遗传信息翻译成特定的氨基酸顺序，最后形成蛋白质执行各种生理功能，从而表现相应的遗传性状。这种从 DNA 到 RNA 再到蛋白质的遗传信息的传递称为“中心法则”(central dogma)。20 世纪 70 年代以后，学者在对某些致癌 RNA 病毒中发现了反转录(reverse transcription)现象，后来又在一些病毒中发现了单链 RNA 能够自我复制和翻译，这为中心法则加入了新的内容。因此，目前认为生物界遗传信息传递的中心法则如图 3-4 所示。

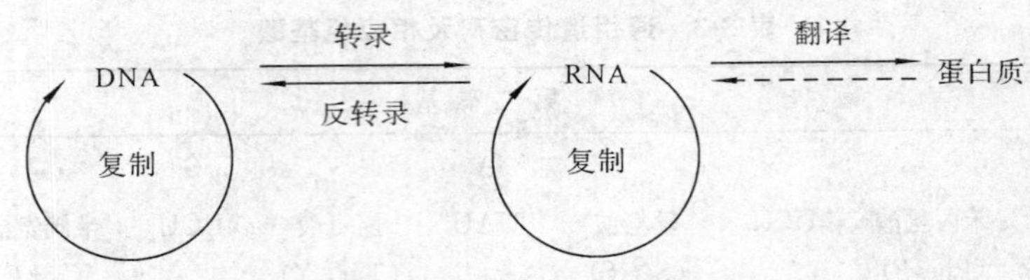

图 3-4 修改后的中心法则

第4节 基因突变

一、基因突变的概念

基因突变(gene mutation)是DNA分子结构的化学变化,这种变化可以人工诱发,称为诱发突变(induced mutation),如电离辐射、化学刺激以及病毒等均可引起;另一类是由于DNA复制、转录、翻译、交换、修复损伤等过程中碱基配对错误所产生的,称为自发突变(spontaneous mutation)。人类单基因病大都为自发突变的结果。自发突变频率(突变率)很低,约为10^{-6}。Stevenson等曾分析了49种单基因病,其中只有假肥大型肌营养不良的突变率高于5×10^{-5},24种疾病的突变率低于1×10^{-7},另外11种疾病的突变率在1×10^{-6}与1×10^{-7}之间,他们获得的平均突变率是4×10^{-6}/(配子·代)。

基因突变可在个体发育的任何阶段、部位发生,包括体细胞和生殖细胞生长周期的各个阶段。发生在体细胞中的突变,不能直接遗传给下代,但经过有丝分裂可形成一群有相同遗传改变的细胞群,这样的细胞群称为克隆(clone)。体细胞突变后形成的克隆可以构成恶变的基础。生殖细胞的突变率通常比体细胞高,主要因为生殖细胞在减数分裂时对外界环境具有较高的敏感性。如果在生殖细胞中发生显性突变,其效应可能通过受精卵而直接遗传给后代并在子代中表现出来;如果突变基因是隐性的,则其效应就可能被其等位基因所遮盖。携带突变基因的细胞或个体称为突变体(mutant),没有发生基因突变的细胞或个体称为野生型(wild type)。

二、基因突变的种类

基因突变的形式多种多样,从DNA碱基顺序改变来看,突变一般可分为单个碱基置换、移码突变、整码突变、基因融合、基因倒位和动态突变。

(一)单个碱基置换

单个碱基置换(single base-pair substitution)又称为点突变(point mutation),是指组成核苷酸的某一个碱基被另一碱基取代而造成的突变,其方式有两种:①转换(transition),是指一个嘌呤被另一个嘌呤所取代,或者一个嘧啶被另一个嘧啶所取代;②颠换(transversion),是指一个嘌呤被另一个嘧啶所取代或一个嘧啶被另一个嘌呤所替代。人类基因突变数据库(HGMD)中的资料显示,人类基因中的转换多于颠换。

1. 编码区的突变

从理论上讲,点突变可在核苷酸序列的任何地方发生,包括核外DNA即线粒体DNA以及RNA中。据其分布不同,可产生不同的后果(表3-4)。在编码区的点突变,其后果主要有四种。

表3-4　基因突变的部位与后果

突变部位	后果
1. 调控信号(如启动子、增强子和沉默子等)突变	无肽链合成或合成量减少
2. 原初转录产物剪接信号突变	
①剪接信号突变	剪接异常,形成异常mRNA,不能合成正常肽链
②内含子隐蔽剪接信号激活	影响RNA剪接,形成异常mRNA,不能合成正常肽链或肽链合成量减少
③外显子隐蔽剪接信号激活	剪接异常,产生异常肽链或肽链合成量减少
3. 外显子编码序列突变	肽链氨基酸置换,肽链缩短或延长,mRNA稳定性降低或形成无功能mRNA,从而不能合成正常肽链
4. 起始密码突变	翻译缺陷,产生异常肽链
5. 终止密码突变	肽链合成延长,产生异常肽链
6. 腺苷酸多聚化切割信号的突变	肽链合成量减少

(1) 同义突变。如果碱基置换后翻译出的氨基酸并无变化,则不影响多肽链的组成,这种突变称为同义突变(same sense mutation)。同义突变是由于密码子具有兼并性,例如DNA分子模板链中GCG的第3位G被A取代而成GCA,则mRNA中相应的密码子CGC就被转录为CGU,CGC和CGU都是精氨酸的密码子,翻译成的多肽链没有变化。

此外,点突变若使氨基酸发生了改变,但其蛋白质产物依然保持了正常的功能,则称为中性突变(neutral mutation)。如同工酶的氨基酸组成虽然各异,但功能却相同。

(2) 错义突变。是指DNA分子中的碱基置换后改变了mRNA上的遗传密码,从而导致合成的多肽链中一个氨基酸被另一氨基酸所取代,从而可能影响到所合成的蛋白质的功能,这种情况称为错义突变(missense mutation),是引起大多数单基因遗传病的原因。最典型的例子是镰状细胞贫血症,患者血红蛋白分子中的β链第6位氨基酸因错义突变(GAA→GTA)使谷氨酸被缬氨酸所取代,导致红细胞镰状改变。

(3) 无义突变。如果原来编码氨基酸的密码子经过单个碱基置换出现终止密码(UAG、UAA、UGA)时,多肽链将提前终止合成,或转录生成无功能mRNA,这种突变称为无义突变(nonsense mutation)。例如,在中国人中首先被发现的一种β-珠蛋白生成障碍性贫血突变类型,即编码第17位氨基酸的AAG(编码赖氨酸)变成TAG(终止密码),就是无义突变所致。

(4) 终止密码突变。当DNA分子中一个终止密码发生突变,成为编码氨基酸的密码子时,多肽链的合成将继续进行下去,肽链延长直至遇到下一个终止密码时方停止,因而形成了延长的异常肽链,这种突变称为终止密码突变(termination codon mutation)。

2. 非编码区的突变

在非编码区的序列如剪接位点、调控区、加帽位点等的点突变,也可导致人类遗传病的发生。单个碱基置换可使mRNA剪接过程发生异常剪切,产生异常产物,是人类遗传性疾病的原因之一。它占由点突变引起的人类遗传病的15%左右。如5′和3′共有剪切位点内的点突变,会使正确剪切产生的mRNA量减少,同时可激活附近一个或一些隐蔽剪接位点,使mRNA产物中有一些缺少一部分编码序列,或者引入一段内含子的序列。例如:在视网膜母细胞瘤患者中,有学者发现其RB1基因外显子12的5′剪接位点+1位点发生了点突变;在血友病B患者中发现凝血因子Ⅸ基因外显子7的3′剪接位点-1位点发生了点突变。

在加帽位点的突变可影响mRNA的稳定性和完整性。如在小鼠的体外实验中发现,当β-珠蛋白基因的加帽位点发生A→G转换时,其mRNA的稳定性降低约50%。

起始密码突变对转录和翻译也有一定的影响。在珠蛋白的合成中,α_2-珠蛋白基因的起始密码ATG发生突变可使mRNA水平降低到正常水平的1/3。

点突变若发生在基因启动子区5′端附近的序列,如启动子、增强子和沉默子等,其结果会使mRNA或其产物的水平降低或升高,但一般不改变产物的生物学特性和功能。例如,β-珠蛋白基因启动子上的点突变能引起各种不同的β-珠蛋白生成障碍性贫血。

腺苷酸多聚化切割信号的点突变可降低mRNA的稳定性,使肽链合成量减少。已在α_2-珠蛋白基因和β-珠蛋白基因中的腺苷酸多聚化信号中发现了导致重型珠蛋白生成障碍性贫血的点突变。

(二) 移码突变

移码突变(frame-shift mutation)是指在编码序列中插入或丢失一个、两个甚至多个碱基(但不是三联体密码子及其倍数),造成编码区框架的移位,肽链合成因而提前或推后终止。例如,中国人中很常见的β-珠蛋白生成障碍性贫血突变类型CD41～42(-4bp)和CD71～72(+A)就是移码突变。

(三) 整码突变

整码突变是指在编码序列中插入或丢失一个或几个密码子,使合成的肽链增加或减少一个或几个氨基酸,但插入或丢失部位的前后氨基酸顺序不变,这种突变称为整码突变(codon mutation)或密码子插入或丢失(codon insertion or deletion)。

(四) 基因融合

基因融合是指两个不同基因的核苷酸序列相连接,成为一个新的融合基因。现在已知有两类融合基因:一类是由于同源染色体错误配对和不等交换(mispaired synapsis and unequal crossing-over)产生的。例如,类β-珠蛋白基因簇中的δ基因5′-端与β基因的3′-端融合形成β-δ基因,导致β或δ-β珠蛋白生成障碍性贫血。另一类是由于染色体之间的相互易位产生的。在血液系统恶性肿瘤患者的基因组中发现了许多融合基因,例如慢性粒细胞白血病中出现的t(9;22)染色体易位形成了BCR-ABL融合基因,该融合基因可转录出一条长度异常的mRNA及翻译成一个异常的BCR-ABL融合蛋白,从而导致慢性粒细胞白血病。

（五）基因倒位

同一染色体上、下游之间的同源序列区域如发生交换，则可发生基因倒位。基因倒位是一种极为少见的基因突变情况，一个重要的例子是近年发现的在一半左右的重型血友病 A 患者中，凝血因子Ⅷ基因的内含子 22 内的凝血因子ⅧA 基因与凝血因子Ⅷ基因上游约 500 kb 处的两个凝血因子ⅧA 基因之一发生同源重组，从而在 X 染色体长臂末端出现倒位，将凝血因子Ⅷ基因分成相距约 500 kb、方向相反的两部分，因而导致重型血友病 A(图 3-5)。另外，在β-珠蛋白基因簇中发现了两处倒位。其中一处是在一例土耳其 δ-β 珠蛋白生成障碍性贫血症患者中发现的 β-珠蛋白基因簇发生了复杂的重排，使得包括 β-珠蛋白基因和 δ-珠蛋白基因在内的 11.5kb 序列发生缺失，并在其下游缺失一个 1.6kb 序列，中间的 7.6 kb 序列发生倒位重接。

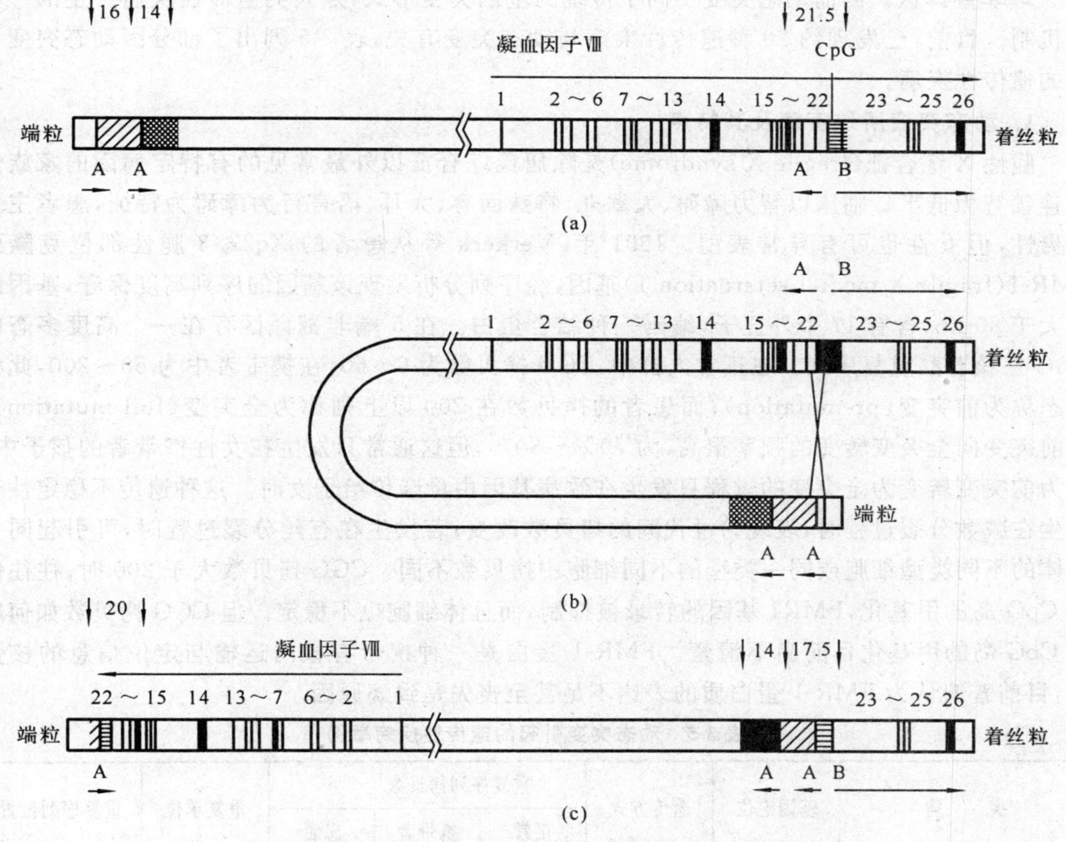

图 3-5　凝血因子Ⅷ基因及其倒位模型示意图

(a) 凝血因子Ⅷ基因所在的 Xq28 区，按端粒在左边的方向画出。在内含子 22 的 5′端、外显子 22 下游约 10 kb 处有 1 个 CpG 岛，它作为双向启动子，向相反的方向启动凝血因子Ⅷ相关基因 A(FⅧA)和凝血因子Ⅷ相关基因 B(FⅧB)的转录。FⅧA 基因在 Xq28 区有 3 个拷贝，1 个位于内含子 22 内，2 个位于 FⅧ基因上游。同时标出了 FⅧB 的位置。左右箭头标出了 FⅧ、FⅧA、FⅧB 基因的转录方向。垂直箭头标出了 BclⅠ酶切位点，两箭头间的数字为 BclⅠ限制性片段长度(kb)

(b) 内含子 22 内的 FⅧA 基因与上游远端 FⅧA 基因发生同源重组

(c) 两个 FⅧA 基因之间的一次交换产生的倒位

(六) 动态突变

动态突变是人类遗传性疾病发生的一种新形式。长期以来,人们观察到的基因突变体与其上代有相同的突变率(10^{-6}),即基因的突变率保持相对稳定,故有人把这种突变称为静态突变(static mutation)。然而,近些年的研究发现,人类某些遗传性疾病的发生是基因的动态突变引起的。动态突变(dynamic mutation)是指基因内或侧翼序列的一些 DNA 重复序列(如小卫星、微卫星等),它们的拷贝数在世代传递的过程中发生不同程度的扩增所产生的突变。早期发现的动态突变为 CCG/CGG 和 CAG/CTG 三核苷酸重复扩增序列,但随后发现其他类型的三核苷酸序列和 5、6 个碱基对的微卫星重复,以及 12、33、42 个碱基对的小卫星重复也可以出现拷贝数的扩增而导致遗传性疾病。这些重复序列可在编码区,也可在内含子内和 5′或 3′端非翻译区。因而动态突变不同于传统的基因突变形式,是人类遗传性疾病产生的一种新机制。目前,已发现约 20 种遗传性疾病与动态突变有关,表 3-5 列出了部分因动态突变引起的遗传性疾病。

1. 动态突变所致疾病及其特点

脆性 X 综合征(fragile X syndrome)是除唐氏综合征以外最常见的有特定病因的家族性 X-连锁智力低下。临床以智力障碍、大睾丸、特殊面容、大耳、语言行为障碍为特征,患者主要为男性,但女性也可有异常表型。1991 年,Verkerk 等从患者的 Xq27.3 脆性部位克隆到 FMR-1(fragile X mental retardation-1)基因,经序列分析发现该基因的序列高度保守,基因跨度大于 80 kb,含有 17 个外显子,编码一种结合蛋白。在 5′端非翻译区存在一个高度多态的 CGG 三核苷酸重复序列。在正常人群中,CGG 拷贝数为 6～60,在携带者中为 60～200,此种状态称为前突变(premutation);而患者的拷贝数在 200 以上则称为全突变(full mutation)。从前突变向全突变转变的频率很高,为 70%～80%,但这通常只发生在女性携带者的孩子中。因为前突变转变为全突变的过程只发生在致病基因由母亲传给子女时。这种遗传不稳定性若发生在减数分裂过程时,表现为世代间的拷贝数改变;若发生在有丝分裂过程时,可引起同一个体的不同类型细胞或同一类型的不同细胞中拷贝数不同。CGG 拷贝数大于 200 时,往往伴有 CpG 岛的甲基化,FMR1 基因的转录被抑制,而且体细胞也不稳定。但 CGG 拷贝数如何影响 CpG 岛的甲基化目前尚不清楚。FMR-1 蛋白是一种携带有核内运输与定位信息的核蛋白,目前普遍认为 FMR-1 蛋白质的表达不足甚至丧失是致病原因。

表 3-5　动态突变引起的遗传性疾病举例

疾　病	基因定位	遗传方式	重复序列拷贝数			重复单位	重复序列位置
			正常	携带者	患者		
脆性 X 综合征	Xq27.3	X-连锁不完全显性	6～60	60～200	>200	$(CGG)_n$(全突变)	5′端非翻译区
亨廷顿舞蹈病	4p16.3	AD	11～34	<40	40～121	$(CAG)_n$	编码区
Ⅰ型强直性肌营养不良	19q13.3	AD	5～37	<50	50～1000	$(CTG)_n$	3′端非翻译区
Ⅰ型脊髓小脑共济失调	6p22-23	AD	6～39	—	40～82	$(CAG)_n$	编码区
X-连锁脊髓延髓肌萎缩症	Xq21.3	XR	9～26	<38	38～62	$(CAG)_n$	编码区

续表

疾　病	基因定位	遗传方式	重复序列拷贝数			重复单位	重复序列位置
			正常	携带者	患者		
齿状核红核苍白球丘脑下部萎缩	12p13.1～12.3	AD	7～34	<49	49～88	$(CAG)_n$	编码区
弗里德赖希共济失调	9q12-21.1	AR	6～32	<200	200～1700	$(GAA)_n$	编码区

亨廷顿舞蹈病(HD)是一种以神经系统退行性改变为主要特征的常染色体显性遗传病。一般在中年后发病,其主要临床表现为不由自主的舞蹈样动作,进而出现神经精神障碍、认识力丧失、行为改变等,常于发病约10年后死亡。该病偶尔有幼年患者,其症状更为严重,如肌强直、病程短等,表现出"早现"(anticipation)现象,即在疾病的遗传过程中,发病年龄逐代提前,临床表现逐代加重。1993年Gusella等证明了IT15基因是亨廷顿舞蹈病基因。该基因确定在4p16.3,基因跨度210 kb。HD的CAG重复位于IT15基因的编码区内,$(CAG)_n$的拷贝数在正常人群中为11～34,但在HD患者中,CAG出现重复扩增现象,拷贝数在40以上。我国学者曾报道$(CAG)_n$重复序列拷贝数大于50时,CAG的拷贝数与HD的发病年龄呈明显的负相关,即拷贝数越多,发病年龄越小。当CAG的拷贝数小于50时,发病年龄的范围较广。由于该重复序列位于编码区,可以翻译成多聚谷氨酰胺肽段。故有的学者认为谷氨酰胺肽段的极性拉链作用可能使脑内神经细胞的极性蛋白交联聚合,并且聚合程度和谷氨酰胺肽段的长度有关,以此解释为何CAG三核苷酸重复序列拷贝数与病情程度和发病年龄有关。还有人认为,多聚谷氨酰胺肽段的长度直接影响了某些转录因子的活性,它还能与3-磷酸甘油醛脱氢酶相互作用,从而影响脑细胞的糖酵解途径。

强直性肌营养不良(dystrophia myotonica, DM)是一类导致多系统受累的常染色体显性遗传病,任何年龄皆可发病,且不同患者病情严重程度差异很大。典型强直性肌营养不良(DM1)的致病基因位于19q13.3,称为肌强直蛋白激酶基因,它编码一种丝氨酸-苏氨酸蛋白激酶。该基因的3′端非翻译区发现了一个与疾病有关的$(CTG)_n$三核苷酸串联重复序列,在正常人为5～37个拷贝,患者的拷贝数可达50～1000,并与疾病的严重程度和发病年龄有关,表现出遗传早现,且母系遗传早现现象重于父系遗传。Ⅱ型肌强直性营养不良(DM2)为近来研究所发现的与DM1具有相似临床症状的多系统性疾病,且具有临床异质性。其致病基因ZNF9位于3q21.3,该基因第一个内含子区域内的CCTG重复序列扩增引起DM2。DM2患者的CCTG拷贝数达75～11000个。但目前对DM2发病的确切机制还不够清楚。

动态突变的类型除了三核苷酸串联重复扩增以外,其他长度的核苷酸串联重复也可致病。例如:已发现脆性位点FRA16B的产生是由于一段三十三核苷酸且富含AT的小卫星DNA串联重复所致;近来发现的一种隐性遗传的癫痫病EPM1,在EPM1基因的启动子区域存在一种十二核苷酸串联重复扩增,是该病的主要分子基础。

从以上这些疾病可以发现动态突变的共同特点。

(1) 使子代染色体不同于亲代染色体(非孟德尔交换所致)。

(2) 与经典的基因突变不同,核苷酸扩展导致基因功能异常。

(3) 为许多疾病临床上遗传早现提供了合理解释,即子代发病提早和病情加重是由于核苷酸重复序列扩增。

(4) 拷贝数的变异可以解释为什么某一家系的不同成员,在疾病发病年龄和临床表现上会有较大差异,它也是外显不全的原因之一。一般情况下,疾病程度与核苷酸重复拷贝数呈正相关。

(5) 也见于体细胞的有丝分裂,使不同组织或同一组织的不同细胞可能具有不同的核苷酸拷贝数(它是导致嵌合体的另一重要机制)。

(6) 许多动态突变所致疾病都有基因印记(genetic imprinting)现象,如脆性X染色体综合征和强直性肌营养不良(DM)主要是由母亲传递的突变引起,而亨廷顿舞蹈病主要是由父源突变引起。

2. 动态突变发生的可能机制

动态突变的产生是一个多步骤过程。一种假说认为,重复DNA拷贝数的扩增是通过DNA复制过程中的所谓"链滑"(strand slippage)机制产生的,在这个模型中,当细胞分裂时,配对的含有重复序列的等位基因区域中的一条链复制并扩增,当新生链没有与此链紧密结合或新生链形成稳定的单链结构时,有可能产生"链滑"现象,即与配对中的另一条链配对,由于新生链的不断扩增,在"链滑"后的配对过程中可能形成多余的未配对的环状结构。新生链的多余环状结构或者被核酸酶切割除去,经修复后恢复到复制前的水平;或者未被切割修复而保留在新生链中,从而产生重复序列拷贝数的扩增。

3. 动态突变的致病作用

动态突变可产生在基因组内不同的位置,位置的不同决定了不同动态突变类型的不同致病机制和表型特征,主要有以下几方面。

(1) 基因功能的丢失。通过阻断或阻碍基因转录导致基因功能的丢失。例如,肌阵挛性癫痫(EPM1)是由于半胱氨酸蛋白酶抑制剂B(cystatin B)基因转录起始点上游一段12bp重复片段发生扩增,阻断转录因子,是转录功能丧失而引起的。

(2) 疾病相关基因功能的获得。这种情况在动态突变的致病过程中较为常见,扩增的CAG重复片段被翻译成多聚谷氨酰胺(polyQ),从而增加了蛋白质分子中polyQ的长度。已证明它对细胞核具有毒性,因此polyQ长度的增加是导致疾病发生的一个重要因素。对小段polyQ的定量分析与测定也表明了polyQ多聚体与基因表型的相关性。不同蛋白之间的polyQ构象的一致性在一定程度上可能与它的毒性有关。不同蛋白质存在polyQ重复次数致病性的不同阈值,有可能扩增的polyQ数量到一个更高的阈值后,便获得另外一种构象而致病。

(3) 异常RNA的产生。Ⅰ型DM患者的一种激酶基因的CTG扩增位于3′端非翻译区,这种情况同样见于Ⅱ型DM不被翻译的CCTG扩增。这些扩增的重复片段被转录为RNA后,突变的RNA会滞留在核内,干扰肌核的正常功能,对肌纤维产生毒性。

动态突变的提出,改变并丰富了经典遗传学有关突变的概念,它是人类遗传性疾病研究上的重要突破,已成为人类遗传性神经系统疾病的主要致病因素之一。目前对动态突变的研究已很广泛,但由于动态突变致病的范围大,致病途径复杂且多样化,所以还需要对其进行更深入全面的研究。

三、基因突变对蛋白质功能的影响

一般而言,单基因病的发生是由于基因所编码的蛋白质的质和(或)量的改变所引起的。

因而基因突变可直接导致其编码的蛋白质的功能发生改变(图 3-6)。

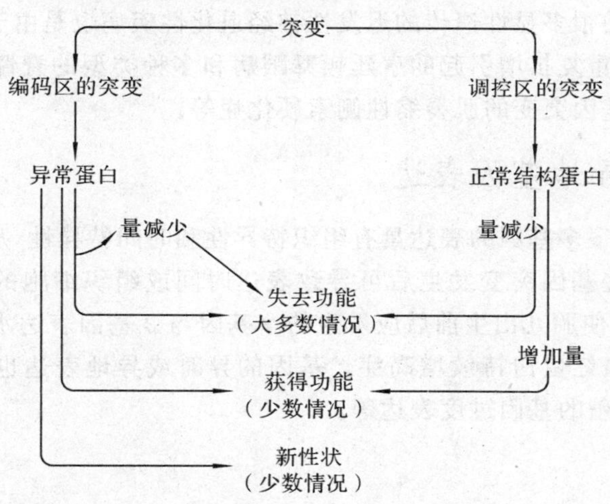

图 3-6 基因突变对蛋白质功能的影响

(一)功能丢失

无论是基因的编码区还是调控区的突变,都可能导致基因所编码的蛋白质失去功能(loss of function)。这些突变包括基因缺失、点突变(如编码区发生无义突变、移码突变等可导致其编码的蛋白质完全没有正常功能)和动态突变等。

(二)功能加强

少数基因突变后可使基因功能加强(gain of function)。例如有一类痛风(gout)是由于患者体内的磷酸核糖焦磷酸合成酶结构变异,酶活性可升高3倍,致使磷酸核糖焦磷酸(PRPP)的生成大大加快,结果由PRPP分解的终产物尿酸在体内大量增加,并从尿中排出,由于尿酸的溶解度低,过多的尿酸盐在结缔组织中沉积,出现痛风性关节炎,日久造成关节变形,大量尿酸在尿中沉积,可形成尿路结石。再如β基因的错义突变(D99N)产生的Hb Kempsey使血红蛋白对氧的亲和力过高而使血红蛋白不能有效地释放氧分子给组织和细胞,最终导致继发性红细胞增生症。

另外,基因拷贝数的增加也可导致基因功能的增强。

(三)显性负性效应

如果两个等位基因中的一个发生突变,从理论上讲,这对等位基因还可编码50%的正常产物而保留50%的功能。但在某些情况下,突变的蛋白质不仅自身不能发挥其正常功能,还影响相应正常蛋白质的功能发挥,这种蛋白质相互作用中的干扰现象称为显性负性效应(dominant negative effect)。如成骨不全就是由于突变的原胶原蛋白的显性负性效应所致。

(四)获得新特性

有的基因突变可使突变蛋白质获得新特性(gain of novel property)而致病。如镰状细胞贫血症,β基因的第6位密码子GAG变为GTG,使谷氨酸变为缬氨酸。这一置换使得HbS

的溶解度、红细胞的变形性下降，且使 HbS 产生正常血红蛋白所不具备的自发凝集能力，即获得新特性。目前已知的很多显性遗传的迟发性神经退化性疾病也是由于突变蛋白质获得新特性所致，如由三核苷酸重复扩增引起的亨廷顿舞蹈病和多种类型的脊髓小脑共济失调和由过氧化物歧化酶(SOD)基因突变的肌萎缩性侧索硬化症等。

(五) 异时或异地基因表达

在人类基因组中，很多基因的表达具有组织特异性和时间特异性，从而使不同的组织器官具有特定的功能。有些基因突变发生后可导致表达时间或组织细胞的错误而产生疾病。如 β 基因调节区的突变可使胎儿出生前后应发生的 γ 基因与 β 基因表达水平的转换过程出现异常而导致遗传性胎儿血红蛋白持续增高症。基因的异时或异地表达也是某些肿瘤的常见原因，如某些促进细胞增殖的基因过度表达等。

(付四清)

第4章 单基因遗传

第1节 单基因遗传的基本概念和研究方法

一、基本概念

存在于生殖细胞或受精卵中的突变基因与正常基因一样，所携带的遗传信息经过表达可以形成具有一定异常性状的遗传病，并按一定方式在上下代之间进行传递。尽管人类的遗传性状或遗传病多种多样，遗传方式也不尽相同，但从基因水平来看，根据参与控制遗传病的基因数量及其作用，可以概括地将人类遗传病分为两大类：单基因病（monogenic disorder，single-gene disorder）和多基因病（polygenic disorder）。单基因病是指某种疾病的发生主要受一对等位基因控制，它们的传递方式遵循孟德尔分离律。在单基因病中，人们根据决定该疾病的基因所在染色体的不同（常染色体或性染色体），以及该基因性质的不同（显性或隐性），可将人类单基因病分为三种主要遗传方式：①常染色体遗传（autosomal inheritance），包括常染色体显性遗传（autosomal dominant inheritance，AD）和常染色体隐性遗传（autosomal recessive inheritance，AR）；②X-连锁遗传（X-linked inheritance），包括X-连锁显性遗传（X-linked dominant inheritance，XD）和X-连锁隐性遗传（X-linked recessive inheritance，XR）；③Y-连锁遗传（Y-linked inheritance）。线粒体基因组缺陷所引起的疾病虽然多为单基因遗传，但它属于细胞核外遗传，故在此章不作介绍。

二、研究方法

普通遗传学实验设计通常需要具备三个基本条件：①实验对象的选择，要求实验对象的基因型完全相同或相似，因此应尽可能选择纯系、自交系和无性繁殖系等，且被选择的实验对象还应尽可能具备世代周期短、繁殖速度快和繁殖量大的特点；②实验环境的选择，要求实验环境具备相对稳定的一致性，以便分析实验结果时容易识别和排除环境因素对结果的影响；③实验方案的选择，要求实验方案设计能够按照人为意愿进行不同遗传型之间的杂交，如回交等。遗传学家的常规实验手段就是设计和实施各种不同类型的杂交，然后根据杂交后代的统计分析来揭示各种遗传方式和遗传规律，因此其杂交组合方式多而奇特。但普通遗传学研究的这三个基本实验条件在研究人类遗传时都难以实现，这是因为：①人类的个体之间遗传背景差别通常较大，又不可能人为控制和制造人类“无性繁殖系”和“纯系”作为实验材料；②不可能按照人为设计对人类进行实验性婚配，那是违背法律、道德和伦理准则的；③人类所生活的社会环境也不受遗传学家所控制和支配；④人类世代交替周期太长（约 25 年一代），世代之间繁衍的后代数量太少（1～10 多个），难以满足统计学上的数量要求。因此，经典遗传学家们偏爱的研究对象是豌豆、玉米、果蝇、小鼠、大肠杆菌等，而不是人类自己。这并不是遗传学家们不关心人类，而是确实受到了研究方式的制约。正因为如此，人类医学遗传学研究相对起步较晚，并逐渐形成了一些研究人类遗传方式的特殊方法。系谱分析法（pedigree analysis）是其中最常见的方法。所谓系谱（或系谱图），是指从先证者入手，追溯调查其所有家族成员（直系和旁系亲属）的数目、亲属关系及某种遗传病（或性状）的分布等资料，并按一定方式将这些资料绘制成图。先证者（proband）是指某个家族中第一个被医生或遗传研究者发现的某种遗传病患者或具有某种性状的成员。系谱中不仅要包括具有某种性状或患有某种疾病的个体，也应包括家族的正常成员。根据绘制成的系谱图，可以对这个家系进行回顾性分析，以便确定所发现的某一特定性状或疾病在这个家族中是否有遗传因素作用以及可能的遗传方式，从而为其他具有相同遗传病的家系或患者的诊治提供依据。

系谱分析中常用的符号如图 4-1 所示。系谱的图式通常是水平式的，从上至下表示若干世代延续的分布情况，每一横列左侧的罗马字Ⅰ、Ⅱ、Ⅲ等代表世代数，每个成员旁边的阿拉伯数字 1、2、3 等代表一个世代中的成员序号，从左到右连续编号，即年龄从大到小，需要注意的是已婚者的配偶也应参与序号编排。为了表示某些特殊性状的分布情况，还可以在上述系谱符号的基础上增添其他标记，但通常要求对自行设立的标记符号必须在图下加以文字说明。

在对某一种遗传性状或遗传病作系谱分析时，仅依据一个家族的系谱资料往往不能反映

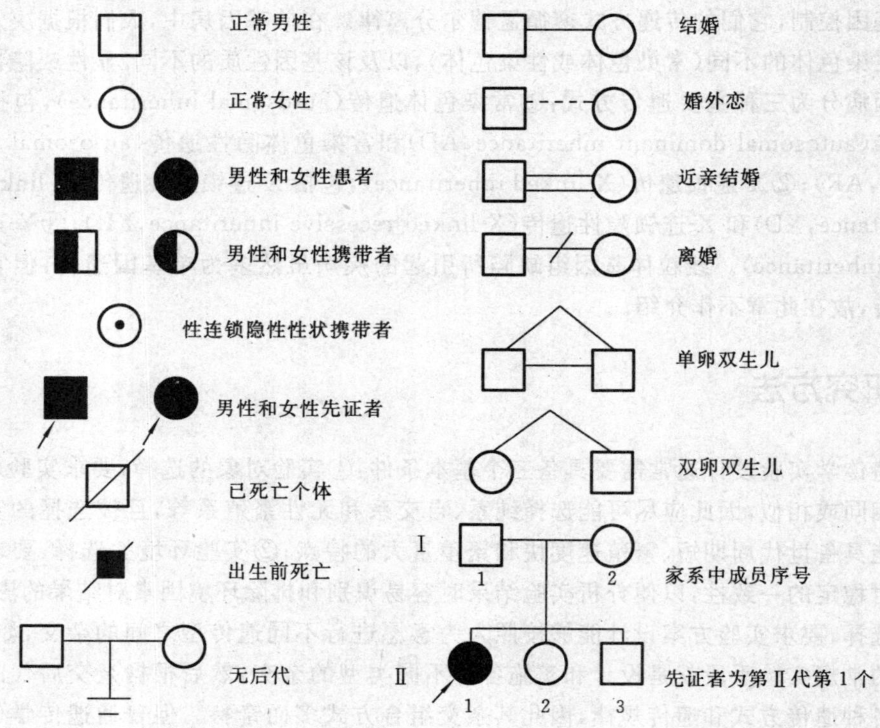

图 4-1　系谱中常用的符号

出该病遗传方式的特点，通常需要将多个具有相同遗传性状或遗传病的家族的系谱作综合分析(统计学分析)；同时，在调查分析过程中，还要注意患者的年龄、病情、死亡原因和是否是近亲婚配等。此外，一个家族中被检查的人数愈多愈好，大家族才能提供更多的信息，系谱一般要求三代以上的成员情况，这样才能比较准确而可靠地作出判断。

第 2 节　单基因病的遗传方式

一、常染色体显性遗传病

常染色体(1～22 号)上显性致病基因所控制的疾病，其传递方式是显性的，称为常染色体显性遗传(autosomal dominant inheritance，AD)病。人类的许多性状呈常染色体显性遗传。例如：在决定人耳形态的三对主要性状中，长耳壳对短耳壳为显性，宽耳壳对狭耳壳为显性，有耳垂对无耳垂为显性；即长耳壳、宽耳壳、有耳垂都为显性基因所控制，短耳壳、狭耳壳、无耳垂都为隐性基因所控制。已知的人类常染色体显性遗传性状已达 4458 种。在人类疾病中常见的常染色体显性遗传病如表 4-1 所示。

表 4-1　常染色体显性遗传病举例

短指(趾)症	蜘蛛脚样指(趾)(Marfan 综合征)
多指(趾)症	遗传性舞蹈症(Huntington 舞蹈病)
并指(趾)症	特发性肥大性主动脉瓣下狭窄
牙本质发育不全	遗传性巨血小板病，兼发肾炎和耳聋
成骨发育不全症	急性间歇性卟啉症
家族性痛风	α-珠蛋白生成障碍性贫血
软骨发育不全症	遗传性出血性毛细血管扩张
家族性高胆固醇血症	神经纤维瘤(Von Recklinghausen 病)
肌强直性营养不良	结节性脑硬化(Bourneville 病)
遗传性球形红细胞症	多发性家族性结肠息肉(肠息肉Ⅰ型)
血色素沉着症	Peutz-Jeghers 综合征(肠息肉Ⅱ型)
成年多囊肾病	Noonan 综合征

如果用 A 代表决定某种显性性状的基因，用 a 代表其相应的隐性等位基因，那么，根据显、隐性规律，杂合体 Aa 应当表现出相应的显性性状。但由于各种复杂因素的影响，杂合体有可能出现不同的表现形式，因此，可将常染色体显性遗传分为下列几种不同的形式。

(一) 完全显性遗传

常染色体完全显性(complete dominance)遗传是指杂合体 Aa 与显性纯合体 AA 的表型

完全相同的常染色体显性遗传方式。即在杂合体 Aa 中，显性基因 A 的作用完全表现出来，而隐性基因 a 的作用完全被掩盖，从而使杂合体表现出与显性纯合体完全相同的性状。

短指(趾)症(brachydactyly)就是一种常染色体完全显性遗传的典型病例。短指(趾)症患者的主要症状是指骨或掌骨(或趾骨)短小或缺如，致使手指(趾)变短。图 4-2 所示是一个短指(趾)症家族的系谱。假设决定短指(趾)的基因为显性基因 B，正常指(趾)基因为隐性基因 b，则短指(趾)症患者基因型应为 BB 或 Bb。显性基因 B 在杂合状态下是完全显性的，因而在临床上，基因型为 BB 或 Bb 的患者在表型上完全不能区分。但实际上绝大多数短指(趾)症的基因型为 Bb 而非 BB。因为根据分离定律，基因型 BB 中的两个 B，必然一个来自父方，一个来自母方，这样，只有当父母都为短指(趾)症患者时，才有可能生出基因型为 BB 的子女。而这种婚配机会在现实生活中非常有限，并且显性致病基因在群体中的频率(p)很低，为 1/1000～1/100，根据遗传平衡定律，显性纯合体短指(趾)症患者基因型为 BB 的频率(p^2)则更低，为 1/1000000～1/10000，而杂合体短指(趾)症患者基因型为 Bb 的频率($2pq$)可达 1/500～1/50，故绝大多数短指(趾)症患者基因型为 Bb。如果基因型为 Bb 的患者与正常人(基因型为 bb)婚配，所生子女中约有 1/2 为患者(图 4-3)，即这对夫妇每生一个孩子，都有 1/2 的可能性生出短指(趾)症患儿。

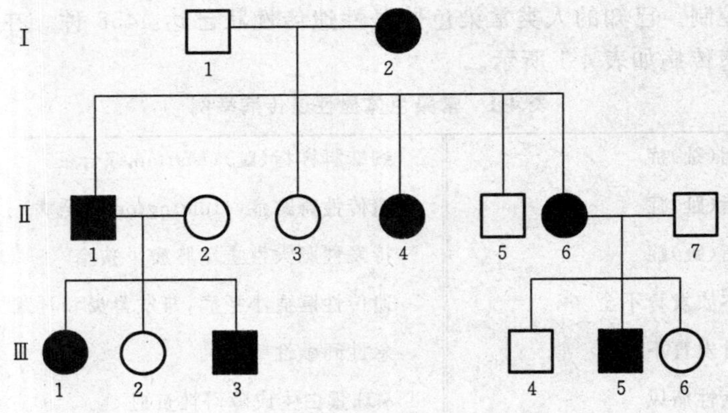

图 4-2　一个短指(趾)症家族的系谱

		亲代(Bb)(患者)	
		B	b
亲代(bb)(正常)	b	Bb	bb
	b	Bb	bb

子代表现型	患者(Bb)		正常(bb)
概率	1/2		1/2
概率比	1	:	1

图 4-3　短指(趾)症患者与正常人婚配图解

图 4-4 所示是 1903 年 Farabee 报道的一个美国家族的短指(趾)症系谱，它是人类常染色体完全显性遗传的第一个例证。

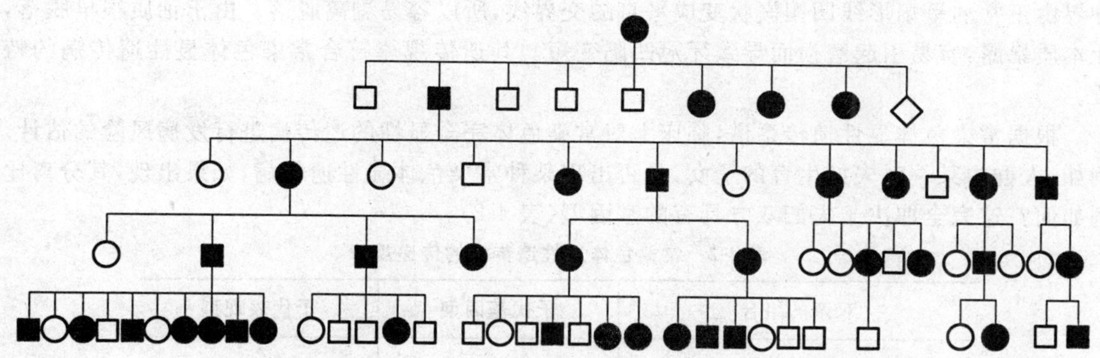

图 4-4　1903 年美国一个短指(趾)症家族的系谱

常染色体完全显性遗传的另一个例子是多发性家族性结肠息肉(adenomatous polyposis of the colon,图 4-5)。该病患者的结肠壁上有许多大小不等的息肉,临床主要症状为便血并伴黏液。患者在 35 岁左右,结肠息肉可恶化为结肠癌。系谱中先证者 $Ⅱ_3$ 的结肠息肉已恶化为结肠癌,他的母亲 $Ⅰ_2$、姐姐 $Ⅱ_1$ 均死于结肠癌。$Ⅱ_3$ 的三个儿女暂无症状,这是由于他们年龄尚小未表现出临床症状,但他们每人都有 1/2 的可能性带有致病基因,可能发生结肠息肉,应定期去医院检查。

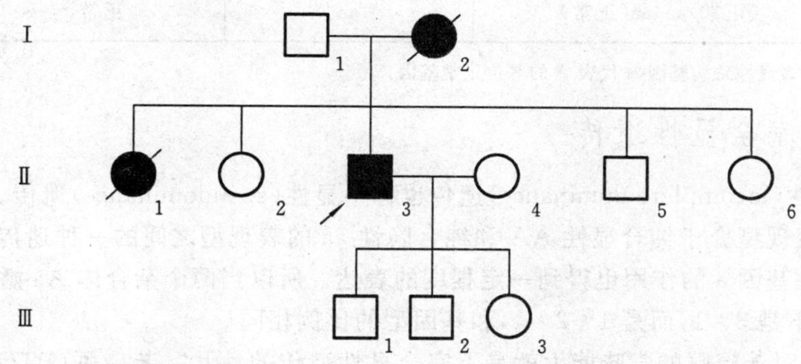

图 4-5　一个多发性家族性结肠息肉家族的系谱

根据以上典型病例,可见常染色体完全显性遗传的遗传方式有如下特点。

(1) 致病基因位于常染色体上,致病基因的遗传与性别无关,男女患病的机会均等。

(2) 患者的双亲中往往有一个为患者,绝大多数为杂合体,患者的同胞中约有 1/2 的可能性也为患者。这一点在个别小家系中不一定能反映出来,如果把患有相同遗传病的多个婚配情况相同的家系综合在一起加以分析,就会得出近似 1/2 的发病比例。

(3) 系谱中可见本病的连续传递,即通常连续几代都可以出现患者。

(4) 双亲无病时,子女一般不会患病,只有在新的基因突变的情况下,才能出现双亲无病而子女患病的例子。

牙本质发育不全(dentinogenesis imperfecta)也是一种较为常见的常染色体显性遗传病,患者牙齿的牙本质发生了改变,而牙釉质基本正常。临床所见牙齿颜色改变有很大的差异,从灰色到棕紫色或黄棕色,但都呈现出一种特殊的半透明或乳光的色彩。有的牙齿切缘或颌面的釉质在早期就剥落掉。目前认为釉质容易从牙本质表面分离脱落,是由于釉质与牙本质的分界由正常的呈扇形线凹镶嵌状变成平直的交界线，所以容易剥离脱落。由于釉质很早脱落，牙本质暴露，容易引起磨损而导致牙冠凹陷变短。其遗传规律符合常染色体显性遗传病的特征。

根据常染色体显性遗传系谱，临床上对常染色体完全显性的遗传病进行发病风险的估计。例如，人群中某一对夫妇生育的子女，是否出现某种常染色体显性遗传病，如果出现，其分离比例如何？这完全取决于夫妇双方具有的基因型(表 4-2)。

表 4-2　常染色体显性遗传病的传递规律

双亲的组合	子代基因型	子代表现型
(患者)AA/AA(患者)	AA	患者
(患者)AA/aa(正常)	Aa	患者
(患者)Aa/AA(患者)	$\frac{1}{2}$AA：$\frac{1}{2}$Aa	患者
(患者)Aa/Aa(患者)	$\frac{1}{4}$AA：$\frac{2}{4}$Aa：$\frac{1}{4}$aa	$\frac{3}{4}$患者：$\frac{1}{4}$正常
(患者)Aa/aa(正常)	$\frac{1}{2}$Aa：$\frac{1}{2}$aa	$\frac{1}{2}$患者：$\frac{1}{2}$正常
(正常)aa/aa(正常)	aa	正常

A 代表显性致病基因，a 代表 A 的等位正常基因。

(二) 不完全显性遗传

不完全显性(incomplete dominance)遗传也称半显性(semidominance)遗传。它是指杂合体 Aa 显示的表现型介于纯合显性 AA 和纯合隐性 aa 的表现型之间的一种遗传方式，即杂合体 Aa 中的隐性基因 a 的作用也得到一定程度的表达。所以当两个杂合体 Aa 婚配时，其子代中表现型比例不是 3∶1，而是 1∶2∶1，和基因型的比例相同。

例如，人类对苯硫脲的尝味能力就是不完全显性遗传的性状。苯硫脲(PTC)是一种白色晶体状物质，由于含有 N—C═S 基团而有苦涩味。有人能尝出其苦味，称为 PTC 尝味者；有些人不能尝出其苦味，称为 PTC 味盲。在我国汉族人中，PTC 味盲约占 10%。若用 T 代表显性基因，用 t 代表隐性基因，则 PTC 尝味能力取决于 T 的存在。显性纯合体 TT 能尝出浓度为 1/3000000～1/750000PTC 溶液的苦味；隐性纯合体 tt 则只能尝出浓度大于 1/24000 PTC 溶液的苦味，有的甚至不能尝出 PTC 晶体的苦味；杂合体 Tt 的尝味能力介于 TT 与 tt 之间，能尝出浓度为 1/50000 左右 PTC 溶液的苦味。已知纯合体味盲者 tt 易患结节性甲状腺肿，因此可以把 PTC 尝味能力作为一种辅助性诊断指标。

若纯合体尝味者 TT 与纯合体味盲者 tt 婚配，他们的子女都将是杂合体尝味者 Tt；若杂合体尝味者 Tt 与纯合体味盲者 tt 婚配，他们的子女将有 1/2 的可能性是杂合体尝味者 Tt，1/2的可能性是纯合体味盲者 tt；若两个杂合体尝味者 Tt 婚配，他们的子女将有 1/4 是纯合体尝味者 TT，1/2 是杂合体尝味者 Tt，1/4 是纯合体味盲者 tt。完全遵循孟德尔分离律进行传递。

软骨发育不全症(achondroplasia)也属于不完全显性遗传。本病纯合体 AA 患者因骨骼严重畸形、胸廓小而呼吸窘迫以及脑积水导致胚胎死亡。杂合体患者 Aa 外显率 100%，在出生时即有体态异常，表现为躯体矮小、躯干长而四肢短小，有特征性面容，即头大、额突出、面中部发育不良，腰椎明显后突，四肢管状骨短粗，骨皮质增厚，骨骺出现延迟，膝内翻，肘伸展受限，手指呈车轮状张开(图 4-6)。此病主要是由于长骨骨骺端软骨细胞形成及骨化障碍，影响了骨的生长。致病基因(ACH)已定位于 4p16.3。

一个软骨发育不全症患者与正常人婚配，每生一个孩子，有 1/2 的可能性是此病患者 Aa，1/2 的可能性是正常人 aa。若两个软骨发育不全症患者婚配，后代中约 1/4 的可能性为正常人 aa，1/2 的可能性为杂合体患者 Aa，1/4 的可能性为纯合体患者 AA，后者将死于胚胎期或早期夭折。

由于本病新突变病例较多，所以常见散发病例(图 4-7)，这应引起特别注意。

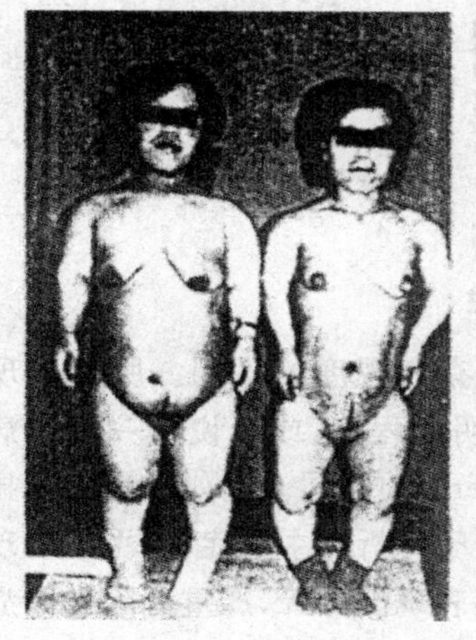

图 4-6　软骨发育不全症患者外观

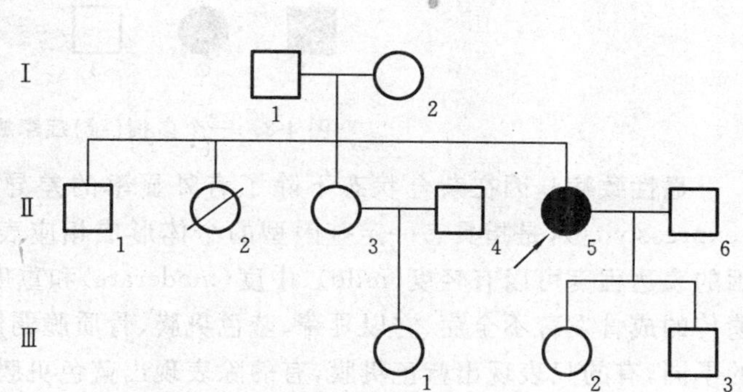

图 4-7　一个软骨发育不全症家族的系谱

(三) 不规则显性遗传

在常染色体显性遗传中，杂合体 Aa 在不同条件下可以表现为显性，即表达出相应的表型；也可以表现为隐性，即不表达出相应的性状。杂合体表现出了显性性状，但不同个体也可表现程度不同，使显性性状的传递不规则，称为不规则显性遗传(irregular dominant inheritance)。

一种显性基因在杂合状态下是否表现，可用外显率来衡量。外显率(penetrance)是指一定基因型的个体在特定的环境中形成相应表现型的比例，一般用百分率(%)来表示。以多指(趾)症为例，在调查某一群体后，推测具有该致病基因的个体数为 25 人，而实际具有多指(趾)表型的人为 20 人。因此，所调查群体中该致病基因的外显率为(20/25)×100%=80%。外显率为 100%称为完全外显，低于 100%则称为外显不全或不完全外显。外显率之高，可高达 90%；外显率之低，可仅达 10%。未外显的个体称为钝挫型(forme fruste)。当然某一基因的外显率不是绝对不变的，相反，它随着观察者所定观察标准的不同而变化。上述的多指(趾)症致病基因的外显率是以能否通过肉眼观察到指(趾)的异常为标准的；若辅以 X 线摄影，就会发现因肉眼看不出而被认为不外显的“正常人”也有骨骼的异常，若以此为标准，则多指(趾)症致病基因的外显率将有所提高。

由于外显不完全，在一些显性遗传病的系谱中，可以出现隔代遗传的现象。例如，图 4-8 是一个多指(趾)症家族的系谱。先证者Ⅱ$_2$的三个子女中有两人患病，表明先证者确实带有致病基因；然而，Ⅱ$_2$的父母Ⅰ$_3$和Ⅰ$_4$的手指均正常。那么，Ⅱ$_2$的致病基因是否为新突变产生？考虑到基因的突变频率很低，先证者的伯父Ⅰ$_2$也是本病患者，先证者的父亲Ⅰ$_3$是杂合体的可能性较大，他自己虽未患病，但仍将致病基因传给了后代，Ⅰ$_3$即为钝挫型。由于钝挫型的存在，该家系才出现隔代遗传。

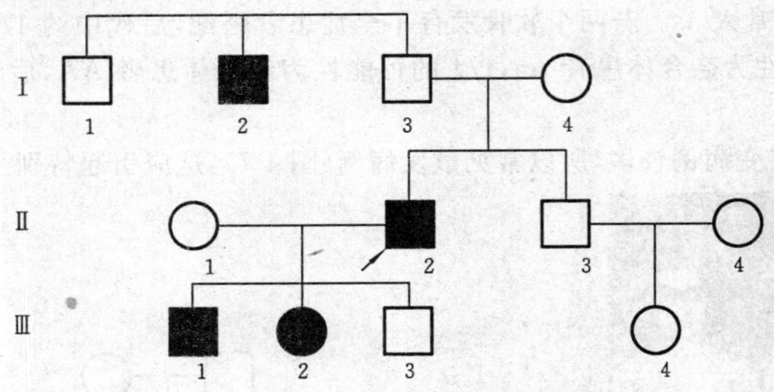

图 4-8　一个多指(趾)症家族的系谱

显性致病基因在杂合状态下除了有外显率的差异外，还有表现度的不同。所谓表现度(expressivity)，是指具有一定基因型的个体形成相应表型的明显程度，或者说是一种致病基因的表达程度可以有轻度(mild)、中度(moderate)和重度(severe)的不同。例如常染色体显性遗传的成骨发育不全症，它以耳聋、蓝色巩膜、骨质脆弱以致易于骨折为主要症状；由于表现度的不同，有的只表现出蓝色巩膜，有的除表现出蓝色巩膜外，还表现出耳聋，严重者除三大症状全部表现外还有牙齿半透明、指甲发育不全等症状。又如多指(趾)症患者可以表现为指数多少的不一、桡侧多指与尺侧多指不一、手多指与脚多趾的不一，或软组织的增加程度与掌骨的增加程度不一等。而这些差异既可出现在不同个体，也可出现在同一个体的不同部分。具有同样基因型的个体，其表现型的严重程度有差别，称表现度不一致。表现度轻的患者，所生子女并非就是轻型的。

例如 Marfan 综合征是一种常染色体显性遗传病，杂合体患者可以同时有眼、骨骼、心脏和血管系统受损，也可以只有其中一种或两种表现。图 4-9 是一个 Marfan 综合征家族的系谱，先证者Ⅲ$_3$患有骨骼畸形、二尖瓣功能障碍，其母亲Ⅱ$_4$及其外公Ⅰ$_1$仅患有骨骼畸形，表现度轻；而其舅舅Ⅱ$_3$既患有骨骼畸形、二尖瓣功能障碍，又患有高度近视，表现度较重。该家系所有受累成员的致病基因均来自Ⅰ$_1$，均为杂合体患者，然而他们的表现度却有差异。这是一个典型的因表现度不同而造成不规则显性遗传的例子。

80%～90%的 Marfan 综合征患者死于心血管并发症主动脉夹层破裂和充血性心力衰竭。现已证明原纤维蛋白基因(FBN1)可能是本病的致病基因，基因定位于 15q15-q21.3。基因全长 110 kb，含有 65 个外显子。迄今已在 Marfan 综合征患者中发现 60 余种 FBN1 的突变，这些突变多采用 DGGE 和 SSCP 等突变检测技术进行检测。检测结果有助于本病的正确诊断、预后判断和产前诊断，并为可能出现的新的治疗方案提供依据。

为什么会出现不规则显性呢？这是由于主基因在形成相应性状的过程中，既要受到其他基因(称为基因环境或遗传背景)的制约，又要受外界环境因素(如环境中的物理因素、化学因

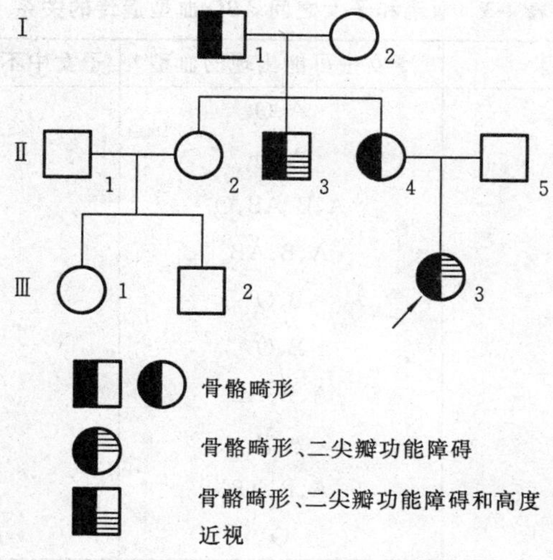

图 4-9　一个 Marfan 综合征家族的系谱

素、营养条件等)的影响。主基因是指对表型有显著效应的基因,即控制单基因性状形成的基因。在遗传背景中,修饰基因影响主要基因,对表型形成有显著的效应。所谓修饰基因,是指某些基因对某一遗传性状并无直接影响,但它可以加强或减弱与该性状有关的主基因的作用。有的修饰基因能增强主基因的作用,使主基因所决定的表型形成完全;有的修饰基因能减弱主基因的作用,使表型形成不完全,从而出现不同的表现度和不完全的外显率。

外显率和表现度是两个不同的概念,其根本区别在于前者说明基因是否表达,后者要说明的是在都表达的前提下表达的程度。这两种情况在某些显性性状或遗传病中可同时存在。如前述的多指(趾)症中,既有不完全外显,也有表现度不一致。

(四) 共显性遗传

共显性(codominance)是指一对等位基因彼此之间没有显性和隐性的区别,在杂合状态时,两种基因的作用都完全表现出来,分别独立地产生基因产物,形成相应的表型。例如,人类的 ABO 血型、MN 血型和组织相容性抗原等的遗传属于这种遗传方式。

ABO 血型是由一组复等位基因(I^A、I^B和 i)所控制的。这一组复等位基因均位于 9q34 位点。复等位基因(multiple alleles)是指一对基因座位上在群体中有三个或三个以上的等位基因,但每个个体只有其中两个。它来源于一个基因位点所发生的多次独立的突变,是基因突变多向性的表现。I^A、I^B对基因 i 来说都是显性的,因而 I^AI^A 和 I^Ai 基因型个体的红细胞表面具有 A 抗原,血型表现为 A 血型;I^BI^B 和 I^Bi 基因型个体的红细胞表面具有 B 抗原,血型表现为 B 血型;隐性纯合体 ii 则仅存在 H 基因的表达,血型表现为 O 血型;I^A、I^B 无显、隐性关系,当一个个体的基因型为 I^AI^B 时,I^A、I^B 两个基因的作用都表现出来,使其红细胞表面既存在 A 抗原,也存在 B 抗原,呈 AB 血型,表现为共显性遗传。

根据孟德尔分离律,已知双亲血型,可以推测子女可能出现的血型和不可能出现的血型;已知母亲和子女的血型,也可以推测父亲可能的血型和不可能的血型。这在法医学的亲权鉴定上有一定作用(表 4-3)。

表 4-3 双亲和子女之间 ABO 血型遗传的关系

双亲的血型	子女中可能出现的血型	子女中不可能出现的血型
A×A	A、O	B、AB
A×O	A、O	B、AB
A×B	A、B、AB、O	—
A×AB	A、B、AB	O
B×B	B、O	A、AB
B×O	B、O	A、AB
B×AB	A、B、AB	O
AB×O	A、B	AB、O
AB×AB	A、B、AB	O
O×O	O	A、B、AB

此外,人类 MN 血型也是共显性的例子。M 血型的人,其红细胞表面有 M 抗原,这是由 4 号染色体长臂上的 M 基因决定的;N 血型的人,其红细胞表面有 N 抗原,这是由 N 基因决定的。M 和 N 是一对等位基因。基因型是 MM 的人为 M 血型,基因型是 NN 的人为 N 血型。当 M 血型者和 N 血型者婚配后,所生的子女均是杂合体 MN 血型。这是 M 基因和 N 基因都得到表达的结果。

人类组织相容性抗原 HLA 是一个高度复杂的等位基因系统,共有七个连锁紧密的基因位点和七组复等位基因,其中 HLA-A、HLA-B 和 HLA-C 位点的复等位基因之间具有共显性关系。

(五) 延迟显性遗传

有一些常染色体显性遗传病,杂合体 Aa 在生命的早期,致病基因的作用并不表达,到一定年龄后,致病基因的作用才表达出来,这种情况称为延迟显性遗传(delayed dominant inheritance)。

例如,遗传性小脑共济失调呈延迟显性遗传。其致病基因位于 6p21-25。杂合体 Aa 在 30 岁以前一般并无临床症状,35~40 岁以后才逐渐发病且病情有明显进展而被确诊为患者。图 4-10 是一个遗传性小脑共济失调患者的系谱,系谱中$Ⅳ_1$的同胞$Ⅳ_2$、$Ⅳ_3$都不满 20 岁,虽然目前都无本病的临床表现,但仍有 1/2 的发病风险。只有在他们超过 35 岁以后仍未发病,发病风险才会逐渐减小。

亨廷顿舞蹈病(Huntington's chorea)也是一种延迟显性遗传的疾病,致病基因定位于 4 号染色体上(4p13.6)。杂合体 Aa 在青春期一般不发病,20 岁时约 10%发病,大多于 30~50 岁发病,60 岁时约有 94%发病。患者有大脑基底神经节变性,主要损害在尾状核、壳核和额叶。患者有进行性不自主的舞蹈样运动,舞蹈动作快,常累及躯干和四肢肌肉,以下肢的舞蹈动作最常见,并可合并肌强直。随病情的加重,可出现精神症状,如抑郁症,并伴有智力衰退,最终成为痴呆。

本病的致病基因如果是从父亲传来,患者的发病年龄低,可在 20 岁前发病且病情严重;如果致病基因是从母亲传来,则患者发病晚,多在 40 岁以后发病且病情较轻(图 4-11)。这可能

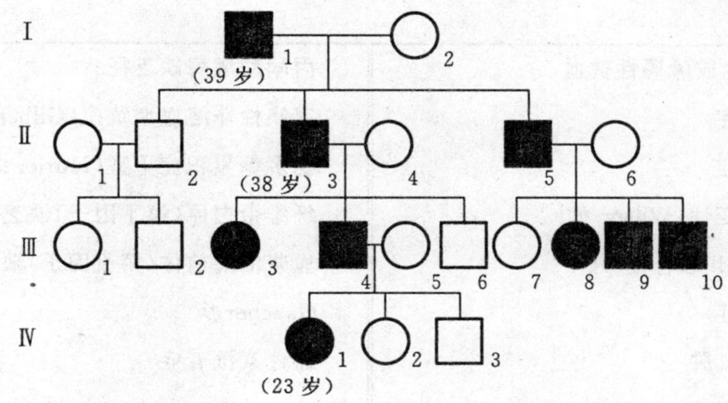

图 4-10　一个遗传性小脑共济失调家族的系谱

是致病基因在某一性别中受到修饰(如 DNA 的甲基化作用)而导致的遗传印迹。

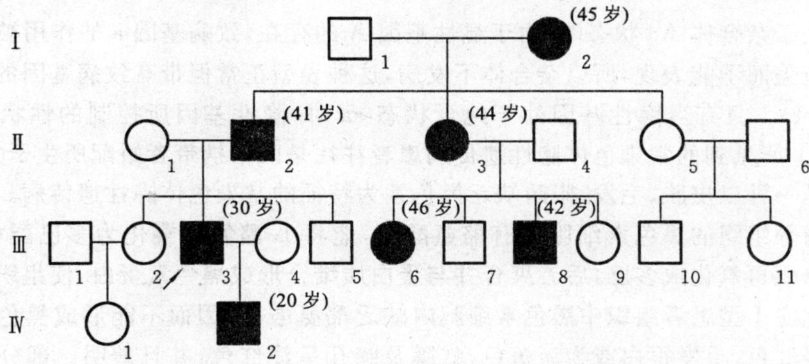

图 4-11　一个亨廷顿舞蹈症家族的系谱

延迟显性遗传提示我们注意两点:第一,在延迟显性遗传中,年龄作为一种重要的修饰因素,使显性致病基因所控制的性状出现延迟表达;第二,延迟显性遗传病一般是在结婚生育过子女以后才逐渐发病,对于预防此类遗传病的发生有特殊的困难,故应加强婚育咨询。

二、常染色体隐性遗传病

控制一种遗传性状的隐性基因位于常染色体上,这种遗传方式称为常染色体隐性遗传(autosomal recessive inheritance,AR)。由上述致病基因纯合所引起的疾病称为常染色体隐性遗传病。《人类孟德尔遗传》(MIM)(1996)记载人类常染色体隐性遗传病种约有 1500 种。表 4-4 列出了一些常见的常染色体隐性遗传病。

表 4-4　常染色体隐性遗传病举例

白化病	Friedreich 家族性共济失调
先天性聋哑	先天性肾上腺皮质增生
先天性肌弛缓	婴儿黑朦性白痴
镰状红细胞贫血	同型胱氨酸尿症

续表

β-珠蛋白生成障碍性贫血	丙酮酸激酶缺乏征
苯丙酮尿症	家族性非溶血型黄疸(Gilbert 病)
尿黑酸尿症	黏多糖累积症Ⅰ型(Hurler 综合征)
肝豆状核变性(Wilson 病)	纤维蛋白原(第Ⅰ因子)缺乏症
Bardet-Biedl 综合征	血浆活酶前体(第Ⅺ因子)缺乏症
半乳糖血症	Gaucher 病
遗传性肺气肿	血色素沉着症
囊性纤维变性	

(一) 常染色体隐性遗传病的系谱特征

当个体处于杂合体 Aa 状态时,由于显性基因 A 的存在,致病基因 a 的作用被显性基因决定的性状所掩盖而不能表现,所以杂合体不发病,这种表型正常但带有致病基因的杂合体称为携带者(carrier)。只有当隐性基因处于纯合状态 aa 时,隐性基因所控制的性状才能表现出来,因此临床上所见到的常染色体隐性遗传病患者往往是两个携带者婚配所生子女。

白化病是一种以皮肤、毛发、眼睛缺乏黑色素为特征的常染色体隐性遗传病。在正常人皮肤、毛发、眼睛等组织的黑色素细胞内有酪氨酸酶,能将 L-酪氨酸羟化为多巴醌(3,4-二羟苯丙氨酸),多巴醌再氧化成多巴,后者聚合并与蛋白质结合形成黑色素蛋白,使组织具有相应的颜色。而白化症Ⅰ型患者组织中黑色素细胞内缺乏酪氨酸酶,因而不能形成黑色素。患者皮肤呈白色或淡红色,毛发很白或为淡黄色,虹膜及瞳孔呈浅红色,并且羞明。部分患者有屈光不正、斜视和眼球震颤等症状。少数白化症患者智力低下,体格发育不良。患者皮肤不耐日晒,甚至可因日晒而出现灼伤,暴露的皮肤可发生恶性黑色素瘤。

本病患者只有当一对等位基因是隐性致病基因纯合体 bb 时才发病,所以患者的基因型都是纯合体 bb。当一个个体为杂合体 Bb 时,虽然本人不发病,但为致病基因的携带者,他(她)能将致病基因 b 传给后代,因此患者父母双方都是致病基因的肯定携带者(obligatory carrier)Bb。图 4-12 是一个白化病家族的系谱。

在常染色体隐性遗传病家系中最常见的是两个杂合体(Bb×Bb)的婚配,每生一个孩子得病的概率是 1/4,在患者的表现型正常的同胞中杂合体(携带者)占 2/3,如图 4-13 所示。

实际上,人群中最多的婚配类型应该是杂合体与正常人婚配(Bb×BB),子代表现型全部正常,但其中将有 1/2 是携带者(图 4-14)。

杂合体与患者婚配(Bb×bb)可能发生于近亲婚配,子代中将有一半为患者,另一半为携带者(图 4-15)。这种家系由于连续两代出现患者,子代比例模拟显性遗传格局,称为类显性遗传(quasidominant inheritance),不易与常染色体显性遗传区分。在近亲婚配家庭中出现这种遗传格局时,应考虑常染色体隐性遗传的可能性。

患者相互婚配(bb×bb)时,子女无疑将全部受累。由于隐性致病基因少见,这种婚配的可能性极小,只有在发病率高的隐性遗传病中才能见到。

一般认为,常染色体隐性遗传的典型系谱(图 4-12)有如下特点。

(1) 由于致病基因位于常染色体上,所以它的发生与性别无关,男女发病机会相等。

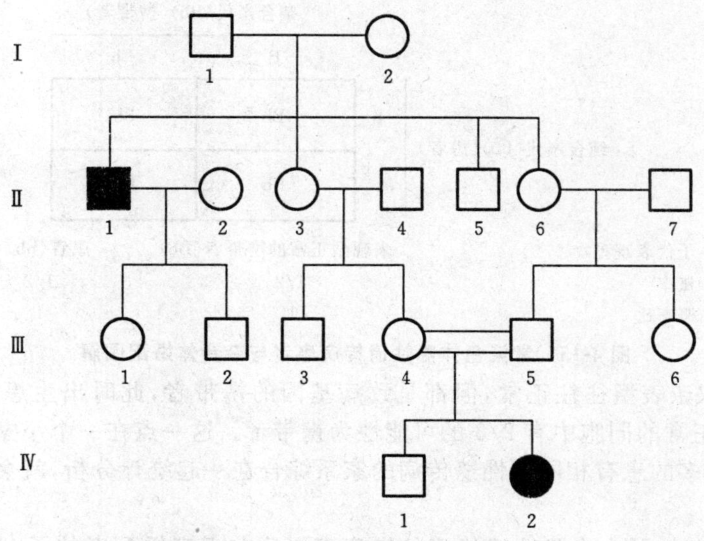

图 4-12　一个白化病家族的系谱

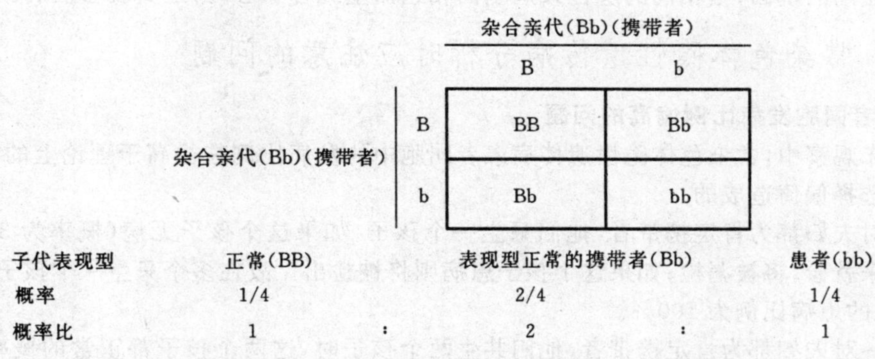

图 4-13　常染色体隐性遗传病杂合体婚配图解

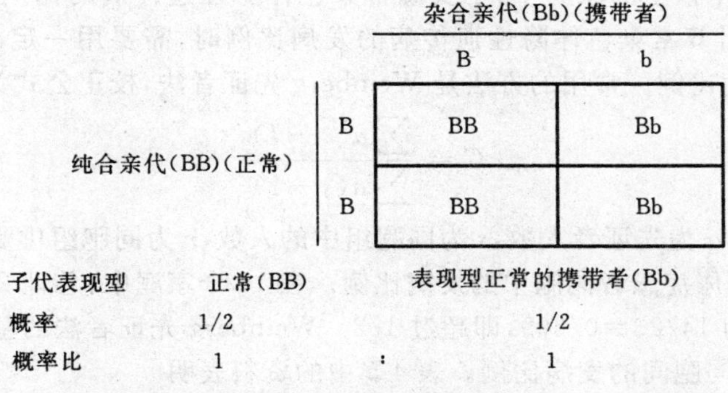

图 4-14　常染色体隐性遗传病杂合体与正常人婚配图解

(2) 系谱中患者的分布往往是散发的，通常看不到连续传递现象。有时在整个系谱中甚至只看到先证者一个患者。

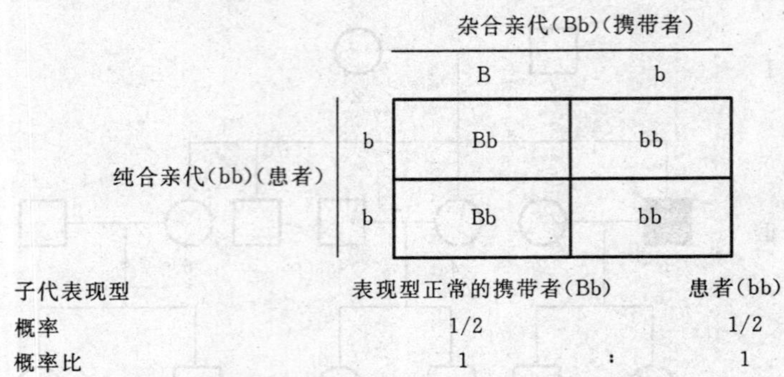

图 4-15　常染色体隐性遗传病患者与杂合体婚配图解

(3) 患者的双亲表型往往正常,但都是致病基因的携带者,此时出生患儿的可能性约占 1/4,患儿的表型正常的同胞中有 2/3 的可能性为携带者。这一点在一个小家系中不一定能表现出来,如果把较多的患有相同隐性遗传病的家系综合在一起统计分析,就会得出近似 1/4 的发病比例。

(4) 近亲婚配时,子女中隐性遗传病的发病率要比非近亲婚配者的子女高。常染色体隐性遗传病最容易在近亲结婚的家庭中发生。这是因为近亲者有共同的祖先,往往从祖先那里获得一些相同的基因,当相同的隐性致病基因相遇而呈纯合状态时,子女就会发病。

(二) 常染色体隐性遗传病分析时应注意的问题

1. 患者同胞发病比例偏高的问题

在临床观察中,常染色体隐性遗传病患者同胞中的发病比例往往高于理论上的 1/4,这主要是由于选择偏倚造成的。

当一对夫妇都为肯定携带者,他们只生一个孩子,如果这个孩子无病(概率为 3/4),就不会到医院来就诊,将被漏检;如果这个孩子患病则将被检出。故在多个只生一个孩子的家庭中统计,子女的患病比例为 100%。

如果一对夫妇都为肯定携带者,他们共生两个孩子时,这两个孩子都正常的概率为(3/4)×(3/4)=9/16,将被漏检。两个孩子中有一个孩子患病的概率为[(1/4)×(3/4)]+[(3/4)×(1/4)]=6/16,将被检出;两个孩子都患病的概率为(1/4)×(1/4)=1/16,也将被检出。因此,总的来看,在共生两个孩子的家庭中,子女患常染色体隐性遗传病的比例不会是 1/4,而是近似于 1/2。因此,在计算常染色体隐性遗传病的发病比例时,需要用一定的方法校正,才能得到后代中的相应发病比例。常用的方法是 Weinberg 先证者法,校正公式为

$$C=\frac{\sum a(r-1)}{\sum a(s-1)}$$

式中,C 为校正比值,a 为先证者人数,s 为同胞组中的人数,r 为同胞组中受累的人数。

表 4-5 为苯丙酮尿症患者同胞中的发病比例。在 11 个家庭中,总计 23 名同胞,其中有患者 14 人,发病比例为 14/23=0.609,即超过 1/2。Weinberg 先证者法的基本原理是把先证者除去,仅计算先证者同胞间的发病比例。表 4-5 中的资料表明

$$C=\frac{\sum a(r-1)}{\sum a(s-1)}=\frac{3}{12}=0.25$$

即 1/4。

表 4-5　苯丙酮尿症患者同胞中发病比例的校正(Weinberg 先证者法)

s	r	a	$a(r-1)$	$a(s-1)$
1	1	1	0	0
1	1	1	0	0
1	1	1	0	0
1	1	1	0	0
2	1	1	0	1
2	1	1	0	1
2	2	1	1	1
3	1	1	0	2
3	1	1	0	2
3	2	1	1	2
4	2	1	1	3
23	14	11	3	12

2. 近亲婚配子女中患病风险增高的问题

医学遗传学上通常将 3～4 代内有共同祖先的一些个体称为近亲。近亲个体之间的婚配称为近亲婚配。近亲婚配的危害主要是子女中患病风险比非近亲婚配高，这是近亲个体之间由于继承的关系，可能从共同祖先得到相同的基因，所以当其中一个是某种致病基因的携带者时，另一个也很可能是携带者，于是他们婚配生育时两个相同隐性基因相遇而产生患儿的机会必然要比随机婚配时高。

以亲兄妹为例，假设哥哥有一个基因 a，这个基因有 1/2 的可能性是从父亲传来的，父亲的这个基因传给他妹妹的可能性也是 1/2。兄妹两人是否从父亲传来基因 a，是两个独立事件，它们都具有基因 a 的可能性也为(1/2)×(1/2)＝1/4。因此，从父亲一方传递来估计，兄妹之间基因相同的可能性为 1/4。同理，从母亲一方传递来估计，兄妹之间基因相同的可能性也是 1/4。一个基因 a 究竟是从父亲传来还是从母亲传来是两个互斥事件，因此，总的估计，兄妹之间任何一个基因相同的可能性是 1/4＋1/4＝1/2。父母和子女之间以及同胞之间，任何一个基因相同的可能性为 1/2，其亲缘系数为 0.5，他们之间称为一级亲属(first degree relatives)。同理，一个人和他的叔、伯、姑、舅、姨、祖父母和外祖父母之间，基因相同的可能性为 1/4，其亲属缘系数为 0.25，称为二级亲属(second degree relatives)。表兄妹或堂兄妹之间基因相同的可能性为 1/8，其亲缘系数为 0.125，称为三级亲属(third degree relatives)。

如果某种常染色体隐性遗传病在群体中的发病率为 10^{-4}，根据 Hardy-Weinberg 定律，$p^2+2pq+q^2=1$ 和 $p+q=1$，则发病率 $p_{(aa)}$(即隐性纯合体在群体中出现的频率)$=q^2=10^{-4}$，那么隐性致病基因的频率 $q=\sqrt{q^2}=\sqrt{10^{-4}}=0.01$，显性基因的频率 $p=1-q=1-0.01=0.99$，群体中携带者的频率 $p_{(Aa)}=2pq=2\times0.99\times0.01\approx1/50$。

在随机婚配时，夫妇双方同为携带者的概率为 $p_{(Aa)}\times p_{(Aa)}=(2pq)^2=(1/50)^2$；双亲同为携带者时，其子女发病的可能性为 1/4。所以随机婚配时，子女的发病风险(子女发病率)＝

$(1/50)^2 \times 1/4 = 1/10000$。

如果表兄妹之间婚配，表兄妹同为携带者的可能性为$(1/50)\times(1/8)$，子女的发病风险则为$(1/50)\times(1/8)\times(1/4)=1/1600$，这样表兄妹婚配所生子女的发病风险比随机婚配时提高了 6.25 倍。

假设某种常染色体隐性遗传病的群体发病率为 10^{-6}，同样可以计算出，在随机婚配时，子代的发病风险为$(1/500)^2\times(1/4)=1/1000000$；而近亲婚配时，子代的发病风险$(1/500)\times(1/8)\times(1/4)=1/16000$，比随机婚配时的发病风险提高了 62.5 倍。

由此可见，常染色体隐性遗传病的发生率越低，群体中杂合体频率越低，随机婚配生出患儿的危险率也越低；但对于近亲婚配而言，绝对危险率也有所降低，但相对危险率反而更高。

(三) 常染色体隐性遗传病发病风险的估计

例如，图 4-16 是一个先天性聋哑(AR)家族的系谱，试比较Ⅲ$_5$、Ⅲ$_6$个体分别在人群中随机婚配和他们近亲婚配发病风险的差异。由于Ⅱ$_2$为患者，故Ⅰ$_1$和Ⅰ$_2$必然都为携带者。根据常染色体隐性遗传病的系谱特点可得，Ⅱ$_3$和Ⅱ$_5$各有 2/3 的可能性为携带者，那么，Ⅲ$_5$和Ⅲ$_6$为携带者的可能性各为$(2/3)\times(1/2)=1/3$。另外，假设已知这种遗传病在群体中的发病率为 1/10000，根据 Hardy-Weinberg 定律，可得群体中携带者的频率为 1/50。

Ⅲ$_5$、Ⅲ$_6$分别随机婚配时，夫妇双方同为携带者的概率为$(1/3)\times(1/50)$，其子女的发病风险为$(1/3)\times(1/50)\times(1/4)=1/600$。如果Ⅲ$_5$与其姑表妹Ⅲ$_6$近亲婚配，他们所生子女的发病风险为$(1/3)^2\times(1/4)=1/36$，比随机婚配时的发病风险提高了约 17 倍。

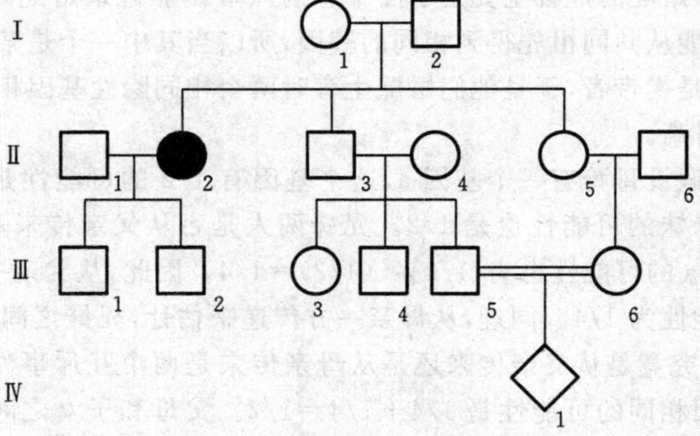

图 4-16　一个先天性聋哑家族的系谱

再如，如图 4-17 所示，Ⅲ$_3$与Ⅲ$_4$是表兄妹，他们婚配所生子女患病的风险会怎样？已知Ⅳ$_1$为先证者，那么Ⅲ$_2$是肯定携带者，Ⅲ$_3$是Ⅲ$_2$的同胞，他是携带者的概率为 1/2；Ⅱ$_2$是Ⅲ$_2$的父亲，他是携带者的概率为 1/2；Ⅲ$_4$是Ⅱ$_2$的外甥女，她是携带者的概率为 1/8。Ⅲ$_3$和Ⅲ$_4$婚配所生子女中发病的风险将为$(1/2)\times(1/8)\times(1/4)=1/64$。如果群体中携带者频率为 1/50，Ⅲ$_3$和Ⅲ$_4$分别在人群中随机婚配，则Ⅲ$_3$所生子女发病风险为$(1/2)\times(1/50)\times(1/4)=1/400$，Ⅲ$_4$所生子女发病风险为$(1/8)\times(1/50)\times(1/4)=1/1600$。

如果在图 4-17 中，先证者不是Ⅳ$_1$，而是Ⅲ$_3$的叔父Ⅱ$_5$，那么，Ⅲ$_3$与表妹Ⅲ$_4$婚配所生子女的发病风险又如何？因为Ⅱ$_5$是患者，那么Ⅰ$_1$和Ⅰ$_2$都是肯定携带者，因此，推算出Ⅱ$_2$和Ⅱ$_3$是

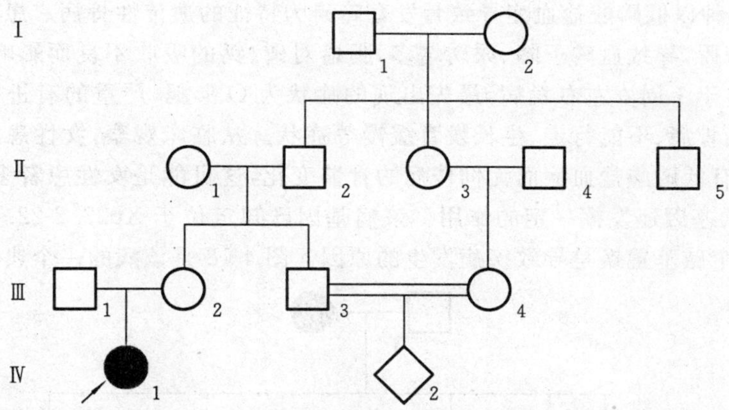

图 4-17　系谱中有患者，近亲婚配后子女常染色体隐性遗传病的发病情况

携带者的概率均为 2/3，$Ⅲ_3$、$Ⅲ_4$是携带者的概率均为 1/3。他们婚配所生子女的发病风险为(1/3)×(1/3)×(1/4)=1/36。如果他们分别随机婚配，则子女的发病风险为(1/3)×(1/50)×(1/4)=1/600。

如果在图 4-17 中，$Ⅲ_3$的姐姐$Ⅲ_2$为先证者，那么，$Ⅲ_3$与表妹$Ⅲ_4$婚配所生子女的发病风险又怎样？由于$Ⅲ_2$为患者，那么$Ⅲ_3$为携带者的概率为 2/3，$Ⅱ_2$为肯定携带者，$Ⅱ_3$为携带者的概率为 1/2，而$Ⅲ_4$为携带者的概率为 1/4。$Ⅲ_3$与$Ⅲ_4$婚配所生子女中的发病风险为(2/3)×(1/4)×(1/4)=1/24。

三、X-连锁显性遗传病

由性染色体的基因所决定的性状在群体分布上存在着明显的性别差异，是性连锁遗传的特征。如果决定某种性状或疾病的基因位于 X 染色体上，并且此基因对其相应的等位基因来说是显性的，这种遗传病的遗传方式称为 X-连锁显性遗传(X-linked dominant inheritance，XD)病。表 4-6 列出了几种常见的 X-连锁显性遗传病。

表 4-6　X-连锁显性遗传病举例

X-连锁显性遗传病
抗维生素 D 佝偻病(低磷酸盐血症)
Albright 遗传性骨营养不良(假甲状旁腺功能减退)
口面指综合征Ⅰ型
高氨血症Ⅰ型(鸟氨酸甲氨酰基转移酶缺乏)
局部皮肤发育不全症
色素失调症

男性只有一条 X 染色体，其 X 染色体上的基因在 Y 染色体上缺少与之对应的等位基因，因此男性只有成对基因中的一个基因，故称为半合子(hemizygote)，其 X 染色体上有此基因才表现出相应性状或疾病。而女性有两条 X 染色体，其中任何一条 X 染色体上有此基因，都表现出相应的性状。因此，X-连锁显性遗传病的发病率女性要比男性高约一倍，但病情男重于女。

例如，抗维生素 D 佝偻病(vitamin D-resistant rickets)又称低磷酸盐血症(hypophos

phatemia),是一种以低磷酸盐血症导致骨发育障碍为特征的遗传性骨病。患者由于肾小管对磷酸盐再吸收障碍,导致血磷下降、尿磷增多,肠道对磷、钙的吸收不良而影响骨质钙化,形成佝偻病。患儿多于 1 周岁左右发病,最先出现的症状为 O 形腿,严重的有进行性骨骼发育畸形、多发性骨折、骨痛、不能行走、生长发育缓慢等症状。从临床观察,女性患者的病情较男性患者轻,少数只有低磷酸盐血症而无佝偻病的骨骼变化,这可能是女性患者多为杂合体,其中正常 X 染色体的基因还发挥一定的作用。该病基因已知定位于 Xp22.2-22.1,编码 749 个氨基酸,缺失和单个碱基置换是导致疾病发生的原因。图 4-18 是该病的一个典型系谱。

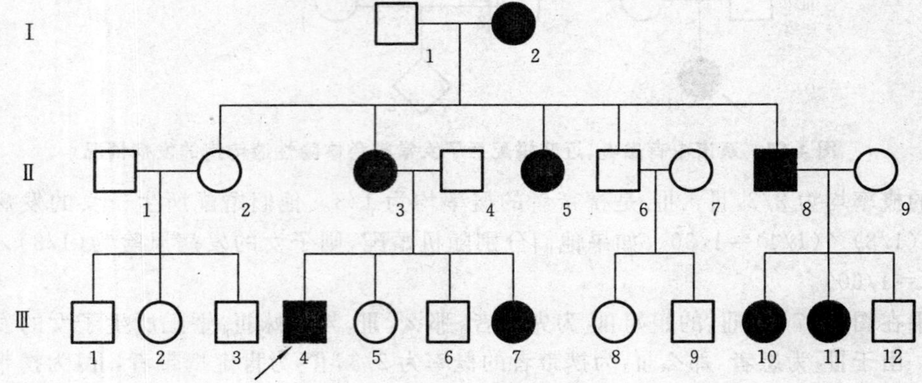

图 4-18 一个抗维生素 D 性佝偻病家族的系谱

再如,遗传性肾炎(hereditary nephritis)也是 X-连锁显性遗传病的典型病例,本病在儿童期即可发病,男性发病比女性早且病情更严重,女性中外显率约为 85%。本病症状与慢性肾小球肾炎相似,一般由感冒引起发病,开始有显微镜下血尿、蛋白尿、面部浮肿,以后有肉眼血尿、红细胞管型,至成年可有肾衰竭。患者有感觉神经性耳聋。该病基因定位于 Xp22,长约 110 kb,有 19 个外显子,编码 1685 个氨基酸。图 4-19 是该病的一个典型系谱。

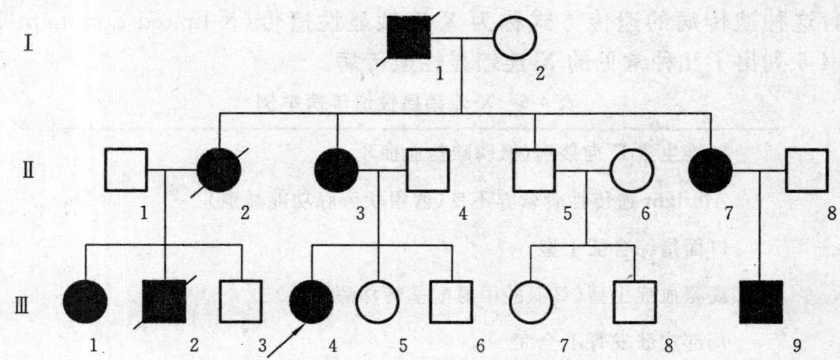

图 4-19 一个遗传性肾炎家族的系谱

如果用 R 表示 X-连锁显性遗传病的致病基因,r 代表相应的正常基因,那么基因型 X^rX^r 的女性为正常个体,X^RX^R 为纯合体患者;X^RX^r 为杂合体患者;基因型 X^rY 为正常男性,X^RY 为男性患者。如果女性杂合体患者 X^RX^r 与正常男性 X^rY 婚配,子女各有 1/2 的发病风险(图 4-20)。

男性患者 X^RY 与正常女性 X^rX^r 婚配时,由于男性患者的致病基因一定传给女儿,因此他

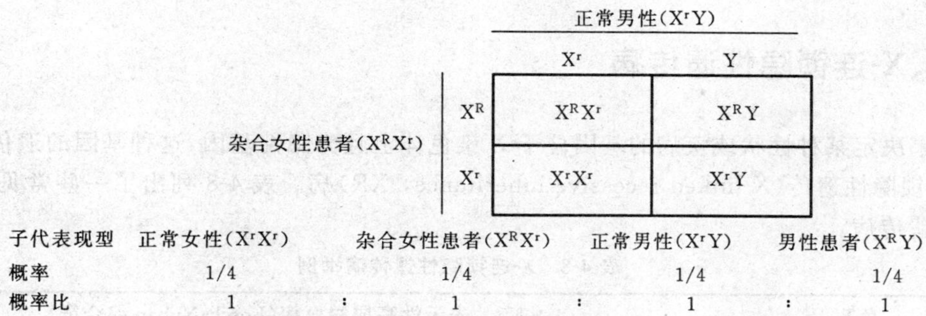

图 4-20　X-连锁显性遗传病杂合女性患者与正常男性婚配图解

们的女儿都将是患者，儿子全部正常(图 4-21)。

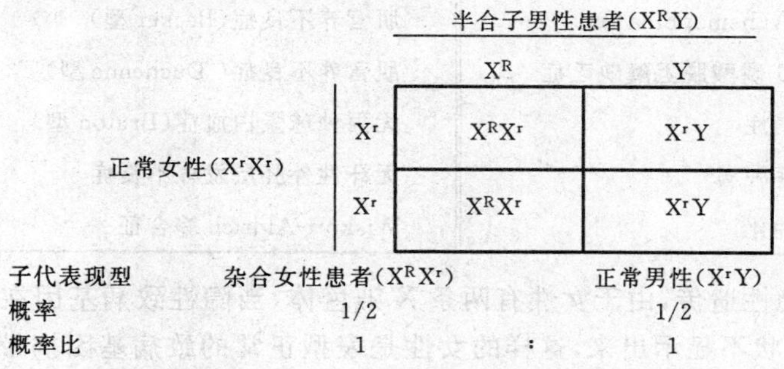

图 4-21　X-连锁显性遗传病半合子男性患者与正常女性婚配图解

从图 4-18、图 4-19 X-连锁显性遗传的典型系谱及以上分析来看，X-连锁显性遗传病的遗传方式有如下特点：

(1) 人群中女性患者比男性患者多约一倍，但前者病情常常较轻；

(2) 患者的双亲中有一个是该病患者，如果双方都没有这种疾病，则子代一般不会发病；

(3) 男性患者的女儿全部为患者，儿子全部正常；

(4) 女性患者(杂合体)的子女中各有 1/2 的可能性是该病的患者；

(5) 系谱中常可看到连续传递现象，这与常染色体显性遗传一致。

根据 X 染色体上是否带有显性致病基因及受精过程中 X 染色体的行为，具有不同基因型的夫妇，他们婚后在其子代中出现不同性别患者的比例如表 4-7 所示。

表 4-7　X-连锁显性遗传病的传递规律

父　亲	母　亲	儿　子	女　儿
X^rY(正常)	X^rX^r(正常)	100%正常	100%正常
X^rY(正常)	X^RX^r(患者)	50%为患者，50%正常	50%为患者，50%正常
X^rY(正常)	X^RX^R(患者)	100%为患者	100%为患者
X^RY(患者)	X^rX^r(正常)	100%正常	100%为患者
X^RY(患者)	X^RX^r(患者)	50%为患者，50%正常	100%为患者
X^RY(患者)	X^RX^R(患者)	100%为患者	100%为患者

X^r为正常的 X 染色体，X^R为有显性致病基因 R 的 X 染色体。

四、X-连锁隐性遗传病

如果决定某种性状或疾病的基因位于X染色体上且为隐性基因，这种基因的遗传方式称为X-连锁隐性遗传(X-linked recessive inheritance，XR)病。表4-8列出了一些常见的X-连锁隐性遗传病。

表4-8　X-连锁隐性遗传病举例

色盲	先天性高尿酸血症(Lesch-Nyhan综合征)
鱼鳞癣	Hunter综合征(粘多糖累积症Ⅱ型)
眼白化病	Fabry病
血友病A(hemophilia A)	肌营养不良症(Becker型)
葡萄糖-6-磷酸脱氢酶缺乏症	肌营养不良症(Duchenne型)
肾性尿崩症	无丙种球蛋白血症(Bruton型)
慢性肉芽肿病	无汗性外胚层发育不良症
睾丸女性化	Wiskott-Aldrich综合征

对于X-连锁隐性遗传，由于女性有两条X染色体，当隐性致病基因在杂合状态X^AX^a时，隐性基因控制的性状不显示出来，这样的女性是表型正常的致病基因携带者。只有当两条X染色体上等位基因都是隐性致病基因(即纯合体X^aX^a)时，才表现为患者。在男性细胞中，只有一条X染色体，Y染色体上缺少同源节段，所以只要X染色体上有一个隐性致病基因(X^aY)就发病。

例如，红绿色盲是一种X-连锁隐性遗传病。色盲有全色盲(achromatopsia)和红绿色盲(dyschromatopsia of the protan and deutan)之分。前者不能辨别任何颜色，一般认为是常染色体隐性遗传；后者较常见，表现为对红、绿色的辨别力降低，呈X-连锁隐性遗传。在中国人中，男性患病率为7.0%，女性患病率约为$(0.07)^2=0.49\%$。图4-22是该病的一个典型系谱。

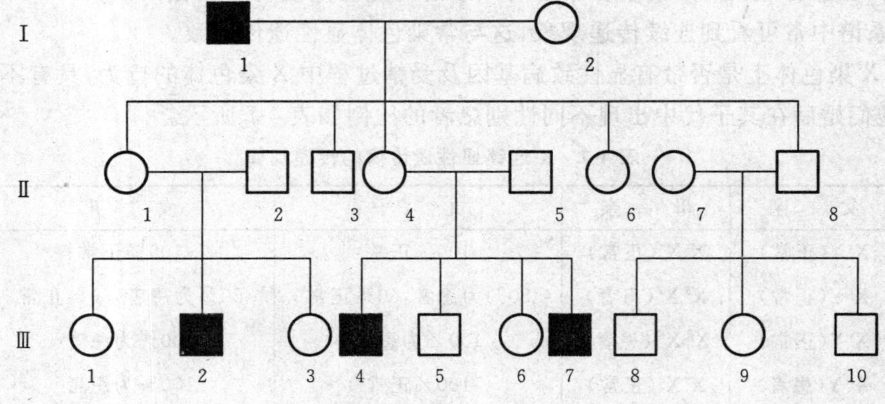

图4-22　一个红绿色盲家族的系谱

一个红绿色盲男性患者X^bY和正常女性X^BX^B结婚，他们的女儿都应从父亲那里接受一条带有致病基因的X染色体，从母亲那里得到一条正常的X染色体而成为致病基因携带者杂

合体 X^BX^b，他们的儿子必定由母亲那里接受一条正常的 X 染色体，故都为辨色能力正常的 X^BY（图 4-23）。

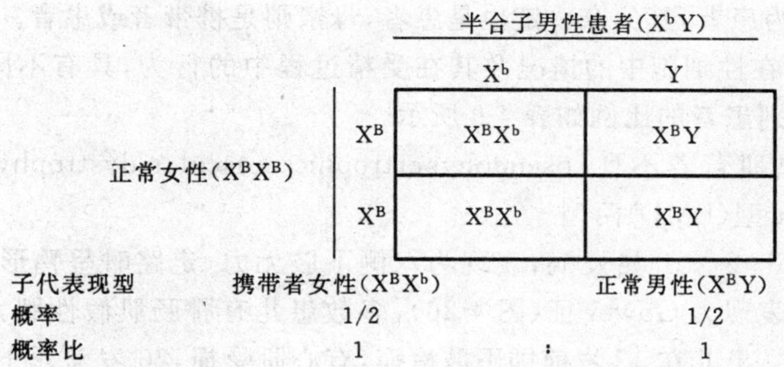

图 4-23　X-连锁隐性遗传病半合子男性患者与正常女性婚配图解

若女性携带者 X^BX^b 与正常男性 X^BY 结婚，子一代中，儿子中有 1/2 正常（X^BY），1/2 是红绿色盲（X^bY）；女儿中有 1/2 是致病基因携带者（X^BX^b），1/2 则为完全正常（X^BX^B），如图 4-24 所示。

由此可见，在 X-连锁遗传病中，男性的致病基因只能从母亲传来，将来只传给女儿，不存在男性向男性的传递，这种现象称为交叉遗传（criss-cross inheritance）。如果女性携带者 X^BX^b 与男性患者 X^bY 结婚，后代中，儿、女各有 1/2 的发病风险（图 4-25）。

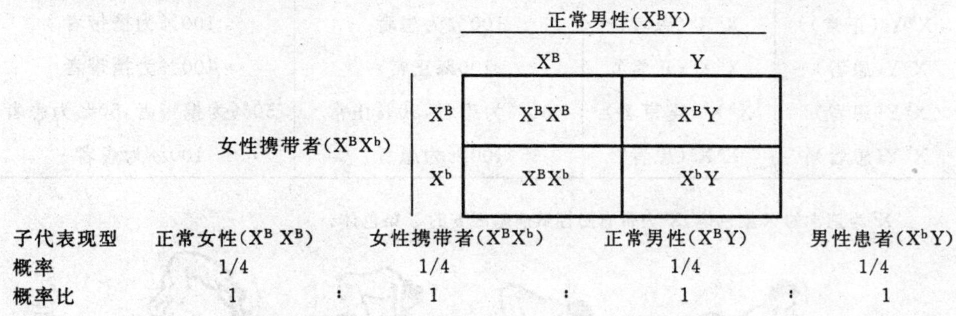

图 4-24　X-连锁隐性遗传病杂合子女性与正常男性婚配图解

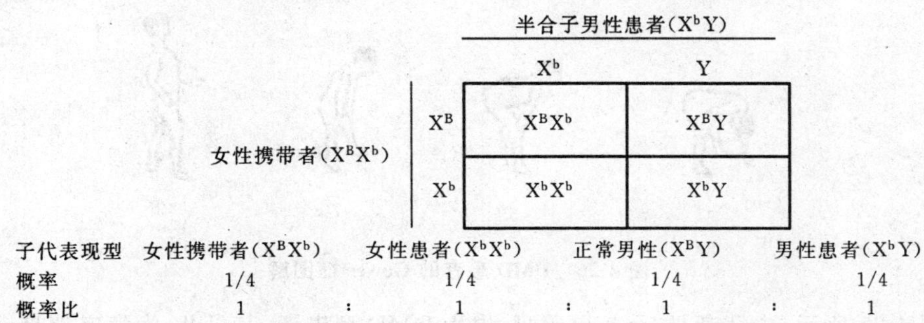

图 4-25　X-连锁隐性遗传病女性携带者与男性患者婚配图解

从以上分析可见，X-连锁隐性遗传病的遗传方式有如下特点：

（1）人群中男性患者远较女性患者多，系谱中往往只看到男性患者；

（2）双亲无病时，儿子可能发病，女儿则不会发病，儿子如果发病，母亲肯定是一个携带者，女儿也有 1/2 的可能性为携带者；

(3) 男性患者的兄弟、外祖父、舅父、姨表兄弟、外甥、外孙等也有可能是患者；

(4) 如果女性为患者，其父亲一定也是患者，母亲则是携带者或患者。

根据 X 染色体在性细胞中的情况及其在受精过程中的行为，具有不同基因型的夫妇，其后代中出现不同性别患者的比例如表 4-9 所示。

再如，假肥大型肌营养不良(pseudohypertrophic muscular dystrophy)症包括 Duchenne 型(DMD)和 Becker 型(BMD)两型。

DMD 型多在 5～6 岁开始发病，表现为双侧下肢无力，走路时呈鸭形步态，上楼梯困难。患儿从卧位到站位表现为 Gower 征(图 4-26)，多数患儿有腓肠肌假性肥大，即并非肌肉发达而是脂肪组织浸润。患儿在 12 岁前即下肢瘫痪，有心肌受损，20 岁前死于呼吸衰竭及心力衰竭。约 30%的患儿有不同程度的智力低下。

BMD 型发病较晚，常在 20 岁左右发病，临床表现与 DMD 型相似，但病程缓慢，心肌很少受损，往往可以生育后代并活到高龄。

表 4-9　X-连锁隐性遗传病的传递规律

父　亲	母　亲	儿　子	女　儿
X^BY(正常)	X^BX^B(正常)	100%正常	100%正常
X^BY(正常)	X^BX^b(携带者)	50%为患者 50%正常	50%为携带者，50%正常
X^BY(正常)	X^bX^b(患者)	100%为患者	100%为携带者
X^bY(患者)	X^BX^B(正常)	100%正常	100%为携带者
X^bY(患者)	X^BX^b(携带者)	50%为患者，50%正常	50%为携带者，50%为患者
X^bY(患者)	X^bX^b(患者)	100%为患者	100%为患者

X^B为正常的 X 染色体，X^b为带有隐性致病基因 b 的 X 染色体。

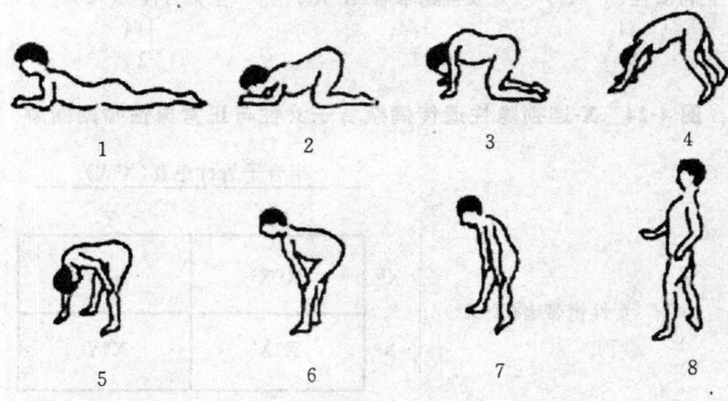

图 4-26　DMD 患者的 Gower 征图解

如图 4-27 所示，先征者Ⅲ$_1$及其弟弟Ⅲ$_4$均为 DMD 型患者，其母Ⅱ$_2$为肯定携带者；先证者的舅父Ⅱ$_3$、姨表弟Ⅲ$_7$都是患者，这表明其姨母Ⅱ$_6$、外祖母Ⅰ$_2$都肯定是携带者。值得注意的是Ⅲ$_2$、Ⅲ$_3$、Ⅲ$_8$都有 1/2 的可能性是携带者，经过检查，如果能确认是携带者，则可及时采取预防措施，避免生出 DMD 型患儿。

如图 4-28 所示，先证者Ⅲ$_1$的家系中，只有他一人发病，即该病在这个家系中是散发的。

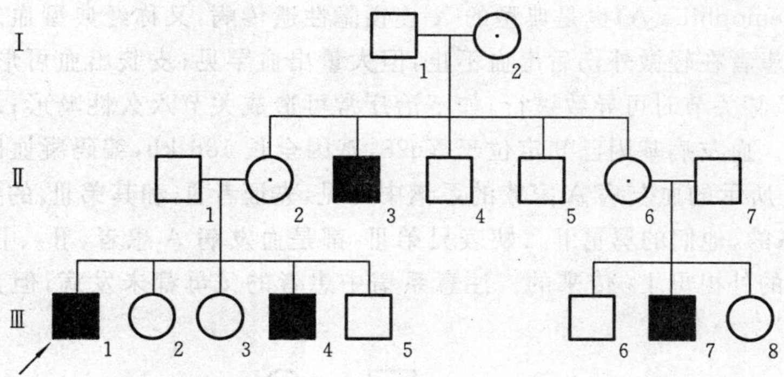

图 4-27　一个 DMD 型假肥大型营养不良症家族的系谱

在这种情况下，如果他的母亲Ⅱ$_2$是携带者，则他的姨母Ⅱ$_3$、Ⅱ$_7$均有 1/2 的可能性是携带者，将有生出患儿的风险；如果Ⅱ$_2$不是携带者，则Ⅲ$_1$是由新生的突变所致，Ⅱ$_3$、Ⅱ$_7$均不是携带者，因而都没有生出患儿的风险。因此，对Ⅱ$_2$进行携带者检查，对预防患儿的出生有重要意义。

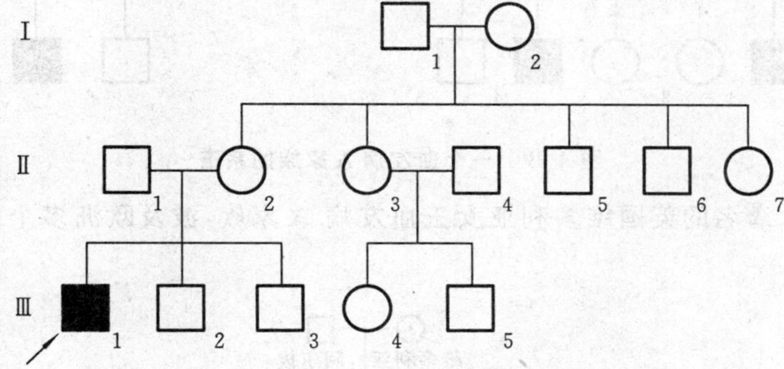

图 4-28　另一个 DMD 型假肥大型营养不良症家族的系谱

2/3DMD 型的杂合体血清中，磷酸肌酸激酶（CPK）水平升高，所以检查 CPK 即可能检出携带者。当然，最准确的检出方法是对突变基因进行检测。

DMD 型在我国的发生率约为 1/3500，BMD 型不详，可能接近 1/30000。致病基因（DMD）已知定位于 Xp21.2-p21.3。DMD 型基因是人类基因中已知的最大的基因，长约 2300 kb，约占 X 染色体的 2%。DMD 型基因有 75 个外显子，cDNA 长约 14 kb，其产物由 3685个氨基酸构成，称为抗肌营养不良蛋白（dystrophin）。抗肌营养不良蛋白是分子量为 427 kD的蛋白，与细胞膜上的钙离子通道蛋白、ATP 酶相结合而形成钙离子通道而调节细胞内钙离子浓度。由于 DMD 型基因突变，抗肌营养不良蛋白缺陷，使肌细胞膜钙离子通道活性增高，细胞内钙离子浓度升高，加速肌肉中蛋白质的降解，从而导致发病。

DMD 型基因的突变多为一个或几个外显子的缺失，导致移码突变或读码终止，不能合成正常的抗肌营养不良蛋白。例如第 3714 位碱基由 G 变为 T，使第 1157 个密码子由 GAG 变成 TAG，编码的谷氨酸变成终止密码，形成的蛋白质只有 126 kD。

BMD 型基因的突变一般并不造成移码，而只导致小的缺失。例如第 19 内含子 5′端第 3 碱基由 A 变成 C，导致剪接部位改变，致使第 19 外显子缺失。患者血清中可检出低水平的大小正常的抗肌营养不良蛋白。

血友病A(hemophilia A)也是典型的X-连锁隐性遗传病，又称经典型血友病或凝血因子Ⅷ缺乏症。本病患者在轻微外伤后出血不止，但大量出血罕见；皮肤出血可形成皮下血肿，关节、肌肉出血累及膝关节时可导致跛行，如不治疗常可造成关节永久性畸形；病情严重者可因颅内出血而死亡。血友病基因已知定位于Xq28，基因全长186 kb，编码凝血因子Ⅷ参与凝血过程。从图4-29所示的血友病A家族的系谱中可见，先证者$Ⅲ_1$和其弟$Ⅲ_4$的致病基因都是从其母亲$Ⅱ_2$遗传来的，他们的舅舅$Ⅱ_3$、姨表兄弟$Ⅲ_7$都是血友病A患者，$Ⅱ_2$、$Ⅱ_3$、$Ⅱ_6$的致病基因都是从先证者的外祖母$Ⅰ_2$传来的。注意系谱中患者的父母都未发病，但其母亲为致病基因携带者。

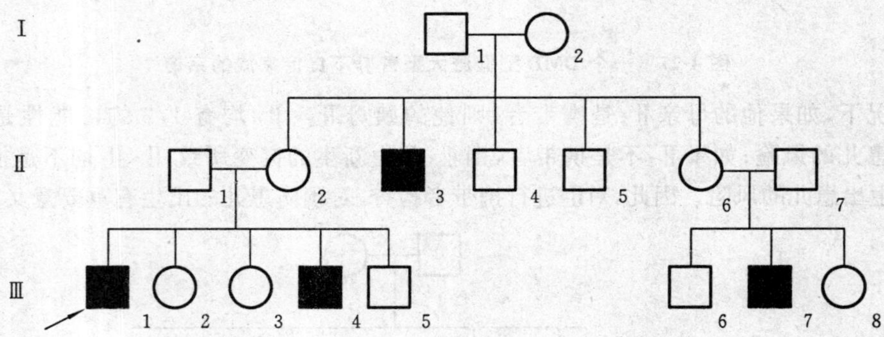

图4-29 一个血友病A家族的系谱

历史上有一个著名的英国维多利亚女王血友病A家族，波及欧洲多个国家的王室成员(图4-30)。

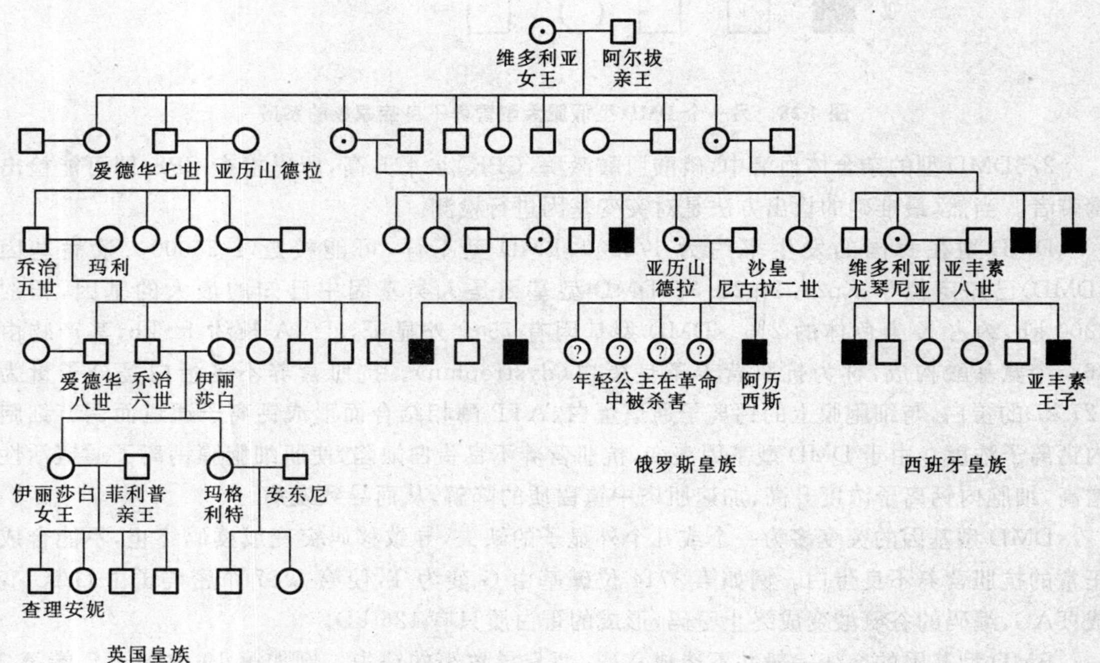

图4-30 英国维多利亚女王血友病A家族的系谱

五、Y-连锁遗传病

如果决定某种性状或疾病的基因位于 Y 染色体，并随 Y 染色体而传递，其传递方式称为 Y-连锁遗传（Y-linked inheritance）。Y-连锁遗传的传递规律比较简单，具有 Y-连锁基因者均为男性，女性是不会出现相应的遗传性状或遗传病的，这些基因将随 Y 染色体进行传递，父传子、子传孙，因此也称为全男性遗传。目前这类异常已知的有 19 种。

例如，图 4-31 为一个外耳道多毛症家族的系谱，外耳道多毛基因位于 Y 染色体上。该系谱中祖孙三代所有的男性均有此性状，即到了青春期，外耳道中可长出 2～3 cm 的成丛黑色硬毛，常可伸出耳孔之外。系谱中所有女性均无此症状。

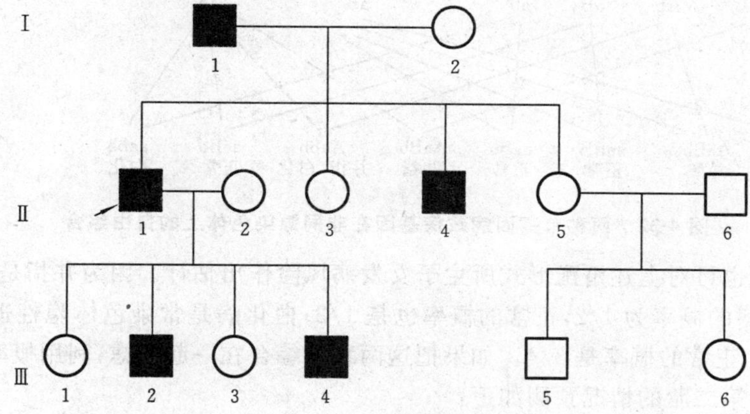

图 4-31　一个外耳道多毛症家族的系谱

睾丸决定因子（TDF）或 Y 染色体上的性别决定区（SRY）定位于 Yp11.2，长约 35 kb，只有一个外显子，编码一种 DNA 结合蛋白。睾丸决定因子决定未分化性腺发育成睾丸，如果该基因点突变或缺失，将导致性腺发育不全。患者核型虽为 46，XY，但性腺呈条索状，无副性征发育，易患性母细胞瘤和性细胞瘤。

无精子因子基因（AZF）定位于 Yq11.23，它控制精子的发生，该区如有 200 kb 的缺失，就会导致无精子或精子严重减少。推测无精子因子基因编码的蛋白为 RNA 识别元件，对 mRNA加工或翻译的调控起作用。

第 3 节　两种单基因病或性状的遗传

人类两种单基因病或性状的遗传现象是普遍存在的，当一个家系中同时存在两种单基因病时，分析他们的传递规律，关键问题是考虑控制它们的基因是否位于同一对染色体上，由此可分为以下两种情况。

一、控制两种单基因病或性状的基因位于不同的染色体上

在临床上，一个家族中如果出现两种单基因病的患者，而两种单基因病的致病基因位于不

同对的染色体上，那么，在生殖细胞减数分裂中，这两对染色体的基因将彼此分离，然后按均等机会组合到一个生殖细胞中，按自由组合律独立传递。例如丈夫并指，妻子正常，婚后生了一个白化病的患儿，这对夫妇若再生第二胎，其子女发病情况预测如下：并指是常染色体显性遗传病，假设致病基因为 A，白化病是常染色体隐性遗传病，假设致病基因为 b；已知这两种致病基因位于不同对的染色体上，根据系谱特点，这对夫妇均为白化病基因携带者，丈夫的基因型是 AaBb，妻子的基因型是 aaBb，再生孩子的发病情况如图 4-32 所示。

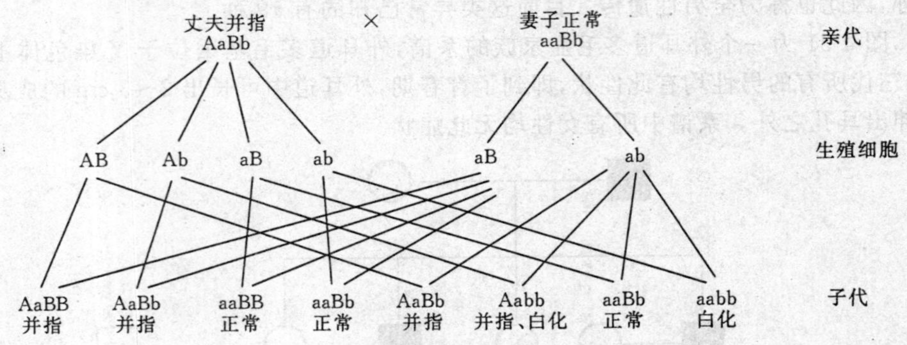

图 4-32　两种单基因病致病基因在非同源染色体上的自由组合

用概率定律也可对上述婚配形式所生子女发病风险作出估计。因为并指是常染色体显性遗传病，子代患病的概率为 1/2，正常的概率也是 1/2；白化病是常染色体隐性遗传病，子代患病的概率是 1/4，正常的概率是 3/4。如果把这两种病综合在一起考虑，利用概率的乘法定律，这对夫妇若再生第二胎的情况预测如下：

并指症患者的概率为(1/2)×(3/4)=3/8；

白化病患者的概率为(1/4)×(1/2)=1/8；

既是并指症又是白化病患者的概率为(1/2)×(1/4)=1/8；

正常人的概率为(1/2)×(3/4)=3/8。

二、控制两种单基因病或性状的基因位于同一染色体上

当两种单基因病的致病基因位于同一对染色体上时，按照遗传的连锁互换定律进行传递，且子代中重组类型的比率由交换率来决定。如控制红绿色盲和血友病 A 的基因都位于 X 染色体上，而且均为隐性基因，其交换率是 10%。假设父亲是红绿色盲，母亲表型正常，已生出一个女儿是红绿色盲，一个儿子是血友病 A，试问他们再生孩子的发病风险如何？现以 b 代表红绿色盲致病基因，h 代表血友病 A 致病基因。由于女儿为红绿色盲患者，所以母亲必然是红绿色盲基因携带者；从其儿子患血友病 A 来看，母亲也必然是血友病 A 基因携带者；但是红绿色盲基因和血友病 A 基因分别位于两条 X 染色体上；父亲为红绿色盲，故具有红绿色盲基因。由于母亲的生殖细胞形成时，X 染色体发生了 10% 的交换，从而形成了四种不同比例的生殖细胞，父亲形成两种精子，精子与卵子结合的情况如图 4-33 所示。他们所生的女儿中，50%正常，50%患红绿色盲；所生的儿子中，45%可能患血友病 A，45%可能患红绿色盲，5%可能同时患两种病，5%可能是正常的。

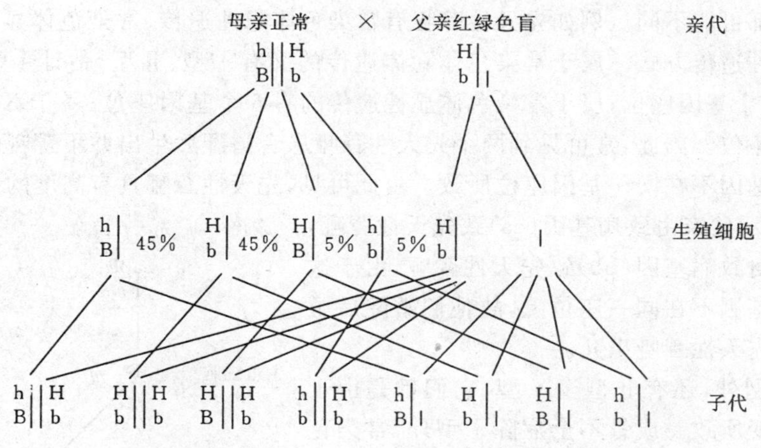

图 4-33　两种 X-连锁隐性遗传病致病基因的连锁和互换

第 4 节　分析单基因病应注意的几个问题

一、基因的多效性

基因的多效性(pleiotropy)是指一个基因可以决定或影响多个性状的形成。在生物个体的发育过程中,很多生理生化过程都是互相联系、互相依赖的。基因的作用是通过控制新陈代谢的一系列生化反应而影响个体发育的方式,从而决定性状的形成。因此,一个基因的改变直接影响其他生化过程的正常进行,从而引起其他性状的相应改变。例如苯丙酮尿症是一种遗传性代谢病,患者由于苯丙氨酸羟化酶基因突变,表现出既有智力发育障碍,也有毛发淡黄,皮肤白皙,甚至汗液和尿液有特殊的腐臭味。造成这种多效性的原因,是由于基因产物在机体内复杂代谢的结果。在生物体的发育过程中,基因的作用是通过控制新陈代谢的一系列生化反应从而决定性状的形成。一方面是基因产物(蛋白质或酶)直接或间接控制,以及影响不同组织和器官的代谢功能,即所谓的初级效应,如上述的苯丙酮尿症即属于此类。另一方面是在初级效应的基础上通过连锁反应引起一系列的次级效应。例如镰状细胞贫血症,由于存在异常血红蛋白(HbS)引起红细胞镰变,这是初级效应,红细胞镰变后使血液黏滞度增加,局部血流停滞,各组织器官的血管梗塞,组织坏死,导致各种临床表现,这些临床表现都是初级效应(镰变)后引起的次级效应。

二、遗传异质性

在遗传学中,基因型决定表型,但表型相同的个体,可能具有不同的基因型,即一种性状可以由多个不同的基因控制,这种现象称为遗传异质性(genetic heterogeneity)。遗传异质性与基因的多效性相反。由于遗传基础不同,有些遗传病的遗传方式、发病年龄、病情严重程度以及复发风险等都可能不同。例如先天性聋哑有常染色体隐性遗传、常染色体显性遗传和X-连锁隐性遗传三种遗传方式。属于常染色体隐体遗传的又有Ⅰ型、Ⅱ型,估计Ⅰ型有35个基因座位,Ⅱ型有6个基因座位;属于常染色体显性遗传的有6个基因座位;属于X-连锁隐性遗传的有4个基因座位。因此,常可见到两个先天性聋哑患者婚配后生出并不聋哑的孩子,就是由于父母的聋哑基因不在同一基因座位所致。由此可见,先天性聋哑具有高度的遗传异质性。

图4-34表示父亲由致病基因(aa)致先天性聋哑,母亲是由另一对致病基因(bb)致先天性聋哑,由于这对夫妇的聋哑基因不在同一座位上,故他们婚配后子代中并不出现先天性聋哑患儿。

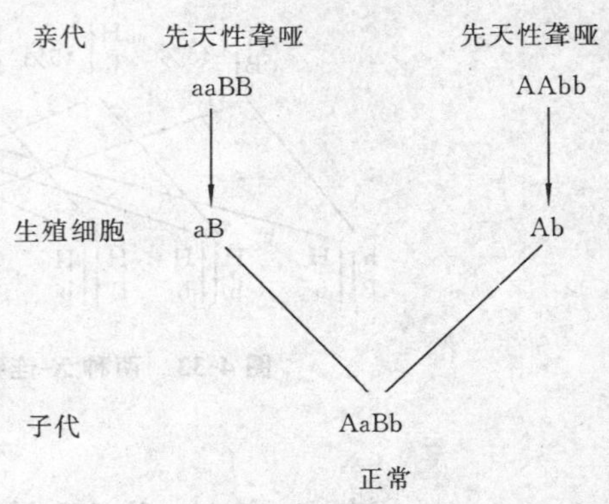

图4-34　遗传异质性图解

并指除Ⅰ型外,还有Ⅱ型至Ⅴ型,它们都是由于不同的基因突变所致。成骨不全症除Ⅰ型外,常染色体显性遗传的还有Ⅱ型至Ⅳ型,并且还有常染色体隐性遗传的成骨不全症。白化病除Ⅰ型外,还有酪氨酸酶阳性的Ⅱ型,都属于常染色体显性遗传。血友病除血友病A外,还有血友病B,它们都属于X-连锁隐性遗传。遗传性肾炎除X-连锁隐性遗传的类型外,还有常染色体显性遗传的类型。抗维生素D性佝偻病除X-连锁显性遗传型外,还有常染色体显性遗传型和常染色体隐性遗传型。由此可见,遗传异质性是遗传病的普遍现象。随着人类知识水平的不断提高,实验技术、分析手段愈加精细,将会在越来越多的遗传病例中观察到遗传异质性。

三、遗传早现

有些遗传病(通常为显性遗传病)在世代传递过程中有发病年龄逐代提前和疾病症状逐代加剧的现象,研究表明,这种现象来自于不稳定、可扩展的三核苷酸重复序列,我们将这种早现现象称为遗传早现(genetic anticipation)。

常染色体显性遗传的肌强直性营养不良是最先被注意到有遗传早现的病种,其临床症状有肌强直和肌肉虚弱与消瘦,患者上睑下垂、面肌虚弱、颌肌和胸锁乳突肌消瘦。此病大多于青少年或成年时发病,也可发生于新生儿和幼童,且儿童患者症状更为严重,包括两侧面瘫和颌肌虚弱、肌张力减退、新生儿呼吸窘迫、喂食困难、畸形足、智力低下等。本症家系常见祖父一代患者轻微受累,父母一代患者呈现中度肌病,子女一代患者严重受累且有智力低下。发病年龄也是逐代提前。据1948年Penrose统计,亲代患者平均发病年龄为38岁,子代患者平均发病年龄只有15岁,两代患者发病年龄相差23岁。

例如前面已介绍的延迟显性遗传中的遗传性小脑共济失调(图4-10)也表现出遗传早现现象。此病发病年龄一般在35～40岁,临床表现早期为行走困难,站立时摇摆不定,语言不清,晚期为下肢瘫痪。由图4-10可见$Ⅰ_1$39岁开始发病,$Ⅱ_2$38岁开始发病,$Ⅲ_3$30岁发病,而$Ⅳ_1$23岁就已经瘫痪。

20世纪90年代以后,医学遗传学家揭示了遗传早现来自于不稳定的DNA重复序列。如1991年发现脊髓延髓性肌萎缩,即Kennedy病患者的雄激素受体基因有扩增的$(CAG)_n$重复序列。1992 年发现，肌强直性营养不良基因 DM-1 含有一个不稳定的$(CTG)_n$重复序列。这个重复序列在传递过程中其 CTG 拷贝数总是增加的，而这个拷贝数也与肌强直性营养不良的病情严重程度和发病年龄密切相关。1993 年 3 月发现，亨廷顿舞蹈病患者有不稳定的$(CAG)_n$重复序列，插入一种约 348 kD 蛋白质的编码序列中，这个$(CAG)_n$重复序列以其长度多态性在正常人群中至少有 17 种等位基因，变动在 11～34 个拷贝之间；在亨廷顿舞蹈病患者染色体上，$(CAG)_n$重复序列长度显著增长，达 42～66 个拷贝，且与发病年龄相关。

四、遗传印记

按照孟德尔遗传定律，当一个基因从亲代传给子代，无论这个基因或染色体来自父方还是母方，所产生的表型效应应该是相同的。但临床上却发现同一基因的改变，由于亲代的性别不同，传给子女时可以引起不同的效应，产生不同的表型现象，称为遗传印记(genetic imprinting)。例如，亨廷顿舞蹈病患者发病年龄一般在 30～50 岁，但有 10%左右的患者在 20 岁以前发病，且病情严重，这些患者的致病基因均由父亲遗传；由母亲遗传者，子女发病年龄多在40～50 岁。囊性纤维化(cystic fibrosis, CF)是一种常染色体隐性遗传病，已发现某些囊性纤维化患者的两条 7 号染色体均来自母亲，即单亲二体性。人类的胚胎发育也有类似现象，拥有父源两套染色体的受精卵发育成葡萄胎，而拥有母源两套染色体的受精卵发育成卵巢畸胎瘤。

遗传印记现象已在哺乳动物和人类中确认，但对印记现象的机制仍了解很少。可能是由于基因在生殖细胞分化过程中某些等位基因受到不同修饰的结果。一些基因在精子生成过程中被印记，另一些基因在卵子生成过程中被印记，被印记了的基因，它们的表达受到抑制。推测 DNA 的甲基化可能是遗传印记的分子机制之一。在精子和卵子中，一些基因甲基化程度不同，高度甲基化(被印记)的基因不表达或表达程度降低，当胚胎发育过程中发生去甲基化时，这些基因即开始表达。总之，基因的印记影响到性状或许多遗传病和肿瘤的发生，影响发病年龄、外显率、表现度，甚至遗传方式。对于某些不能用经典孟德尔定律解释的遗传现象，用遗传印记可以得到合理解释。

五、从性遗传与限性遗传

(一) 从性遗传

从性遗传(sex-influenced inheritance)指位于常染色体上的基因所控制的性状，在表现型上受性别影响而显示出男女性分布比例或表现程度上的差别。从性遗传与性连锁遗传的表现都与性别有密切关系，但它们是两种截然不同的遗传方式，性连锁遗传的基因位于性染色体上，而从性遗传的基因位于常染色体上。

如原发性血色病(primary hematochromatosis)是从性遗传的典型实例。本病是一种遗传性铁代谢障碍，其特征为含铁血黄素在组织中大量沉积，造成多种器官损害，典型症状是皮肤色素沉着、肝硬化、糖尿病三联综合征，症状发生较迟，由于铁质蓄积达到 15 g 才出现症状，所以 80%的病例在 40 岁以后发病。本病致病基因在常染色体上，但男性多于女性 10～20 倍，而且女性发病较迟，这是因为女性通过月经、妊娠和哺乳，一生可丧失铁 10～35 g，故难以表现铁质沉着症状。

再如遗传性早秃(hereditary alopecia),也是常染色体显性遗传病,是一种从头顶中心向周围扩展的进行性对称性脱发,一般从35岁左右开始出现秃顶,而且男性显著多于女性,这是因为杂合体Bb男性会出现早秃,而女性在杂合体Bb时不出现早秃,只有在纯合体BB时才出现早秃。经研究表明,秃顶基因的表达受雄性激素的影响。带有秃顶基因的女性如果体内雄性激素水平升高,也可能出现秃顶。这一点可以作为诊断女性是否患某种疾病的辅助指标,如肾上腺肿瘤可产生过量雄性激素,导致秃顶基因的表达。

(二) 限性遗传

一种遗传性状或遗传病的致病基因位于常染色体上,其性质可以是显性或隐性,但由于性别限制,只在一种性别得以表现,而在另一性别完全不能表现,但这些基因都可以向后代传递,这种遗传方式称为限性遗传(sex-limited inheritance)。例如,子宫阴道积水(hydrometrocolpos)由常染色体隐性基因决定,在隐性纯合体中,女性可以表现相应症状,男性虽有这种基因但不能表现该性状,然而这些基因都向后代传递。限性遗传可能主要是由于解剖学结构上的性别差异造成的,也可能受性激素分泌的性别差异限制。

从上述从性遗传和限性遗传的特点可见,并非所有表现出性别差异的遗传性状或遗传病都是性连锁遗传,在常染色体遗传病中有时也可见到性别差异,应注意加以区别。

六、拟表型

拟表型(phenocopy)又称表型模拟,是指由于环境因素的作用使个体的表型恰好与某一特定基因所产生的表型相同或相似。例如,常染色体隐性遗传的先天性聋哑与由于使用药物(链霉素)引起的聋哑,都有相同的表型,即聋哑。这种由于药物引起的聋哑就是拟表型。显然,拟表型是由于环境因素的影响,并非由于生殖细胞中基因本身发生的改变所致,因此,这种聋哑并不遗传给后代。

第5节　单基因病的再发风险估计

再发风险也称复发风险,是指曾经生育过一个或几个遗传病患儿,再生育该病患儿的概率,现在这一概念已经推广到凡有信息可以导致一对夫妇生育患儿(包括第一胎)的概率。再发风险一般用百分率(%)或比例(如1/4、1/2等)来表示。现在一般认为5%以下为低风险,5%～10%为中度风险,10%以上为高风险。发病风险的高低是相对的,它的提法不同往往对咨询者造成不同的心理效应。例如,一名40岁的妇女来咨询生育唐氏综合征患儿的概率,若你告诉她概率为1%,她会认为风险小,很安全;若咨询师的回答是比最佳生育年龄的妇女风险高10倍,她可能认为风险大而愿意进行产前诊断甚至不再生育。

一、亲代基因型已推定时再发风险的估计

单基因病的基因型已推定者,再发风险可用孟德尔定律推算如下。

常染色显性遗传病子女再发风险为 1/2。

常染色隐性遗传病子女再发风险为 1/4。

X-连锁隐性遗传病中，若母亲为携带者，儿子患病概率为 1/2，女儿将有 1/2 为杂合体；若父亲为患者，母亲正常，女儿全部为杂合体，儿子全部正常；若父亲为患者，母亲为携带者，儿子和女儿各有 1/2 的患病概率。

X-连锁显性遗传病中，若父亲为患者，女儿全部是患者，儿子全部正常；若母亲为患者，儿子和女儿各有 1/2 的患病概率。

二、亲代基因型未推定时再发风险的估计

当咨询者双方或一方的基因型根据家系提供的信息不能准确推定，而家系中又提供了其他信息，如正常子女数、年龄、实验室检查数据等，这些信息可帮助我们确定或否定带有某种基因的可能性，这时子女再发风险要用 Bayes 逆概率定律来推算。Bayes 逆概率定律是确认两种互斥事件相对概率的理论，它在遗传咨询中的应用，关键是要掌握单基因遗传病的遗传规律。它包括四个层次的概率。

(1) 前概率(prior probability)。是指根据孟德尔分离律得出的各基因型的理论概率。

(2) 条件概率(conditional probability)。是指在某种假设特定条件下产生这种特定情况的概率，作为特定条件的因素可为正常子女数、患儿数、发病年龄、实验室检查结果等。

(3) 联合概率(joint probability)。在某一基因型前提下前概率和条件概率说明的两个事件同时发生的概率，即前概率乘以条件概率。

(4) 后概率(posterior probability)。在每一基因型的联合概率除以各联合概率之和，即联合概率的相对概率。后概率的计算考虑了家系中特定条件提供的信息，因此它比前概率更切合实际，是进行遗传咨询的主要依据。

下面举例说明 Bayes 逆概率定律在遗传病再发风险中的应用。

(一) 夫妇双方之一的基因型不能准确断定时再发风险的估计

1. 常染色体显性遗传病再发风险的估计

视网膜母细胞瘤为常染色体不规则显性遗传，外显率为 70%。如图 4-35 所示，有一妇女 Ⅱ$_1$，表现型正常，其母为该病患者，她咨询婚后所生孩子是否会患视网膜母细胞瘤？

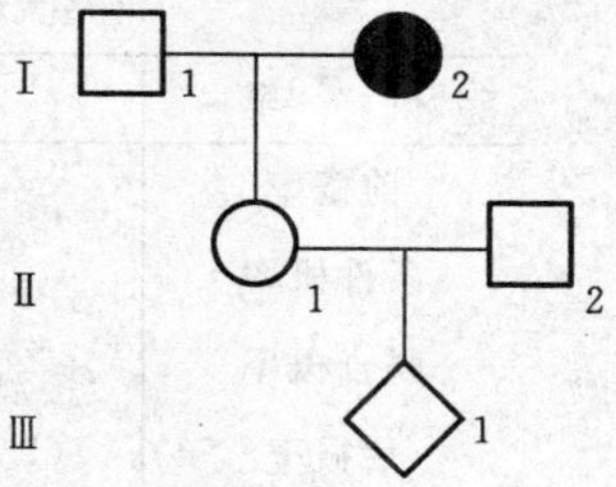

图 4-35　视网膜母细胞瘤家系

根据家系资料可知 Ⅱ$_1$ 的基因型不能肯定，根据 Bayes 定律来计算后代的发病风险。Ⅱ$_1$ 在母亲患病的情况下，她可能为杂合体而未受累，也可能为隐性纯合体，因此，Ⅱ$_1$ 为 Aa 的前概率为 1/2，为 aa 的前概率也为 1/2。由于视网膜母细胞瘤外显率为 70%，在 Ⅱ$_1$ 为 Aa 时不发病的条件概率是 30%，在 Ⅱ$_1$ 为 aa 时不发病的条件概率是 1(表 4-10)。

表 4-10 视网膜母细胞瘤家系中 $Ⅱ_1$ 的基因型的概率

概　率	$Ⅱ_1$ 是杂合体 Aa	$Ⅱ_1$ 是纯合体 aa
前概率	0.5	0.5
条件概率	0.3	1
联合概率	0.5×0.3=0.15	0.5×1=0.5
后概率	0.15/(0.15+0.5)=0.23	0.5/(0.15+0.5)=0.77

从上述计算可知 $Ⅱ_1$ 为 Aa 的后概率为 0.23，所以她婚后生患儿的风险为 0.23×70%×1/2=0.0805=8.05%。可见，在不规则显性遗传病发病风险的估计中，外显率成为一个特定条件。

2. 常染色体隐性遗传病再发风险的估计

酪氨酸血症为常染色体隐性遗传病。图 4-36 家系中 $Ⅱ_1$ 和 $Ⅱ_2$ 已生育两个正常孩子，$Ⅱ_2$ 咨询他们再生孩子患病风险是多大？

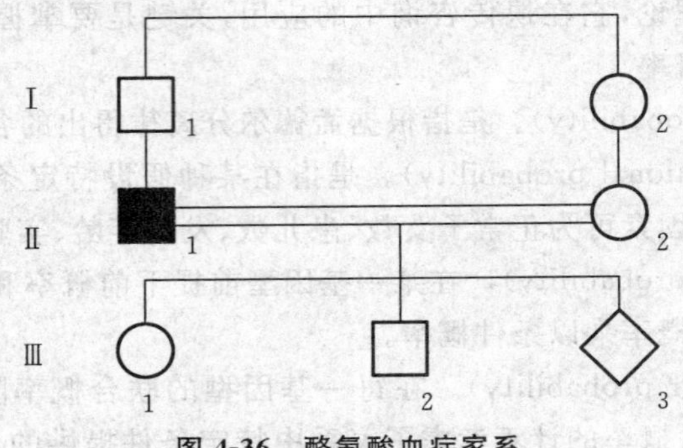

图 4-36 酪氨酸血症家系

由家系资料可知，$Ⅱ_1$ 是患者，故 $Ⅰ_1$ 是肯定携带者，$Ⅱ_2$ 和 $Ⅰ_1$ 是二级亲属，那么 $Ⅱ_2$ 是携带者的前概率为 1/4，$Ⅱ_2$ 不是携带者的前概率为 3/4。再利用家系中其他信息，$Ⅱ_1$ 和 $Ⅱ_2$ 已生育两个正常孩子，这两个正常孩子就成了本例的特定条件。如果 $Ⅱ_2$ 为携带者，生育两个正常孩子的条件概率为(1/2)×(1/2)=1/4；如果 $Ⅱ_2$ 不是携带者，生育两个正常孩子的条件概率为 1。依此求出 $Ⅱ_2$ 是携带者的后概率为 1/13，如表 4-11 所示。

表 4-11 酪氨酸血症家系中 $Ⅱ_2$ 的基因型的概率

概　率	$Ⅱ_2$ 是杂合体 Aa	$Ⅱ_2$ 是纯合体 AA
前概率	1/4	3/4
条件概率	$(1/2)^2=1/4$	1
联合概率	(1/4)×(1/4)=1/16	(3/4)×1=3/4
后概率	(1/16)/(1/16+3/4)=1/13	(3/4)/(1/16+3/4)=12/13

由于纯合体 aa 与携带者 Aa 婚配生出隐性纯合体患者 aa 的风险为 1/2，故 $Ⅱ_2$ 再生育孩子患病风险为(1/13)×(1/2)=1/26。随着连续生出健康孩子的增多，$Ⅱ_2$ 为携带者的风险越来越小，但不能断言她不是携带者。一旦 $Ⅱ_1$ 和 $Ⅱ_2$ 生出患儿，那么可以确定 $Ⅱ_2$ 就是携带者，此时 $Ⅱ_2$ 生育患儿的概率上升到 1/2。

3. X-连锁隐性遗传病再发风险的估计

血友病 A 为 X-连锁隐性遗传病。图 4-37 是一个血友病 A 家系，Ⅲ_2前来咨询她的子代是否有可能也患此病？

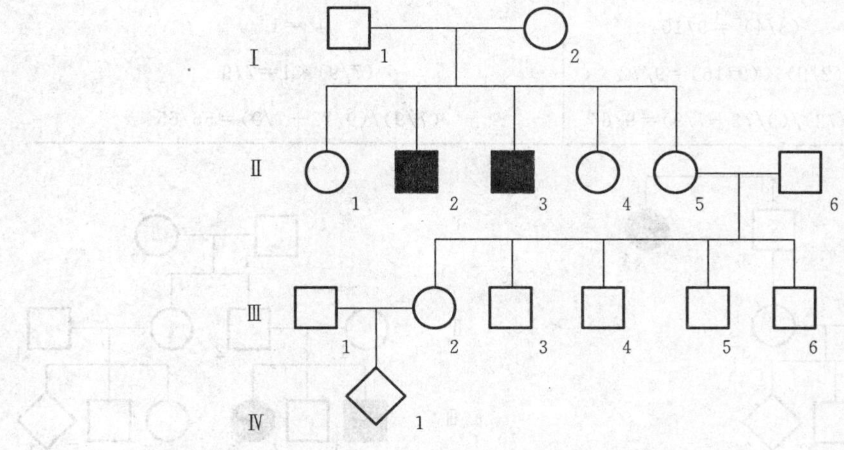

图 4-37　血友病 A 家系

根据家系分析，Ⅱ_2、Ⅱ_3为患者，则断定Ⅰ_2肯定为携带者，Ⅱ_5可能为携带者，也可能为正常纯合体。因此，Ⅱ_5的基因型不能确定，Ⅲ_2的基因型当然更不能确定。为了回答咨询者的问题，必须先计算出Ⅱ_5为携带者的概率，再计算出Ⅲ_2为携带者的概率。根据遗传规律，Ⅱ_5为正常纯合体的前概率为 1/2，为携带者的前概率为 1/2。当Ⅱ_5为正常纯合体时，所生子女都正常，这时的条件概率为 1；当Ⅱ_5为致病基因携带者时，每生一个正常男孩的概率为 1/2，现四个儿子都正常的条件概率为$(1/2)^4=1/16$。由此计算出Ⅱ_5为杂合体的后概率为 1/17，如表4-12所示，她的女儿Ⅲ_2是致病基因携带者的概率为$(1/17)\times(1/2)=1/34$。则Ⅲ_2生男孩的患病风险为$(1/34)\times(1/2)=1/68$，女儿都正常。

表 4-12　血友病 A 家系中Ⅱ_5的基因型的概率

概　　率	Ⅱ_5是杂合体 X^AX^a	Ⅱ_5是纯合体 X^AX^A
前概率	1/2	1/2
条件概率	$(1/2)^4=1/16$	1
联合概率	$(1/2)\times(1/16)=1/32$	$(1/2)\times1=1/2$
后概率	$(1/32)/(1/32+1/2)=1/17$	$(1/2)/(1/32+1/2)=16/17$

由以上计算可知，由于Ⅱ_5有四个正常儿子，故她是杂合体的概率从 1/2 降到了 1/17，那么Ⅲ_2婚后所生子女的发病风险也相应降低。

（二）夫妇双方的基因型都不能准确断定时再发风险的估计

例如，Friedreich 家族性共济失调是一种常染色体隐性遗传病。图 4-38 所示的家系中，一对夫妇Ⅱ_2和Ⅱ_3的各自家系中都曾有过此病患者，他们已生育Ⅲ_1、Ⅲ_2两个正常孩子，试问再生Ⅲ_3的发病风险有多大？

根据家系资料分析，Ⅱ_2和Ⅱ_3的基因型都不能准确断定，因此根据 Bayes 定律来计算后代的发病风险，概率如表 4-13 所示。

表 4-13 $Ⅱ_2$和$Ⅱ_3$的基因型的概率

概率	$Ⅱ_2$和$Ⅱ_3$均为杂合体	$Ⅱ_2$和$Ⅱ_3$均为纯合体,$Ⅱ_2$与$Ⅱ_3$之一为杂合体
前概率	(2/3)×(1/3)=2/9	1−2/9=7/9
条件概率	$(3/4)^2$=9/16	1^2=1
联合概率	(2/9)×(9/16)=9/72	(7/9)×1=7/9
后概率	(9/72)/(9/72+7/9)=9/65	(7/9)/(9/72+7/9)=56/65

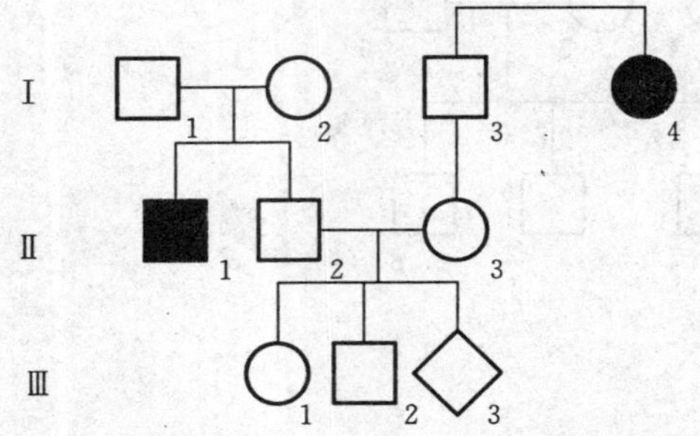

图 4-38 Friedreich 家族性共济失调家系

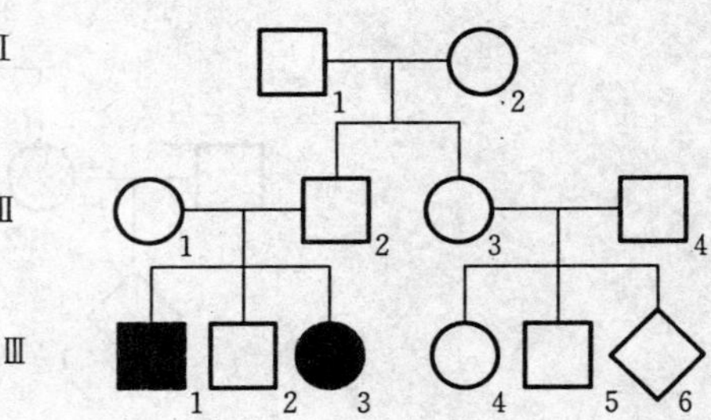

图 4-39 苯丙酮尿症家系

故他们再生$Ⅲ_3$的发病风险为(9/65)×(1/4)=9/260。

再如,苯丙酮尿症是常染色体隐性遗传病,群体中携带者频率为1/50。图4-39所示苯丙酮尿症家系中$Ⅲ_1$和$Ⅲ_3$为此病患者,$Ⅱ_3$和$Ⅱ_4$已生出两个正常孩子$Ⅲ_4$和$Ⅲ_5$,试问再生育$Ⅲ_6$的发病风险有多大?

根据家系分析,$Ⅱ_3$和$Ⅱ_4$的基因型都不能准确断定,概率如表4-14所示。

表 4-14 $Ⅱ_3$和$Ⅱ_4$的基因型的概率

概率	$Ⅱ_3$和$Ⅱ_4$均为杂合体	$Ⅱ_3$和$Ⅱ_4$均为纯合体;$Ⅱ_3$与$Ⅱ_4$之一为杂合体
前概率	(1/2)×(1/50)=1/100	1−1/100=99/100
条件概率	(3/4)×(3/4)=9/16	1
联合概率	(1/100)×(9/16)=9/1600	(99/100)×1=99/100
后概率	(9/1600)/(9/1600+99/100)=1/177	(99/100)/(9/1600+99/100)=176/177

因此,他们生育$Ⅲ_6$的发病风险为(1/177)×(1/4)=1/708。

从上述例子可以看出,按Bayes逆概率定律计算和仅按遗传规律计算得出的发病风险有很大差异,前者由于充分考虑了家系所提供的信息,更能反映出该家系的实际情况,计算结果更可靠。通常按Bayes定律计算的发病风险比仅按遗传规律计算得出的发病风险要低。一般规定,发病风险若为高风险,应劝阻其生育;若为低风险,可不劝阻其生育;若为中度风险,可根据病情严重程度,予以适当指导。从以上例子可以看出,不少病例仅按分离定律计算,发病风险高于10%;如按Bayes定律计算,则发病风险低于10%。所以,能不能掌握Bayes定律将会直接影响遗传咨询医师对该病例指导时所采取的态度。

(罗 纯)

第5章 线粒体遗传病

线粒体(mitochondria)是存在于真核细胞中的一种重要细胞器。Altman 于 1894 年首次在动物细胞中看到这种结构,1897 年 Benda 把它正式命名为线粒体。线粒体是除成熟红细胞以外的所有真核细胞都拥有的一个重要而独立的细胞器,其主要功能是通过氧化磷酸化为细胞提供能量及其他储能化合物。线粒体作为真核细胞的能量代谢中心早已为人们所熟悉,但直到 1963 年,Nass 在对鸡卵母细胞进行研究时才发现它还拥有自己特异的遗传物质——线粒体 DNA(mitochondrial DNA, mtDNA)。同年,Schatz 在纯化的酵母线粒体中分离到完整的 mtDNA,进一步证实了 mtDNA 的存在。1981 年,Anderson 等测出了人线粒体 DNA 的全长核苷酸序列——剑桥序列。1988 年,Wallace 等研究了线粒体 DNA 突变与 Leber 遗传性视神经病之间的关系后,明确提出线粒体 DNA 突变可引起人类的疾病,为人类遗传病理学开辟了新的篇章。1989 年,King 等首次建立了人类无 mtDNA 细胞系(ρ^0 细胞),可用来研究在不同核背景下,缺陷型线粒体的表现。在随后的十几年中,这一领域的研究迅速发展,目前已经发现了其中 200 多种与人类疾病相关的基因突变,这些突变累及大脑、心脏、骨骼肌、肾脏和内分泌腺等多种器官和组织。

从广义上讲,线粒体病是指以线粒体功能异常为病因学核心的一大类疾病,包括线粒体基因组、核基因组的遗传缺陷以及两者之间的通信缺陷;从狭义上讲,线粒体病仅指线粒体 DNA 突变(自发或遗传)所致的线粒体功能异常。线粒体基因组和相关的核基因组的许多变异与多种人体重要疾病的发生直接相关。线粒体疾病和线粒体医学已发展成为生物医学中新的生长点。20 世纪后半叶,先后有五位科学家因在这一基础研究领域有重大发现而获得诺贝尔奖。1999 年 3 月,《Science》上刊登一系列论文,强调线粒体研究仍是当前生命科学和分子医学关注的热点之一。目前,国内外对线粒体病的诊断缺乏统一的标准,在不同的研究中,其发生率具有较大的差异。据可靠数据显示,按保守的估计,线粒体相关疾病的发生率约为 11.76/10 万(几乎每 8500 人中有 1 例)。本章主要讨论由线粒体 DNA 突变而引起的疾病,即线粒体遗传病。

第1节 人类线粒体基因组

一、线粒体基因组的结构

人类线粒体 DNA 是独立于细胞核染色体外的又一基因组,经过克隆和序列分析,它由 16569 个碱基对组成,是目前研究的生物中最小的。mtDNA 分子是环状双链 DNA 分子,外环为重链(H 链),内环为轻链(L 链)。人 mtDNA 的组分是高度不对称的,一条为重链,富含嘌呤;另一条是与重链互补的链,称为轻链,富含嘧啶。重链与轻链是由于密度梯度离心沉降速度不同而得名。线粒体基因组含有37个基因,其中,13个为蛋白质基因(包括1个细胞色素b基因,2个ATP酶基因,3个细胞色素C氧化酶亚单位的基因和7个呼吸链NADH脱氢酶亚单位的基因),2个为rRNA基因,其余22个为tRNA基因。目前已知轻链仅编码8种tRNA和1种编码ND6的小分子mRNA,其余的均为重链编码(图5-1)。

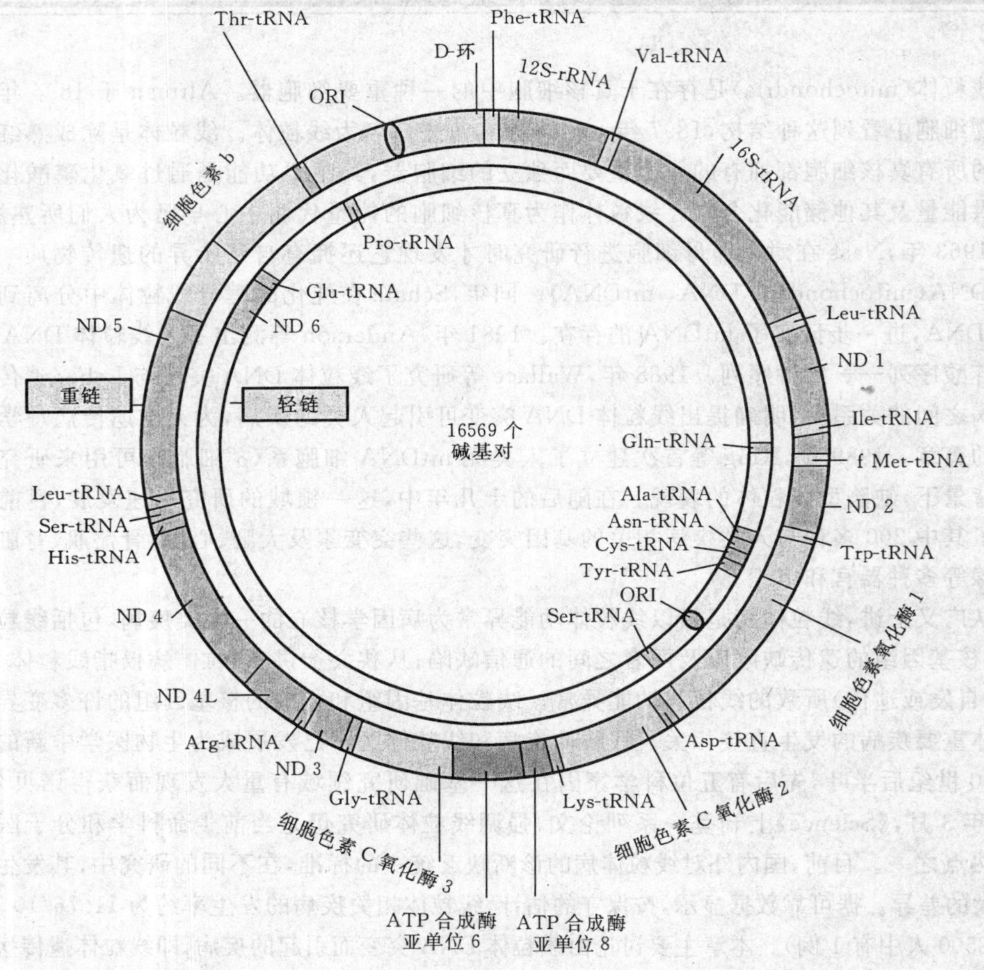

图5-1 人类线粒体基因组

二、线粒体DNA的遗传学特征

与核基因组相比较(表5-1),线粒体基因组具有下面几个显著的特点。

表5-1 人类核基因组与线粒体基因组的比较

特征	核基因组	线粒体基因组
大小	约 3.2×10^9 bp	16569 bp

续表

特　征	核 基 因 组	线粒体基因组
DNA 分子数/细胞	23 个/单倍体细胞 46 个/二倍体细胞	几千拷贝/细胞(多倍性)
基因数	20000～30000	37
基因密度	1 个基因/40000 bp	1 个基因/450 bp
内含子	通常在大多数基因中	缺少
编码 DNA 所占的百分比	约 3%	约 93%
相关蛋白	组蛋白、非组蛋白	无组蛋白
遗传方式	孟德尔遗传	母系遗传
复制所需的酶	DNA 聚合酶 α 和 DNA 聚合酶 δ	DNA 聚合酶 γ
转录	大多数基因为独立转录	2 条链上的所有基因作为 1 个顺反子转录

1. 半自主性

与其他细胞器诸如溶酶体和过氧化物酶体等特化的膜囊结构相比，线粒体具有自己的遗传物质，所以有些人将 mtDNA 称为第 25 号染色体，也有些人称它为 M 染色体，约占细胞总 DNA 的 1%。mtDNA 虽能独立复制、转录和翻译，但由于核基因编码大量的维持线粒体结构和功能的大分子复合物，以及大多数氧化磷酸化酶的蛋白质亚单位，故 mtDNA 的功能又受核 DNA 的影响。

2. 基因排列紧密

除与 mtDNA 复制与转录有关的一小段 DNA 区域外，人的线粒体基因之间无插入顺序，基因内也不含内含子，两条链都有编码功能，且部分区域出现基因的重叠。人 mtDNA 转录时，每条链从各自的一个启动子区开始，以相同的转录速度，合成轻链和重链两条不同的、巨大的 RNA 分子，通过核酸酶切割成为各个基因的 mRNA 或 tRNA 与 rRNA。

3. tRNA 的种类不同

在细胞液内有 30 或 30 种以上与氨基酸对应的 tRNA，而在线粒体中 tRNA 兼用性较强，仅用 22 个 tRNA 来识别 48 个密码子。因此，线粒体基质内仅有 22 种 tRNA 用于线粒体蛋白质的合成。

4. 遗传密码和通用密码不同

在线粒体遗传密码中，有 4 种密码子与核基因的“通用”密码子不同(表 5-2)。最显著的是 UGA 编码色氨酸，而非终止信号。

表 5-2　人类“通用”密码子和线粒体密码子之间的区别

密码子	“通用”密码	线粒体密码
UGA	终止密码	色氨酸
AUA	异亮氨酸	甲硫氨酸
AGA	精氨酸	终止密码
AGG	精氨酸	终止密码

5. 母系遗传

母系遗传(maternal inheritance)即母亲将她的 mtDNA 传递给她所有的子女,但只有她的女儿能将 mtDNA 传递给下一代(图 5-2)。这是因为精子与卵子结合时,精子提供的只是核 DNA,受精卵中的细胞质全部来自卵子,即使精子中有少量 mtDNA,与卵子中所含的上万 mtDNA 相比,几乎对基因型不产生影响。正是由于受精过程与细胞分裂期间线粒体 DNA 与核 DNA 不同的行为,以及每个线粒体含有多个 DNA 拷贝,导致了线粒体遗传病的传递模式与经典孟德尔性状的传递模式不同。因此,发生在生殖细胞系中的突变能引起母系家族性的疾病,而发生在发育过程中或体细胞组织中的突变则会引起散发的疾病,并同时引起与年龄相关的氧化磷酸化活性的降低。

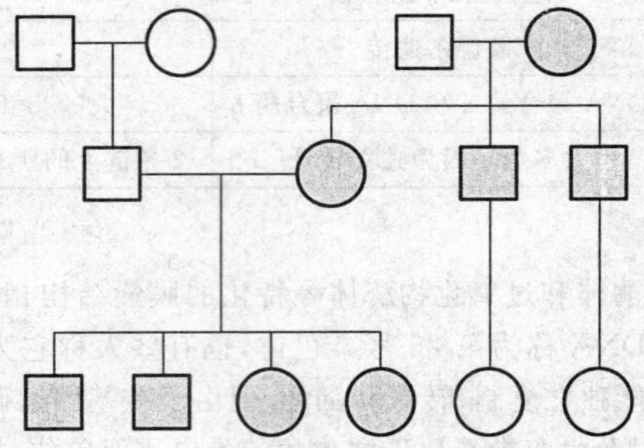

图 5-2　一例线粒体遗传病的系谱

6. 同质性与异质性

人的细胞一般含有成百上千个 mtDNA 拷贝,在细胞分裂时,它们又被随机分配到子细胞中。在正常组织中,所有的 mtDNA 都是一致的,称为同质性(homoplasmy)。如果 mtDNA 发生突变,这将影响部分线粒体基因组,或者造成在同一细胞或组织中两种 mtDNA 共存,一种为野生型,另一种为突变型,称为异质性(heteroplasmy)。但在细胞分裂过程中,线粒体和线粒体 DNA 随机分配到子细胞中,所以,最终可能达到同质性。例如:分裂旺盛的细胞如血细胞往往有排斥突变 mtDNA 的趋势,朝着具有全部正常 mtDNA 的方向发展;而分裂不旺盛的细胞如肌肉细胞则会累积突变型 mtDNA,朝着具有全部突变型 mtDNA 的方向发展,从而表型也会发生改变。氧化磷酸化缺陷与突变型 mtDNA 的比例成正比,氧化磷酸化活性降低范围可为正常活性的 0～100%。线粒体基因病的症状在突变 mtDNA 同质个体较为严重,突变 mtDNA 的异质个体是否受累往往取决于突变 mtDNA 所占的比例。

7. 阈值效应

线粒体遗传病的发生有一个阈值,即只有当突变的 mtDNA 达到一定的比例时才发病,其表型与氧化磷酸化缺陷的严重程度和各种器官系统对能量的依赖程度密切相关。不同的组织和器官对能量的依赖程度是不同的,脑、骨骼肌、心肌、肾脏、肝脏,对能量的依赖性依次降低。当线粒体中 ATP 产生减少,低于维持各种组织、器官正常功能所需能量的最低值时,临床症状就会表现,且 ATP 产生越少,病症涉及的器官越多,症状越严重。最先受损的是中枢神经系统,其次是肌肉、心脏、胰腺、肾脏和肝脏。女性携带者细胞内突变的 mtDNA 未达到阈值或在某种程度上受核基因的影响而未发病,但仍可以通过 mtDNA 突变体向下代传递。

需要注意的是，阈值是一个相对概念，易受突变类型、组织老化程度的影响，个体差异很大。

8. 突变率高

mtDNA 既无组蛋白保护，又缺乏有效的 DNA 损伤修复系统，且直接暴露于氧化磷酸化过程中产生的高反应氧中，其突变率比核 DNA 高 10～20 倍。故随着年龄的增大，体细胞内 mtDNA 新生突变会逐渐积累，氧化磷酸化功能不断下降，从而使原有的缺陷进一步加重，直至超过阈值，出现临床症状。

9. mtDNA 可以稳定地整合到核基因组中

大多数线粒体的假定原始基因(presumed ancestral gene)，尤其是与人类的生命力和繁殖力等重要功能相关的基因，可能在数亿年前已经被转移到细胞核中，这样能够更好地接受宿主的调控。

在人的胎盘组织、白细胞等基因组中均发现整合的 mtDNA。在特定的条件下，核 DNA 序列和 mtDNA 序列可以在细胞内游走，从而可造成 mtDNA 对核基因组的插入。这种对核基因组的插入可能激活原癌基因或抑制抑癌基因的活性，导致细胞的分化增殖失控，最终形成肿瘤。若插入激活的是与衰老相关的基因，则其积累会导致细胞、组织和器官甚至机体的衰老。如 mtDNA 的细胞色素 c 氧化酶亚单位Ⅲ基因在核基因组内的整合，整合位点在 *c-myc* 原癌基因中，并能使细胞产生融合转录产物。

通过对整个人类基因组进行扫描，Ricchetti 和他的同事发现了 211 个起源于线粒体的核序列(nuclear sequences of mitochondrial origin, NUMTs)，他们从中挑选出 42 个用于进一步研究。这些基因似乎是融入时间最短的基因。在观察过程中，研究人员发现很难在非编码区的 DNA 中找到这些 NUMTs，它们更倾向于插入活性较高的基因中，因此，这种插入能够引发疾病。最近就发现一例血友病患者中一个 NUMTs 插入了凝血因子基因中而导致疾病。

三、线粒体基因的复制

线粒体 DNA 有特异的复制起点，复制开始时只有一条链用做复制模板，即先以重链作为模板合成新链，即新的轻链，这条新合成的轻链取代原来的轻链和重链互补，而原来的轻链保持单链状态，这一区域因其特殊的形状而被命名为 D-环或取代环(displacement loop)。线粒体 DNA 复制也需要引物。重链复制起点也是重链转录的启动子区，复制引物 RNA 的合成就起始于这个启动子。如果这个 RNA 引物继续转录，就产生线粒体的转录产物；如果它在 D-环终止合成，就成为 DNA 复制的引物，或被降解。目前还不清楚这一过程的调节机制。

线粒体 DNA 两条链的复制是不同步的(图 5-3)。首先以重链为模板合成新的轻链，随着原来的轻链被取代的区域的延伸，D-环越来越大。当 D-环膨胀到线粒体 DNA 约 2/3 的时候，就暴露出轻链的复制点，并开始以原来的轻链为模板合成新的重链，其合成方向与新轻链的合成方向相反。因为新重链的合成较晚，所以它合成约 1/3 时新轻链的合成就完成了，并以环状双螺旋方式释放；而新重链继续合成直到完成，产生第二个线粒体 DNA 分子。复制的全过程大约需要 2 h。某些 mtDNA 分子在细胞周期中复制几次，而另一些可能不复制。

四、线粒体基因的转录与翻译

在线粒体基质内，含有其独特的基因组和蛋白质合成系统。mtDNA 编码了线粒体主要

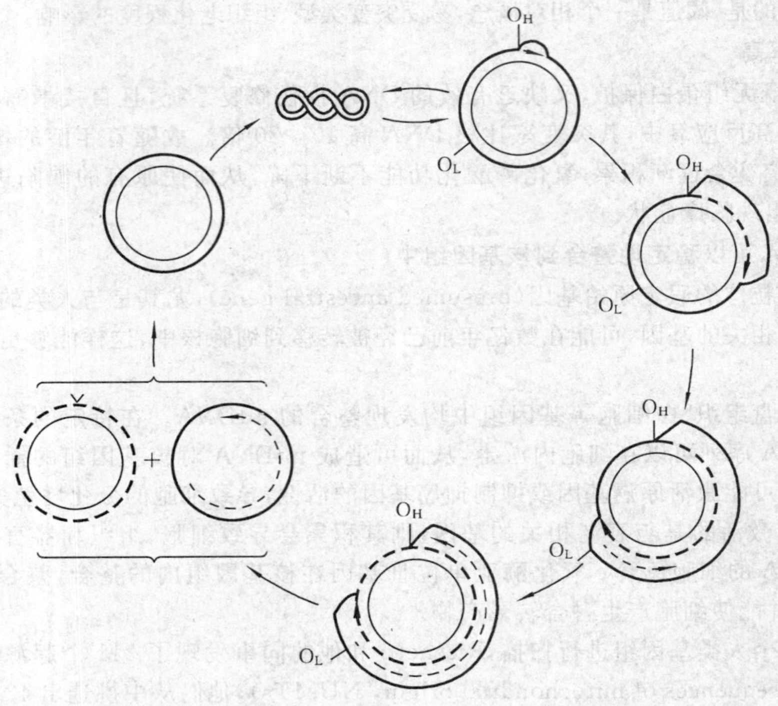

图 5-3　D-环复制

功能必需的一组蛋白质。在脊椎动物，mtDNA 编码了 13 种多肽链以及多种线粒体 mRNA 翻译所必需的 rRNA 和 tRNA。有证据显示，线粒体是从早期的真细菌细胞进化而来的，与古老的真核生物细胞产生了一种共生关系。

线粒体 RNA 聚合酶是由 145 kD 的有 RNA 聚合酶活性的亚单位和 43 kD 专一因子组成的，其识别的启动子顺序含有转录起始部位。人类线粒体基因组含有两个相关的 15 bp 启动子顺序，分别用于重链和轻链的转录。两条链全部转录，对其初级转录产物进行加工，产生线粒体 mRNA、rRNA 和 tRNA。一种 22kD 的线粒体转录因子(mtTF1)直接与上游的两个线粒体启动子结合，强有力地刺激转录。mtTF1 可从任何方向结合到线粒体 RNA 聚合酶上，激活转录。mtDNA 的两条链经过大致相同的转录速率产生两个巨大的 RNA 转录本(RNA 前体)。转录是完全对称的，在转录过程中所需的 RNA 聚合酶是由核 DNA 编码并在细胞液中合成后输入线粒体的。在线粒体内转录的 RNA 包括组成线粒体核糖体的两种 rRNA、参与蛋白质合成的 22 种 tRNA 和翻译成多肽的 13 种 mRNA。

mRNA 翻译是在线粒体的核糖体上进行的，其翻译产物已确定，但线粒体内 mRNA 的翻译过程不甚清楚。线粒体 DNA 编码的蛋白质全部为疏水片段。所有这些蛋白质都留在线粒体中，组成呼吸链和 ATP 合成酶的一些亚单位(表 5-3)。

表 5-3　人 mtDNA 编码、转录与翻译产物

线粒体组成成分	线粒体基因产物
核糖体大亚单位	16S rRNA
核糖体小亚单位	12S rRNA

续表

线粒体组成成分	线粒体基因产物
	(22个)tRNA
Ⅰ NADH	ND1、ND2、ND3、ND4、ND4L、ND5、ND6
Ⅲ b-c_1 复合体	Cyt b
Ⅳ 细胞色素C氧化酶	COⅠ、COⅡ、COⅢ
Ⅴ ATP合成酶	ATP合成酶亚单位6、ATP合成酶亚单位8

第2节 线粒体DNA突变与疾病

根据线粒体所处的细胞不同，可将线粒体DNA突变分为体细胞突变和生殖细胞突变。体细胞mtDNA突变一般是散发的，无家族史，氧化磷酸化能力随年龄的增加而衰退，其主要是伴随生殖细胞mtDNA突变起作用。生殖细胞mtDNA突变可分轻型、中型和重型三种。轻型突变通常有亚临床的氧化磷酸化能力下降，随着年龄增长而产生的体细胞突变积累，常出现老年化的器官病变。中型突变就是常说的线粒体遗传病，呈母系遗传。重型突变一般是致死性的。目前已发现大约30多个点突变和多种缺失与线粒体遗传病有关(图5-4)。

线粒体DNA的突变类型可分为三类：①mtDNA编码基因的点突变；②mtDNA的大片段缺失和重复；③mtDNA数量的减少。点突变通常为母系遗传；单发的片段缺失或重复多为散发性；而多发的大片段缺失或mtDNA数量的减少可为常染色体显性或隐性遗传，即提示该病是核基因缺陷所致的线粒体功能障碍。

一、mtDNA点突变与疾病

1. Leber遗传性视神经病(MIM 535000)

Leber遗传性视神经病(Leber's hereditary optic neuropathy，LHON)是以德国眼科医师Theodor Leber(1840—1917)的名字命名的。该病是人类发现的第一种母系遗传的疾病，迄今尚未发现有男性患者将此病传给后代的例子。由此病开始，学者们才注意到疾病的致病机制可能与mtDNA有关。

LHON的主要症状为视神经坏死引起的急性无痛双侧性中央视力丧失，其眼部特征包括环视乳头毛细血管扩张性微血管病和视盘周围神经纤维层膨胀，同时常伴有心脏节律失常。一般发病年龄为18～30岁，男女发病比例为4∶1。现已发现许多mtDNA突变与LHON有关，其中最早发现也是最重要的是mtDNA第11778位G→A，该位点编码NADH-辅酶Q复合物亚单位ND4第340位的精氨酸。这是一个极为保守的氨基酸，在电子传递过程中具有重要的功能。此位点的突变降低了电子传递的效率，从而减少了视神经ATP的供给，导致视神经功能的下降，最终引起视神经的萎缩、死亡。此突变是1988年Wallace最先发现的，因此称之为Wallace突变。后来的研究表明，大约50%的LHON病人是由该位点的突变引起的。除

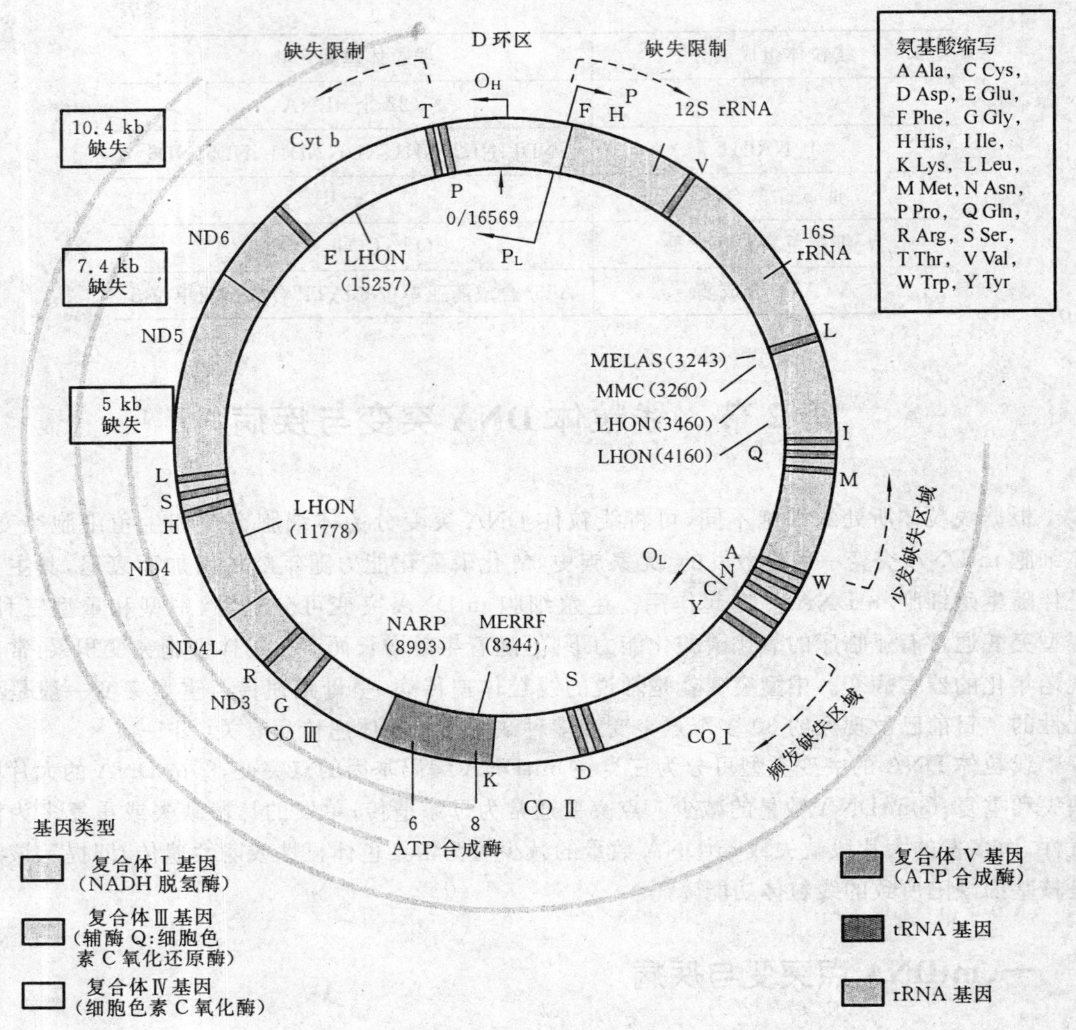

图 5-4 人类线粒体 DNA 的部分突变

此以外,现在已发现10多种点突变与该病的发生有关,它们分布于ND1、ND2、ND3、ND4、ND6、细胞色素b等基因中(表5-4)。最近还发现X染色体上一个基因位点与LHON视萎缩有关,这也许可解释为何LHON男性患者较多。

表 5-4 与 LHON 病相关的 mtDNA 突变

mtDNA 突变	相关基因
nt. 11778G→A	ND4
nt. 15257G→A	Cyt b
nt. 3460G→A	ND1
nt. 4160T→C	ND1
nt. 7444G→A	CO Ⅰ

续表

mtDNA 突变	相关基因
nt. 3394T→C	ND1
nt. 14484T→C	ND6

利用 Wallace 突变可对约 50％LHON 患者进行基因诊断。采用 PCR-RFLP 的方法，在 11778 bp 两侧设计一对引物，通过 PCR 扩增，其产物用 MaeⅢ 酶切后进行电泳，突变个体可产生两条带而正常个体则不能，异质性突变个体可出现三条带，这样可以做出准确的诊断。

2. mtDNA 突变与氨基糖甙类抗生素致聋(MIM 561000)

人们早已认识到链霉素、庆大霉素等氨基糖甙类抗生素的耳毒性副作用，但其分子机制一直不清楚。1993 年，Prezant 等通过母系遗传的氨基糖甙类抗生素致聋(aminoglycoside antibiotics induced deafness，AAID)家系的研究，首次报道了 mtDNA 12S-rRNA 基因 1555A→G 的突变与此耳聋有关。随后国内外的一些研究证实该突变导致机体对氨基糖甙类抗生素易感性升高，极少剂量的氨基糖甙类抗生素就会致聋。AAID 的发生是遗传因素和环境因素共同作用的结果。

3. MELAS 综合征(MIM 540000)

MELAS 综合征又称为线粒体肌病、脑病伴乳酸中毒及中风样发作综合征(mitochondrial myopathy，encephalopathy，lactic acidosis，and stroke-like episodes，MELAS)，其主要症状为阵发性呕吐、乳酸酸中毒、肌肉组织病变。中风具有可逆性，它使大脑皮质和脊髓白质损伤，可通过 CT 或 MRI 检出。约 80％的患者是由于 mtDNA 3243A→G 的突变引起，该突变改变了 $tRNA^{Leu}$ 基因的结构，可能降低了转录活性并改变线粒体 rRNA 基因和 mRNA 转录的比例。

据对 MELAS 进行的尸体研究报告，nt. 3243 的突变在所有组织均以相似的高比例存在，为 93％～96％；症状较轻的一名亲属肌肉组织检测，突变的 mtDNA 比例稍低，为 62％～89％；无症状者亲属最低，为 28％。该位点的检测可以合成一对引物，扩增包括 mtDNA 2695～4724的片段，然后用 Bsp120I 酶切(图 5-5)。

4. MERRF 综合征(MIM 545000)

MERRF 综合征又称为肌阵挛性癫痫和破碎红纤维病(myoclonus epilepsy and ragged-red fibers，MERRF)，是一种罕见的中枢神经系统及骨骼肌疾病，呈母系遗传，以肌阵挛性癫痫和小脑共济失调为主要特征，同时伴有智力低下、听力损失、脊神经退化等。破碎红纤维是指大量的团块状异常线粒体主要聚集在肌细胞中，电子传导链中复合物Ⅱ的特异性染料能将其染成红色。

大多数 MERRF 病例是由于 mtDNA 上 $tRNA^{Lys}$ 基因点突变(8344A →G)引起。这个突变位于该基因 TΨC 环处，该处序列在进化上具有保守性，而突变的发生可能以某种方式改变了线粒体蛋白质的合成。少数该病患者 mtDNA 为 T8356C 点突变，症状相对轻微。

二、mtDNA 缺失与疾病

mtDNA 的缺失存在于许多神经性疾病及一些退行性疾病中，甚至衰老也与此有关。

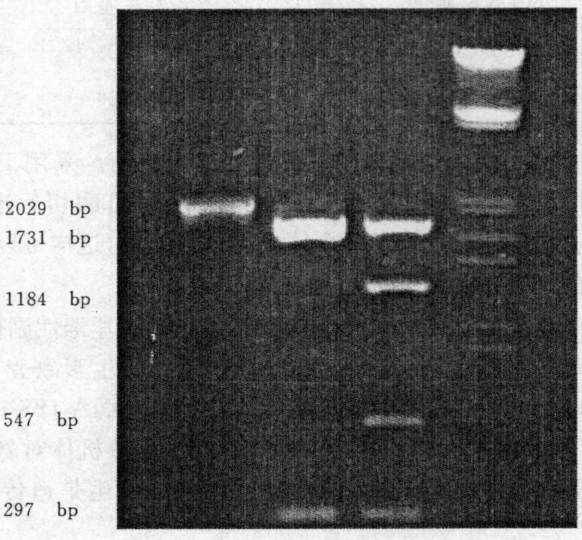

图 5-5　mtDNA 3243 位突变分析

A:未酶切的 PCR 产物(2029 bp)　B:正常对照,可看到两条带(1731 bp 和 297 bp)
C:异质性突变病例,产生了两条额外的带(1184 bp 和 547 bp)　D:λ-DNA/ EcoRⅠ+HindⅢ markers

mtDNA 缺失引起的疾病往往是散发的,无家族史,严重 mtDNA 缺失的妇女一般十分虚弱,因而很难怀孕,也就不能将她的突变遗传下去。

1. Kearns-Sayre 综合征(KSS)(MIM 530000)

本病又称慢性进行性眼外肌麻痹。KSS 有以下共同特征:①20 岁以前发病;②进行性的眼外肌麻痹;③色素视网膜炎。研究发现,几乎所有的患者均有 mtDNA 的缺失。缺失片段大小范围在 2.0～7.0 kb 之间,30%～50%KSS 患者的缺失片段为 4977 bp,断裂点分别位于 ATP 酶亚单位 8 基因中的第 8468 位和 ND5 基因的第 13446 位。

2. 非胰岛素依赖性糖尿病(NIDDM)(MIM 520000)

1992 年,在符合母系遗传的糖尿病伴感音神经耳聋的家系中发现了 mtDNA 10.4 kb 的片段缺失和 tRNA 基因 3243 位 A→G 突变。1995 年,日本学者发现 ND1 基因中的 3316 位 G→C 突变与 NIDDM 发病存在相关性。该项研究方兴未艾,最终结论有待进一步研究。

三、mtDNA-核 DNA 与疾病

(一) mtDNA 和核 DNA 的相互作用

mtDNA 和核 DNA 共同编码了氧化磷酸化系统的 5 个酶复合物(图 5-6),而 mtDNA 的复制、转录和翻译过程中所需要的几十种酶均由核 DNA 编码(表 5-5),所以,线粒体的遗传自主性要受核基因的一定限制,若编码这些酶的核基因发生突变,也可能导致线粒体功能障碍,产生类似线粒体遗传病的症状。

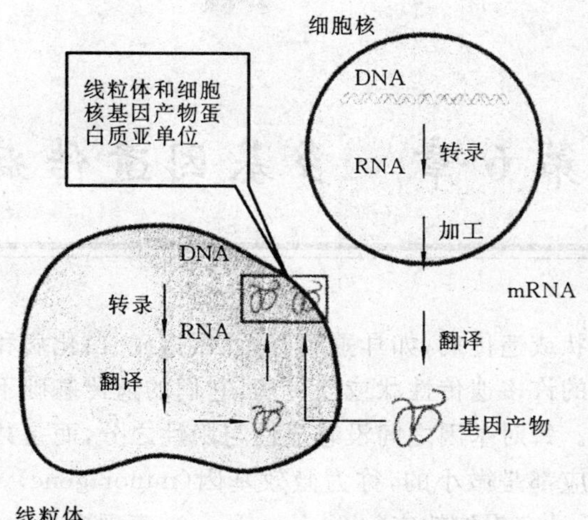

图5-6 线粒体基因组和核基因组之间的协同作用

表5-5 氧化磷酸化途径中有关酶复合物各亚单位肽链

基因位置	NADH脱氢酶复合物	泛醌-细胞色素c还原酶复合物	细胞色素c氧化酶复合物	ATP合成酶	总计
mtDNA	7	1	3	2	13
核DNA	≥33	10	10	10	≥63
总共	≥40	11	13	12	≥76

（二）核基因突变引起的线粒体疾病

这类疾病主要表现为线粒体功能障碍，但呈孟德尔遗传。例如，鸟氨酸氨基转移酶（OAT）是一个单体性线粒体基质酶，催化鸟氨酸和谷氨酸γ-半醛之间的相互转化。OAT活性的缺陷会引起脉络膜和视网膜变性，从而导致成人失明，其遗传方式为常染色体隐性遗传。OAT基因定位于10q26。该基因突变的结果可能改变了OAT蛋白的构象，并阻止其进入线粒体基质。其他一些核基因突变造成的疾病，如底物利用缺陷、铁转运缺陷和电子传递缺陷等，其遗传机制与线粒体基因病不同，它们遵循孟德尔遗传定律，大多为常染色体隐性遗传或X-连锁隐性遗传。

四、环境因素对线粒体功能的影响

线粒体对环境因素的变化比较敏感，外界的一些环境因素可影响线粒体的功能。例如，在有害物质或病毒入侵等情况下，线粒体可发生肿胀甚至破裂，肿胀后的体积有的比正常体积大3～4倍。一些细胞病变时，可看到线粒体中累积大量的脂肪或蛋白质，有时可见线粒体基质颗粒大量增加，这些物质的充塞往往影响线粒体的功能，甚至导致细胞死亡。微波照射下的线粒体会发生亚微结构的变化，从而导致功能异常。氰化物、CO等物质可阻断呼吸链上的电子传递，造成生物氧化中断、细胞死亡等。因此，线粒体常作为分子细胞病理学检查的重要依据。

（付四清）

第 6 章　多基因遗传病

人类的许多遗传性状或遗传病，如耳垂的有无、短指症、白化病和红绿色盲等，都是由一对基因决定的。但是人类的许多遗传性状或遗传病，它们的遗传基础不是一对等位基因，而是两对或更多对的等位基因。每对基因之间没有显性与隐性之分，而是共显性，这些基因的每个成员对遗传性状形成的效应都是微小的，称为微效基因(minor gene)。但是许多对相关微效基因的作用可以累加起来，具有累加效应(additive effect)，表现出来的性状为多基因性状。多基因性状的形成，除受微效基因的作用外，还受环境因素的影响。这种两种因素结合决定性状的遗传方式称为多基因遗传(polygenic inheritance)，由这种遗传方式决定的疾病称为多基因遗传病(polygenic disease)。

第 1 节　多基因遗传的特点

一、数量性状与质量性状

单基因遗传的性状或疾病是由一对等位基因所控制的，相对性状之间的差异显著。它在一个群体中的分布是不连续的，可以明显地将变异个体分为 2～3 群，2～3 群个体间差异显著，所以称其为质量性状(qualitative character)。例如，亨廷顿舞蹈症是一种常染色体显性病，基因型 DD 或 Dd 的个体为患者，隐性纯合子 dd 为正常人，明显地表现为有病或正常两种群体，这两种群体的变异分布是不连续的，可以区分为两个峰(图 6-1(a))。又如，苯丙酮尿症是一种常染色体隐性病，隐性纯合子 aa 是患者，他们的体内苯丙氨酸羟化酶(PAH)活性最

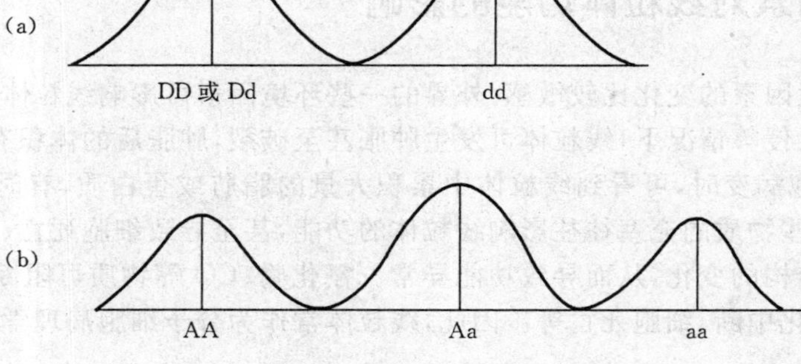

图 6-1　质量性状的变异

低，而显性纯合子 AA 的酶活性最高，杂合子 Aa 的酶活性介于两者之间，可看到 3 种变异性状，在群体测量中，可以看到变异分布有 3 个峰(图 6-1(b))。质量性状的变异主要取决于遗传因素，环境因素的作用较小。

多基因遗传的性状称为数量性状(quantitative character)，它与单基因遗传的性状有所不同。多基因遗传性状的变异在一个群体中的分布是连续的，不同个体之间的差异只有量上的差异，没有质的不同。例如：人的身高在一个随机取样的群体中是由矮到高逐渐过渡的，极矮(低于 140 cm)和极高(高于 190 cm)的人很少，大部分人具有中等身高(160～170 cm)，接近平均值；因此，很难只将他们分为“高的”和“矮的”两组，如果把这种身高变异分布绘成曲线，可以看出变异呈单峰正态分布，峰值即代表群体的平均值(图 6-2)。此外，人的体重、肤色、血压、智商和寿命等均属于连续变异的数量性状。数量性状的变异，既受多基因遗传基础的控制，也受到环境因素的影响。数量性状的遗传与质量性状的遗传相比，要复杂得多。

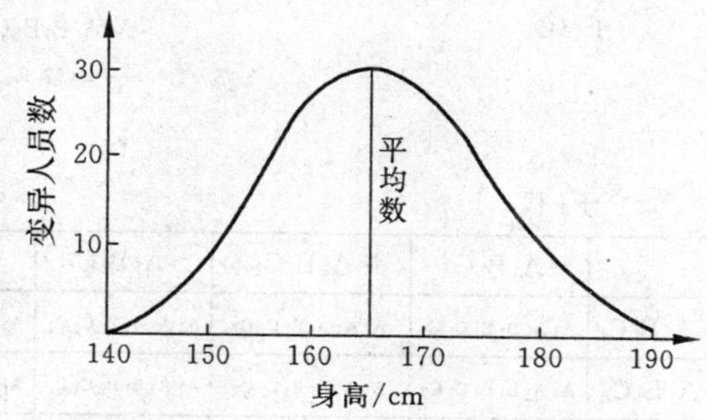

图 6-2　数量性状的变异

二、数量性状的多基因遗传

数量性状的遗传基础是由两对或两对以上的基因决定的。现以人类的身高为例，说明多基因遗传的特点。人的身高是由许多对数目不详、作用微小的共显性基因所决定的，假设控制人类身高的基因有 3 对(A_1A_2、B_1B_2、C_1C_2)，A_1、B_1、C_1 三个基因各使人的身高在平均身高的基础上增加 5 cm，A_2、B_2、C_2 各使人的身高在平均身高的基础上降低 5 cm。假如一个纯种身高极高的个体($A_1A_1B_1B_1C_1C_1$)与一个纯种身高极矮的个体($A_2A_2B_2B_2C_2C_2$)结婚，子$_1$代都将具有杂合基因型($A_1A_2B_1B_2C_1C_2$)，理论上说都将具有中等身高。如果子$_1$代个体间的身高出现差异，这种差异完全是环境因素影响的结果。若两个相同的子$_1$代基因型的人结婚，子$_2$代中大部分个体仍将具有中等身高，但是变异范围广泛，并会出现与亲代相同的极高和极矮的个体。这种变异首先由基因决定，根据分离率和自由组合率，可产生 8 种类型的精子和卵子，精子与卵子随机结合，其子代可排成 64 种基因型，有 27 种基因组合；各基因型按高矮不同基因数归组，可以归成 7 组，其比例是 1 : 6 : 15 : 20 : 15 : 6 : 1。极端类型少，中等身高多，变异呈正态分布曲线。子$_2$代的不同个体基因型中，具有 6 个身高增强基因者为 1，5 个身高增强基因者为 6，4 个身高增强基因者为 15，3 个身高增强基因者为 20，2 个身高增强基因者为 15，1 个身高增强基因者为 6，0 个身高增强基因者为 1(图 6-3)。其次，环境因素对变异的产生也有一定影响。

将图 6-3 中的子$_2$代变异分布绘成柱形图或曲线图，可看到近于正态分布(图 6-4)。

多基因遗传的特点可归纳如下：①两个极端变异的个体(纯种)婚配，子$_1$代都是中间类型，但也存在一定的变异范围，这是环境因素影响的结果；②两个中间类型的子$_1$代个体婚配后，子$_2$代大部分也是中间类型，但变异范围广泛，有时会出现一些极端变异的个体，除环境因素外，还有基因的分离和自由组合的作用；③在一个随机婚配的群体中，变异范围广泛，但是，大

亲代 $A_1A_1B_1B_1C_1C_1$ × $A_2A_2B_2B_2C_2C_2$

极高的个体 ↓ 极矮的个体

子$_1$代 $A_1A_2B_1B_2C_1C_2$ × $A_1A_2B_1B_2C_1C_2$

中等身高 中等身高

↓

子$_2$代

	$A_1B_1C_1$	$A_1B_1C_2$	$A_1B_2C_1$	$A_1B_2C_2$	$A_2B_1C_1$	$A_2B_1C_2$	$A_2B_2C_1$	$A_2B_2C_2$
$A_1B_1C_1$	$A_1A_1B_1B_1C_1C_1$	$A_1A_1B_1B_1C_1C_2$	$A_1A_1B_1B_2C_1C_1$	$A_1A_1B_1B_2C_1C_2$	$A_1A_2B_1B_1C_1C_1$	$A_1A_2B_1B_1C_1C_2$	$A_1A_2B_1B_2C_1C_1$	$A_1A_2B_1B_2C_1C_2$
$A_1B_1C_2$	$A_1A_1B_1B_1C_1C_2$	$A_1A_1B_1B_1C_2C_2$	$A_1A_1B_1B_2C_1C_2$	$A_1A_1B_1B_2C_2C_2$	$A_1A_2B_1B_1C_1C_2$	$A_1A_2B_1B_1C_2C_2$	$A_1A_2B_1B_2C_1C_2$	$A_1A_2B_1B_2C_2C_2$
$A_1B_2C_1$	$A_1A_1B_1B_2C_1C_1$	$A_1A_1B_1B_2C_2C_1$	$A_1A_1B_2B_2C_1C_1$	$A_1A_1B_2B_2C_2C_1$	$A_1A_2B_1B_2C_1C_1$	$A_1A_2B_1B_2C_1C_2$	$A_1A_2B_2B_2C_1C_1$	$A_1A_2B_2B_2C_1C_2$
$A_1B_2C_2$	$A_1A_1B_1B_2C_1C_2$	$A_1A_1B_1B_2C_2C_2$	$A_1A_1B_2B_2C_1C_2$	$A_1A_1B_2B_2C_2C_2$	$A_1A_2B_1B_2C_1C_2$	$A_1A_2B_1B_2C_2C_2$	$A_1A_2B_2B_2C_1C_2$	$A_1A_2B_2B_2C_2C_2$
$A_2B_1C_1$	$A_1A_2B_1B_1C_1C_1$	$A_1A_2B_1B_1C_2C_1$	$A_1A_2B_1B_2C_1C_1$	$A_1A_2B_1B_2C_1C_2$	$A_2A_2B_1B_1C_1C_1$	$A_2A_2B_1B_1C_1C_2$	$A_2A_2B_1B_2C_1C_1$	$A_2A_2B_1B_2C_1C_2$
$A_2B_1C_2$	$A_1A_2B_1B_1C_1C_2$	$A_1A_2B_1B_1C_2C_2$	$A_1A_2B_1B_2C_1C_2$	$A_1A_2B_1B_2C_2C_2$	$A_2A_2B_1B_1C_1C_2$	$A_2A_2B_1B_1C_2C_2$	$A_2A_2B_1B_2C_1C_2$	$A_2A_2B_1B_2C_2C_2$
$A_2B_2C_1$	$A_1A_2B_1B_2C_1C_1$	$A_1A_2B_1B_2C_2C_1$	$A_1A_2B_2B_2C_1C_1$	$A_1A_2B_2B_2C_1C_2$	$A_2A_2B_1B_2C_1C_1$	$A_2A_2B_1B_2C_1C_2$	$A_2A_2B_2B_2C_1C_1$	$A_2A_2B_2B_2C_1C_2$
$A_2B_2C_2$	$A_1A_2B_1B_2C_1C_2$	$A_1A_2B_1B_2C_2C_2$	$A_1A_2B_2B_2C_1C_2$	$A_1A_2B_2B_2C_2C_2$	$A_2A_2B_1B_2C_1C_2$	$A_2A_2B_1B_2C_2C_2$	$A_2A_2B_2B_2C_1C_2$	$A_2A_2B_2B_2C_2C_2$

图 6-3 人类身高的遗传图解

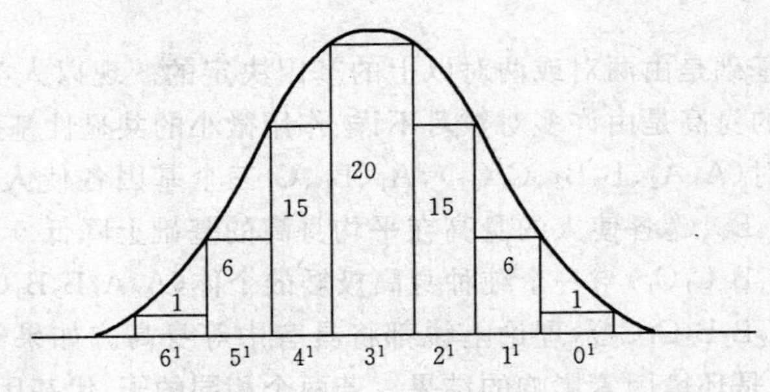

图 6-4 子$_2$代变异分布图

多数个体接近中间类型,极端变异的个体很少,这些变异的产生,多基因的遗传基础和环境因素都起作用。

既然数量性状的表型取决于多对微效基因的随机组合,那么,这种性状的遗传就会出现一种回归现象(regression),这是由英国著名科学家 Francis Galton 首先提出的。因此,高身材或高智商的父母所生子女的身高或智商的平均值虽然仍会偏高,但将比其父母的平均值略为降低,比父母更接近人群的平均值;同样,身材很矮或智商较低的父母所生子女的身材或智商的平均值比一般人群的平均值低,但比其父母的平均值要高。也就是说,数量性状在遗传过程中,子代将向人群的平均值靠拢,这就是回归现象。如果进一步考虑他们的二级亲属(如祖父母、孙子女等)和三级亲属(如表兄妹等),会发现随着亲缘级数的增大,身高等数量性状会逐渐趋向人群的平均值。

第 2 节　多基因遗传病

人类一些常见病(如冠心病、高血压、糖尿病、哮喘、精神分裂症等)和先天畸形(如唇裂、腭裂、脊柱裂、无脑儿等)具有遗传基础,但环境因素也有着重要作用,这些疾病和畸形的群体发病率大多超过 1/1000。家系调查表明,这些疾病和畸形有家族倾向,但系谱分析又不符合一般的单基因遗传方式,即同胞中的发病率远比 1/2 或 1/4 低,只有 1%～10%。近亲婚配时,子女患病风险增高,但也不如常染色体隐性遗传显著。研究表明,这些疾病的遗传基础不是单基因,而是多基因,故称为多基因遗传病。多基因遗传病是一类在群体中发病率较高、病情复杂的疾病,无论是病因以及致病机制的研究,还是疾病再发风险的估计,都既要考虑遗传(多基因)因素,又要考虑环境因素。

一、易患性与阈值假说

在多基因遗传病中,若干作用微小但有累加效应的致病基因是个体患病的遗传基础。这种由遗传基础决定一个个体患某种多基因遗传病的风险称为易感性(susceptibility)。易感性仅强调遗传基础对发病风险的作用。

在多基因遗传病中,由遗传基础和环境因素共同作用,决定一个个体患病可能性的大小,称为易患性(liability)。易患性低,患病的可能性小;易患性高,患病的可能性大。在一定的环境条件下,易患性代表个体所积累致病基因数量的多少。

易患性的变异像一般多基因遗传性状那样,在群体中呈正态分布。一个群体中,易患性有高有低,但大部分个体的易患性都接近于平均值,易患性很低和很高的个体数量都很少,只有易患性较高的个体才能患病。当一个个体的易患性达到一定的限度后就要患病,这个易患性的限度称为阈值(threshold)。阈值的存在就将易患性呈连续变异的群体分为两部分,大部分是健康个体,小部分是患病个体,使连续变异的数量性状在阈值部位起了质的变化。阈值是易患性变异的某一点,凡易患性超过此点的个体都将患病(图 6-5)。在一定的环境条件下,阈值代表患病所需要的、最低限度的致病基因的数量。

一个个体的易患性高低是无法测量的,一般只能根据他们婚后所生子女的发病情况作一粗略估计。但是,一个群体的易患性平均值的高低,是可以从该群体的发病率作出估计的。多基因遗传病的群体易患性呈正态分布,利用正态分布表,从其发病率就可查出群体的阈值与易患性平均值之间的距离,这距离以正态分布的标准差 σ 作为衡量单位。已知正态分布曲线下的总面积为 1(100%),正态分布中以平均值 μ 为零,在 $\mu\pm\sigma$ 范围内的面积占曲线内总面积的 68.28%,此范围以外的面积占 31.72%,左侧和右侧各占约 15.86%;在 $\mu\pm2\sigma$ 范围内的面积占曲线内总面积的 95.46%,此范围以外的面积占 4.54%,两侧各占约 2.27%;在 $\mu\pm3\sigma$ 范围内的面积占曲线内总面积的 99.74%,此范围以外的面积占 0.26%,两侧各占约 0.13%(图6-6)。

多基因遗传病易患性的正态分布曲线下的面积代表人群总数(100%),其易患性变异超过阈值的那部分面积代表患者所占的百分数,即发病率。因此,从一个群体的发病率就可以推知发病阈值与易患性平均值间的距离。例如冠心病,其群体发病率约为 2.30%,那么易患性阈

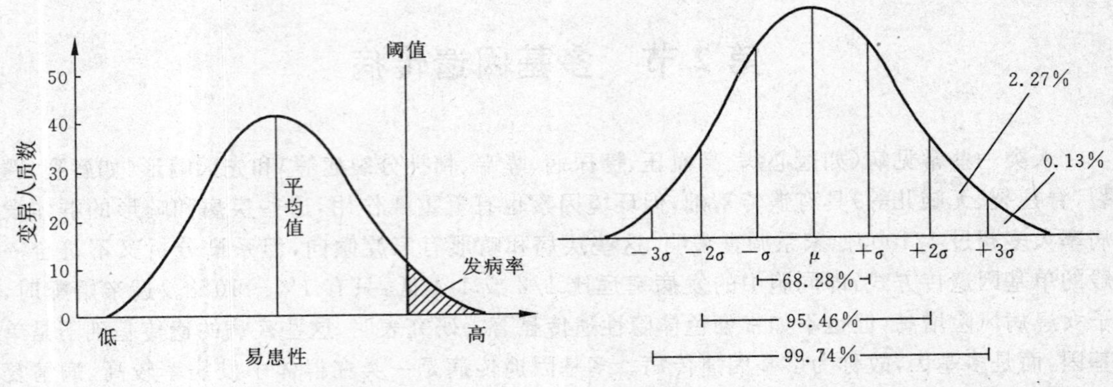

图 6-5　群体易患性的变异　　**图 6-6　正态分布曲线下面积的分布规律**

值与平均值相距约 2σ 的位置。又如先天性畸形足，其群体发病率是 0.13%，其易患性阈值与平均值相距约 3σ 的距离。可见，一种多基因病群体发病率越高，易患性阈值距平均值就越近，其群体易患性平均值也就越高；反之，群体发病率越低，易患性阈值距平均值就越远，其群体易患性平均值也就越低(图 6-7)。

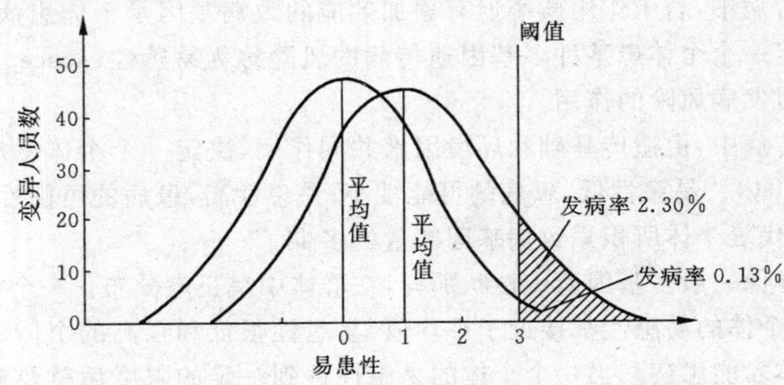

图 6-7　群体发病率、阈值与易患性平均值的关系

二、遗传率

在多基因病中，遗传基础和环境因素都有重要的作用，其中，遗传基础即致病基因在多基因遗传病中所起作用的大小，称为遗传率或遗传度(heritability)，一般用百分率(%)表示。如果一种多基因病的易患性完全由遗传基础决定，环境因素不起作用，遗传度就是 100%，这种情况几乎是不存在的。一般遗传度在 70%～80%就表明遗传基础在决定易患性变异或发病上起主要作用，而环境因素的影响较小。相反，遗传度在 30%～40%就表明遗传基础的作用不显著，而环境因素在决定易患性变异或发病上起重要作用。

遗传度的表示符号为 h^2。计算多基因病遗传度的高低在临床实践上有重要意义，计算方法有两种。

(一) 按 Falconer(1965)公式计算遗传率

Falconer 公式的原理是：由于遗传率与患者亲属发病率、群体发病率相关，可根据患者亲

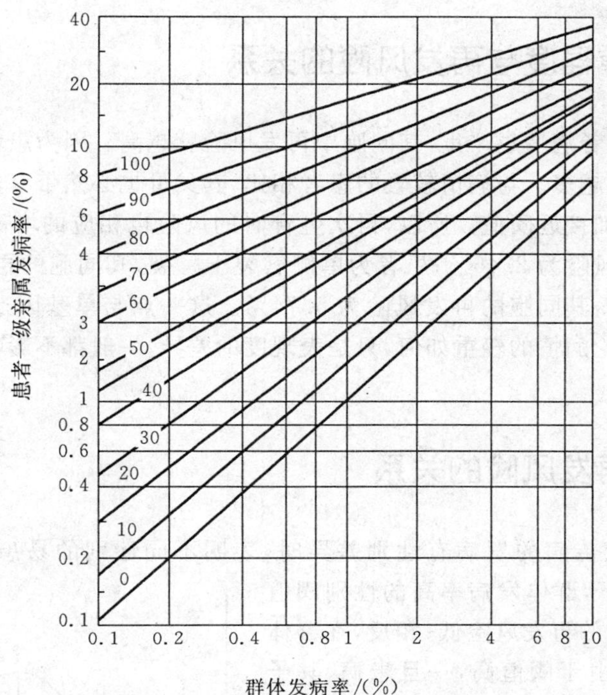

图 6-9　患者一级亲属发病率与遗传率、群体发病率的关系

斜线代表遗传率的百分数

的风险升为 4%；如果他们第二胎又生了一个唇裂患儿，这就表明，这对夫妇带有更多的易患基因，虽然他们本人都未患唇裂，但他们的易患性更接近阈值，由于多基因的累加效应，第三胎再生患儿的风险就上升到 10%左右，即再发风险增高 1～2 倍。然而在单基因遗传病中，因为双亲的基因型已定，不论已生出几个患儿，再发风险都是 1/2 或 1/4。

有人曾研制了一个表格，根据双亲和同胞中已患病的人数，可估计多基因遗传病再发风险(表 6-5)。例如：精神分裂症的群体发病率为 1.0%，遗传率为 80%，一个患精神分裂症的母亲生育了两个孩子，一个孩子已患病，另一个孩子将来患精神分裂症的风险由表 6-5 可估计出为 18%。

表 6-5　多基因遗传病再发风险估计

双亲患病数		0			1			2		
一般群体发病率/(%)	遗传率/(%)	患者同胞数			患者同胞数			患者同胞数		
		0	1	2	0	1	2	0	1	2
1.0	100	1	7	14	11	24	34	63	65	67
	80	1	6	14	8	18	28	41	47	52
	50	1	4	8	4	9	15	15	21	26
0.1	100	0.1	4	11	5	16	26	62	63	64
	80	0.1	3	10	4	14	23	60	61	62
	50	0.1	1	3	1	3	9	7	11	15

三、病情严重程度与再发风险的关系

多基因遗传病患者病情越严重,其同胞中再发风险就越高。因为患者病情越严重,说明患者带有的易患基因就越多。与病情较轻的患者相比,其父母也必然带有较多的易患性基因,因而,他们的易患性更加接近阈值。所以,再次生育时的风险也相应的增高。例如:患者为单侧唇裂,其同胞的再发风险为2.46%;患者为单侧唇裂+腭裂,其同胞的再发风险为4.21%;患者为双侧唇裂+腭裂,其同胞的再发风险为5.74%。这一点与单基因遗传病也是不同的,在单基因遗传病中,不论病情的轻重如何,只是表现度的差异,一般都不影响其再发风险,即仍是1/2或1/4。

四、性别与再发风险的关系

当一种多基因遗传病的发病有性别差异时,表明不同性别的易患性阈值是不同的(图6-10)。在这种情况下,群体发病率高的性别阈值低,一旦患病,其子女的再发风险低;相反,在群体发病率低的性别中,由于阈值高,一旦患病,其子女的再发风险高。这是因为在群体发病率低的性别中,患者带有较多的易患性基因,超过了较高的阈值而发病,其子女中发病风险将会相应增高,尤其是与其性别相反的后代。相反,在群体发病率高的性别中,患者的子女中发病风险将较低,尤其是与其性别相反的后代。

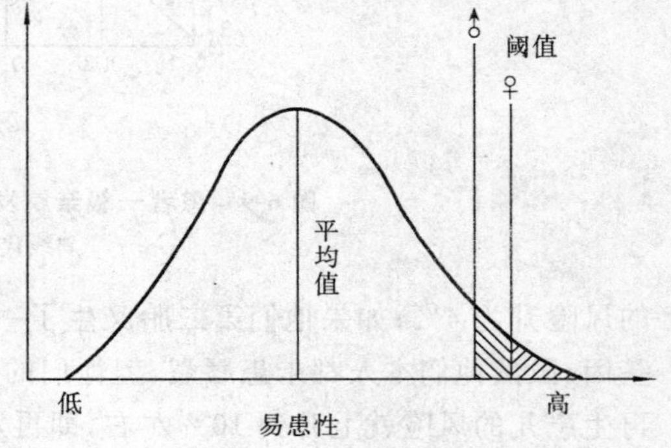

图 6-10　阈值有性别差异的易患性分布

例如:先天性幽门狭窄是一种多基因遗传病,群体中男性发病率为0.5%,女性发病率为0.1%,男性发病率比女性发病率高5倍,即男性的易患性阈值低于女性。如为男性患者,儿子的发病风险为5.5%,女儿的发病风险为1.4%;相反,如为女性患者,儿子的发病风险为19.4%,女儿的发病风险为7.3%。表明女性患者比男性患者带有更多的易患性基因。

综上所述,在估计多基因遗传病的再发风险时,必须考虑各方面因素,全面分析,综合判断,才能得出较切合实际的结论,才能更有效地进行优生指导。

第4节　多基因遗传病的研究策略

多基因遗传病属于复杂的疾病,就遗传因素而言,它们受控于多对微效基因背景上的主易感基因(major susceptibility gene),简称易感基因,发现这些易感基因是认识复杂疾病的关键。目前,多基因遗传病易感基因的研究主要从两方面进行探索:一方面是收集家系资料,用统计学方法进行分类分析、优势对数计分法连锁分析、患病同胞对分析、群体关联分析等来证实主基因的存在;另一方面,用候选基因检测法或遗传标记来定位易感基因,并用定位克隆法来鉴定这些主基因。

一、多基因遗传病易感基因定位的策略

在多基因遗传病易感基因的定位研究中，较多采用候选基因法和全基因组扫描。

（一）候选基因法

将可能与某个多基因遗传病相关的一组已知基因作为候选基因，通过家系调查和连锁分析，找出易感基因。其基本策略和步骤如下。首先确定待研究的候选基因。例如：原发性高血压的候选基因可选择参与血压调节机制的基因，如血管紧张素原基因、血管紧张素转化酶基因、内皮素基因等，已知与单基因遗传有关的高（低）血压致病基因，如醛固酮合成酶基因、11β-羟化酶基因等；动物研究中发现的有关基因，如 SA 基因。其次，将候选基因座位的遗传标记与某个多基因遗传病进行连锁分析，确定该候选基因座位是否与某个多基因遗传病相连锁。最后，筛查出与某个多基因遗传病存在连锁关系的候选基因，比较该候选基因在疾病人群与正常人群之间的频率差异，最终确定相关基因。

候选基因法针对性强、方法较简单。但也存在着一些不足，如未知功能的相关基因就不可能被选为某一多基因遗传病的候选基因；即使得到了某一候选基因与多基因遗传病之间存在连锁关系的证据，也不能排除某一相关基因在该候选基因附近的可能性；候选基因法在选择对象时也存在着盲目性。

（二）全基因组扫描

人类基因组中存在着大量可变数量的高度串联重复顺序，如微卫星 DNA 多态性（MS）和单核苷酸多态性（SNP）。它们具有种类多、分布广、呈高度多态性和易用 PCR 技术进行扩增等特点，已成为全基因组扫描和定位中最常用的遗传标记。通过多色荧光标记的微卫星 DNA 引物进行 PCR 扩增，将扩增产物在 DNA 自动测序仪上电泳，再用基因组扫描和分型软件，对电泳结果进行图像和数据处理，计算出各个微卫星位点上等位基因的大小和频率。一般用 300 多对覆盖整个基因组的微卫星引物，选择数个大家系或由 300 多个患者同胞对组成的样本进行连锁分析，就有可能将某一多基因遗传病的易感基因定位到染色体的区带上，分辨率可达 10 cM。进一步用该区域内的 DNA 遗传标记进行精细定位，就有可能将范围缩小到 1 cM 以内，以便直接进行大规模的 DNA 测序，分离并克隆出某种多基因遗传病的易感基因。

全基因组扫描的应用为多基因遗传病的基因定位带来了希望。一些常见的多基因遗传病，如 2 型糖尿病、哮喘、精神分裂症、原发性高血压等，都采用该法获得了一些易感基因，但要最终确定致病基因及找到主基因尚有许多细致的工作要做。此外，该法也存在着工作量大、技术要求高、费用昂贵等问题。

二、常用的遗传分析方法及其应用

（一）连锁分析

每个基因都按严格的顺序和一定的间距线性排列在染色体上。同一条染色体上的基因之

间存在着连锁关系。当细胞减数分裂时，同源染色体之间可发生交换，进行基因重组，其频率称为重组率(θ)。根据基因的重组率来计算两基因之间的染色体图距称为连锁分析(linkage analysis)。目前常用优势对数计分法(log odds score，简称为 lods 法)进行连锁分析。lods 法主要检测在两基因以某一重组率(θ)重组时，出现相连锁的似然性(likelihood，L)有多大。其基本公式为

$$Z(\theta) = \lg \frac{L(\theta)}{L(0.5)}$$

式中，$L(\theta)$表示重组率为 θ 时相连锁的可能性；$L(0.5)$表示重组率为 50%即不连锁的可能性。

$L(\theta)$与 $L(0.5)$之比的对数就是连锁优势的对数计分。该法的优点在于：①可用于两代小家系资料的分析；②每个家系的计算结果可逐个相加，无时间限制；③结果判断较容易，如 $Z>1$ 支持连锁，$Z>3$ 肯定连锁，$Z<-2$ 否定连锁。重组率的判断为 $\theta<0.10$ 为紧密连锁，$\theta>0.20$为松弛连锁，$0.10<\theta<0.20$ 为中度连锁。

连锁分析已被广泛地应用于病理机制不明的单基因遗传病和部分多基因遗传病的基因定位。其原理是通过对致病基因与众多的遗传标记之间的连锁分析进行基因定位。这种方法最适用于有多个患者的大家系研究，但要求临床诊断要明确，致病基因有强效作用，以及已知可能的遗传模式。而对具有复杂性状的多基因遗传病在进行连锁分析时，往往可能受到多种因素的影响，如拟表型、不完全外显率、不同的发病年龄、选型婚配、环境因素和教养因素的影响等。成功的例子有通过对乳腺癌的综合分离分析和连锁分析，将乳腺癌主易感基因($BRCA_1$)用此法定位于 17 号染色体。

(二) 受累同胞对分析法

受累同胞对(affected sib-pair，ASP)分析法是连锁分析的一种特殊形式，其特点是对系谱材料的要求低，只需一代或二代的家系成员，分析时不需准确拟定疾病表型的遗传模式，不受遗传参数的影响，对遗传异质性容许度较大，因此特别适合多基因遗传连锁分析。

ASP 分析涉及一个基本概念“血缘同一”(identical by descent，IBD)，即一条染色体的 DNA 区域或等位基因有一个共同祖先的起源。假如亲代基因型已知，在零假设的情况下，同胞对中任何位点 IBD 的机会分别是 0、1、2，基因型分布分别是 25%、50%和 25%。显然，同胞对 IBD 的机会要高于其他亲戚对(如祖孙对、叔侄对、表兄妹对和半同胞对)，更明显高于随机孟德尔分离群体。根据 IBD 的概念，当某个微卫星标记与一个疾病易感位点相连锁时，平均 ASP 的 IBD 将高于随机同胞对。当 ASP 的 IBD 超过随机同胞对的 5%～10%($P<0.05$)时，就可进行基因定位分析。

例如，在精神分裂症的研究中已采用这一方法。以美国为主的研究小组在对爱尔兰 256 个精神分裂症家系进行连锁分析时，发现染色体 6p24-22 区域的一个遗传标记位点可能与一个有中度效应的致病基因连锁；同时对这些家系的异质性研究显示，与该基因相连锁的现象存在于 15%～30%的家系中。以德国为主的联合小组对染色体 6p 的研究结果提示具有遗传标记连锁位点，部分中国人的样品在 D6S285 处存在连锁，而在欧洲人种上未能得到重复。总之，在染色体 6p24-22 区域存在着起很小效应的精神分裂症致病基因，而此区域又是人类白细胞抗原(HLA)位点末端区，提示可能与 HLA 有关。

（三）关联研究

关联研究(associated studies)是基于群体中无亲缘关系的病例组和表现型正常的对照组在某个遗传标记位点上会出现不同的频率而设计的。通过两者频率的差异，就能推测所研究的遗传标记和某个遗传病易感位点之间是否存在因果关系。肯定存在遗传标记与疾病关联的现象可归纳为两种：一种是致病基因位点与遗传标记位点存在很强的连锁不平衡(linkage disequilibrium)，另一种是遗传标记位点本身与多基因遗传病的发生有关。

连锁不平衡的原理是遗传标记位点和致病基因位点之间如果足够近，则在减数分裂时它们就不会随机重组分离。连锁不平衡可以被认为是对连锁分析的补充，但在未知连锁的条件下，也可以通过连锁不平衡确定致病基因位点。连锁不平衡相对于连锁分析而言，更易找到只有很弱效应的基因；相对于其他几种遗传模式而言，连锁不平衡更适合于多基因遗传模式。但在实际检测中，连锁不平衡也有不利方面，只能在一定条件下有效，如需要低的突变率、遗传标记位点与致病基因位点之间足够近等，以避免频繁的重组和需要大的样本量。

目前连锁不平衡已用于多基因遗传病易感基因的研究，如强直性脊柱炎与HLA-B27存在显著关联。病例组与HLA-B27的关联高达90%，而一般群体只有9%的关联。22q12-q13区域的遗传标记D22S278和D22S283与精神分裂症间存在等位基因关联。

（四）动物模型的多基因分析

以人类作为多基因遗传病研究的材料有着一些难以克服的弊端：①人类的世代长，不利于研究三代或三代以上的家系；②人类遵循随机婚配的原则，而且不能拿人做遗传学实验；③多基因遗传病均不同程度存在着遗传异质性的问题；④多基因遗传病还受环境因素的影响，病因学复杂。

要解决这些问题可先建立动物模型，通过动物模型的分析，找出与人类相近的病理变化，以及控制这些变化的遗传基础。常用的有啮齿类的小鼠。小鼠世代短，多胎妊娠，且与人类基因组之间具有较高的同源性，为研究提供了丰富的实验材料，选择纯种小鼠可消除遗传异质性的影响，可根据需要，将小鼠改造成转基因小鼠、基因剔除小鼠和基因替换小鼠。

动物模型在人类多基因遗传病的研究中起着越来越大的作用。例如：小鼠遗传性高血压的多种实验模型的建立，定位了十多个与血压变异有关的位点；在肥胖伴糖尿病的小鼠中发现一种ob/ob基因，该基因与人类存在84%的同源性，该基因的缺失会导致leptin蛋白的缺乏，从而产生严重肥胖和糖尿病的发生。这些动物模型的研究均为人类攻克高血压、肥胖和糖尿病等提供重要启示。

总之，多基因遗传病的遗传分析和易感基因的定位是一个复杂的系统工程，随着人类基因组计划的快速发展、各种信息资源的高度共享和新技术的不断出现，多基因病的基因定位将日益完善，多基因病的基因诊断和基因治疗将成为可能。

（肖福英）

第7章　染色体病

因先天性染色体数目异常或结构畸变而引起的疾病称为染色体病(chromosomal disorder)。

染色体是遗传物质——基因的载体，在细胞分裂期高度螺旋为棒状，在分裂期解螺旋，称染色质。1960 年，在美国丹佛(Denver)市召开了第一届国际细胞遗传学会议，讨论并确立了世界通用的细胞内染色体组成的描述体系——Denver 体制。这个体制按照各对染色体的大小和着丝粒位置的不同将 22 对染色体由大到小依次编为 1 至 22 号，并分为 A、B、C、D、E、F、G 共 7 个组，X 和 Y 染色体分别归入 C 组和 G 组。人类单倍染色体组($n=23$)上有 20000～25000 个结构基因，各染色体上的基因有严格的排列顺序，各基因间的毗邻关系恒定。人类 1～22 号常染色体和 X、Y 两条性染色体形成了 24 个基因连锁群(linkage group)。染色体发生任何数目异常，或是微小的结构畸变(如缺失、重复、易位等)，都可能导致基因的增加或缺少，从而产生临床效应。染色体异常常伴有多种畸形，故又称染色体畸变综合征。目前已发现人类的染色体数目异常和结构异常有 10000 多种，已确定或已描述过的染色体综合征有 100 多种，这些染色体畸变如涉及的是第 1～22 号染色体的，称常染色体病(autosomal disease)，如涉及的是性染色体 X 或 Y，则称性染色体病(sex chromosomal disease)。根据统计资料，新生儿的染色体异常发生率为 0.5%～1%，人群中外表正常但携带某种异常染色体的个体，其频率为 0.25%～0.47%，在孕早期流产的胎儿中，约 50%是染色体异常引起的，染色体病已成为临床上较常见且危害较严重的病种之一。

第1节　染色体畸变

染色体畸变(chromosome aberration)是指体细胞或生殖细胞内染色体发生了异常改变。在配子形成期或合子期(约受精后 24 小时内)发生的染色体畸变，将导致个体全身所有的细胞均带有畸变的染色体，即形成各种常见的单体型、三体型、部分单体型、部分三体型等染色体病患者；在胚胎早期的卵裂及桑椹胚期(受精后 3～4 天内)发生的染色体畸变，将导致个体发育成含有不同百分比核型的染色体病嵌合体患者；其后由于 3 个胚层的分化，某一胚层发生的染色体畸变，将累及由该胚层发育而来的相关器官系统。胎儿出生后，在各种内外环境因素的影响下，某组织的体细胞发生突变，通过有丝分裂，它可将该突变传给其子细胞而形成克隆，有可能导致相应部位的肿瘤发生。

染色体畸变可分为数目畸变和结构畸变两大类，其中数目畸变又可分为整倍性改变和非整倍性改变。结构畸变主要有缺失、重复、插入、易位和倒位等。当一个个体的细胞有两种或两种以上不同核型的细胞系时，这个个体就被称为嵌合体(mosaic)。无论数目畸变，还是结构畸变，其实质是涉及染色体或其某节段上基因群的增减或位置的转移，使遗传物质发生改变，导致染色体异常综合征，或称染色体病。

一、染色体畸变发生的原因

染色体畸变可以自发地产生，称为自发畸变(spontaneous aberration)；也可通过物理的、化学的和生物的诱变作用而产生，称为诱发畸变(induced aberration)；还可由亲代遗传而来。造成染色体畸变的原因是多方面的，主要包括化学因素、物理因素和生物因素，这些因素与导致基因突变的因素基本相同。一般而言，引起染色体畸变的剂量或能量要大大超过引起基因突变的剂量或能量。

(一) 化学因素

1. 药物

某些药物特别是一些抗肿瘤药物、保胎及预防妊娠反应的药物均可引起人类染色体畸变或产生畸胎。如环磷酰胺、氮芥、白硝安(马利兰)、氨甲喋呤、阿糖胞苷等抗癌药物可导致染色体畸变；抗痉挛药物苯妥英钠可引起人淋巴细胞产生多倍体细胞。

2. 农药

许多化学合成的农药可以引起人类细胞染色体畸变。如农药中的除草剂、杀虫的砷制剂等都是染色体畸变的诱变剂；敌百虫类农药、有机磷农药，可使染色体畸变率增高。

3. 工业毒物

工业毒物如苯、甲苯、铝、砷、二硫化碳、氯丁二稀、氯乙烯单体等，都可以导致染色体畸变。长期接触这些有害毒物的工人，其染色体的畸变率比一般群体要高。

4. 食品添加剂

某些食品的防腐剂和色素等添加剂中所含的化学物质也可以使人类染色体发生畸变，如硝基呋喃基糖酰胺 AF-2、环已基糖精等。

(二) 物理因素

在大自然空间存在的各种各样的射线可对人体产生一定的影响，但其剂量极微，因此影响不大。但大量的电离辐射对人类具有极大的潜在危险。例如放射性物质爆炸后散落的放射性尘埃、医疗上所用的放射线等，对人体都有一定的损害。工业放射性物质的污染也可引起细胞染色体的改变。细胞受到电离辐射后，可引起细胞内染色体发生异常，畸变率随射线剂量的增高而增高。最常见的畸变类型有断裂、缺失、双着丝粒染色体、易位、核内复制等，这些畸变都可使个体出现临床症状。射线既可影响体细胞又可影响生殖细胞，如果一次照射大剂量的射线，可在短期内引起造血障碍而导致个体死亡。长期接受射线治疗或从事放射工作的人员，由于微小剂量的射线不断积累，也会引起体细胞或生殖细胞染色体畸变。有实验证明，受照射的卵细胞，其染色体不分离的频率明显高于未受照射组。同时还发现，这一现象在年龄较大的小鼠中更为明显。还有报道指出，受到过电离辐射的母亲生育唐氏综合征患儿的风险明显增高。

(三) 生物因素

导致染色体畸变的生物因素包括两个方面。一是由生物体产生的生物类毒素所致；二是某些生物体如病毒本身可引起染色体畸变。霉菌毒素具有一定的致癌作用，同时也可引起细胞内染色体畸变，如杂色曲霉素、黄曲霉素、棒曲霉素等；病毒也可引起宿主细胞染色体畸变，尤其是那些致癌病毒，其原因主要是由于影响 DNA 代谢；当人体感染某些病毒，如风疹病毒、乙肝病毒、麻疹病毒和巨细胞病毒时，就有可能引发染色体的畸变。如果用病毒感染体外培养细胞将会出现各种类型的染色体异常。

(四) 母亲年龄

高龄孕妇所生子女，其细胞中某一序号染色体有三条的情况要多于一般孕妇。母亲年龄越大(大于 35 岁)，生育唐氏综合征患儿的危险性就越高。母亲生育年龄只是环境因子在体内累积作用的表现形式，这与生殖细胞老化及合子早期所处的宫内环境有关。一般认为，生殖细胞在母体内停留的时间越长，受到各种因素影响的机会越多，在以后的减数分裂过程中，容易产生染色体不分离，导致染色体数目异常。

二、染色体数目异常及其产生机制

人体正常生殖细胞(精子或卵子)所包含的全部染色体称为一个染色体组(chromosome set)，因此，精子和卵子为单倍体(haploid)，以 n 表示，分别含有 22 条常染色体和 1 条性染色体(X 或 Y)；受精卵为二倍体(diploid)，以 $2n$ 表示，包括 22 对常染色体和 1 对性染色体(XX 或 XY)。以人类二倍体数目为标准，如果体细胞的染色体数目(整组或整条)增加或减少，则称为染色体数目畸变。包括整倍体改变和非整倍体改变两种形式。

(一) 整倍体改变

如果染色体的数目变化是以一个染色体组(n)为基数，整倍地增加或减少，则称为整倍体(euploid)改变，超过二倍体的整倍体，被称为多倍体(polyploid)。

在 $2n$ 的基础上，如果增加一个 n，则染色体数为 $3n$，即三倍体(triploid)；若在 $2n$ 的基础上增加两个 n，则为 $4n$，即四倍体(tetraploid)；以此类推。如果在 $2n$ 的基础上减少一个染色体组，则称为单倍体。

在人类中已知有三倍体和四倍体的胎儿，但只有极少数三倍体(图 7-1)的胎儿能存活到出生，存活者多为 $2n/3n$ 的嵌合体。在流产的胎儿中三倍体是常见的类型。一般认为，三倍体胎儿易于流产的原因是在胚胎发育过程中，细胞有丝分裂形成三极纺锤体，因而造成染色体在细胞分裂中后期时的分布和分配紊乱，最终导致子细胞中染色体数目异常，从而严重干扰了胚胎的正常发育而导致流产。四倍体比三倍体罕见，往往是四倍体和二倍体($4n/2n$)的嵌合体，活婴罕见，在流产的胚胎中可见。单倍体和四倍体以上的多倍体个体尚未见报道。

整倍体改变的机制主要有双雌受精、双雄受精、核内复制和核内有丝分裂。

1. 双雄受精

一个正常的卵子同时与两个正常精子受精称为双雄受精(diandry)。由于每个精子带有一个染色体组，所以当两个精子同时进入一个卵细胞时，就将两个染色体组同时带入了这一卵细胞，所形成的合子则含有三个染色体组(三倍体)，可形成 69,XXX，或 69,XXY，或 69,XYY 三种类型的受精卵(图 7-2)。

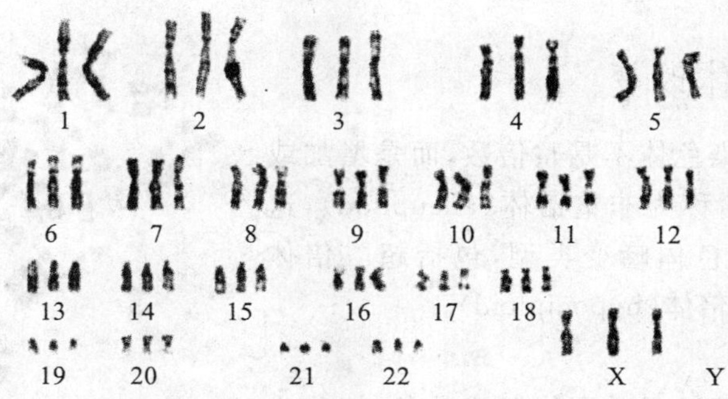

图 7-1　三倍体核型

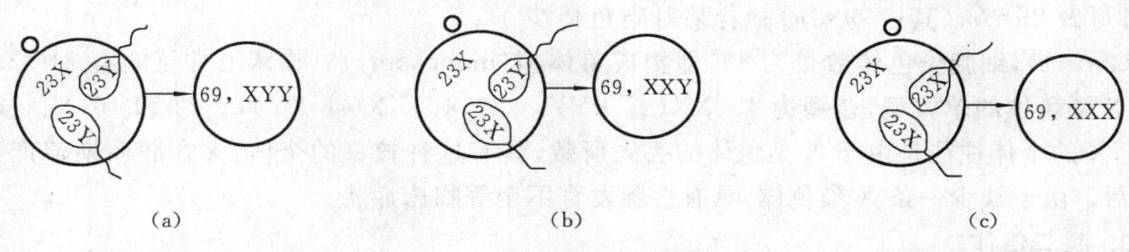

图 7-2　双雄受精

2. 双雌受精

一个二倍体的异常卵子与一个正常的精子受精，从而产生一个三倍体的合子，称为双雌受精(digyny)。在卵细胞发生的第二次减数分裂过程中，次级卵母细胞由于某种原因未形成第二极体，因此，应分给第二极体的染色体组仍留在卵细胞中，使该卵细胞成为异常卵细胞。当它与一个正常的精子结合后，就将形成含有三个染色体组的合子(三倍体)，可形成 69，XXX 或 69，XXY 两种核型的受精卵(图 7-3)。

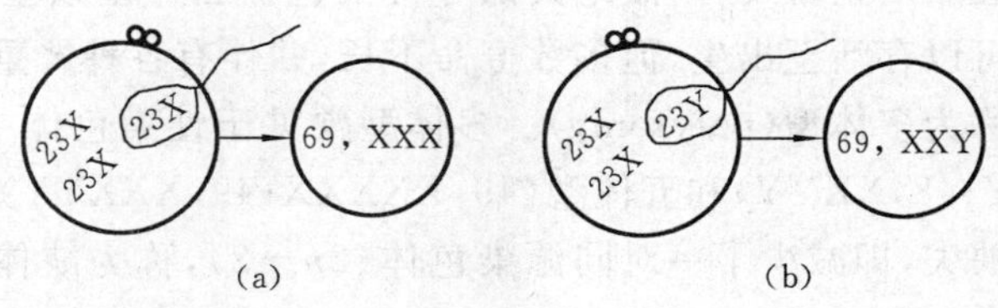

图 7-3　双雌受精

3. 核内复制

核内复制(endoreduplication)是指在一次细胞分裂时，DNA 不是复制一次，而是复制了两次，而细胞只分裂了一次。这样形成的两个子细胞都是四倍体，这是肿瘤细胞常见的染色体异常特征之一(图 7-4)。

4. 核内有丝分裂

核内有丝分裂(endomitosis)是指在正常的细胞分裂时，染色体正常复制了一次，但到分裂中期时，核膜仍未破裂，也无纺锤体的形成，因此，细胞分裂未能进入后期和末期，没有细胞质的分裂，结果细胞内含有四个染色体组，形成了四倍体。

归纳来说，三倍体的形成原因可为双雌受精或双雄受精；四倍体形成的主要原因是核内复制或核内有丝分裂。

(二) 非整倍体改变

如果体细胞中的染色体不是整倍数,而是增加或减少了一条或数条,则称为非整倍体(aneupliod),这是临床上最常见的染色体畸变类型,包括超二倍体(hyperdiploid)和亚二倍体(hypodiploid)。

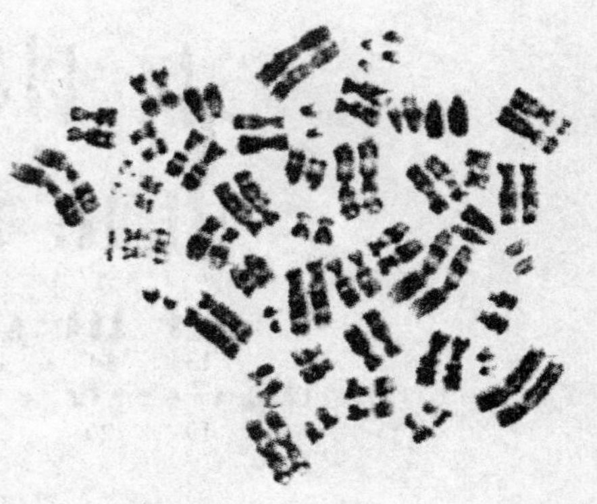

图7-4 核内复制

1. 亚二倍体

当体细胞中染色体数目少了一条或数条时,称为亚二倍体,即在 $2n$ 的基础上,减少了一条或几条染色体,可写做 $2n-m$(其中 $m<n$)。若某对染色体少了一条($2n-1$),细胞染色体数目为45,即构成单体型(monosomy)。临床上常见的有21号、22号和X染色体的单体型,核型为45,XX(或XY),-21;45,XX(或XY),-22和45,X。核型为45,X的个体往往是由于X染色体的丢失所致,具有这种核型的个体,多在胚胎期流产,少数存活。由于缺少一条X染色体,具有性腺发育不全等临床症状。

2. 超二倍体

当体细胞中染色体数目多了一条或数条时,称为超二倍体。在超二倍体的细胞中某一同源染色体的数目不是2条,而是3条、4条……。

若某对染色体多了一条($2n+1$),细胞内染色体数目为47,即构成三体型(trisomy),这是人类染色体数目畸变中最常见、种类最多的一类畸变。例如,在常染色体病中,除了第17号染色体尚未有三体型的病例报道外,其余的染色体三体型均有报道。少数常染色体三体型病例可以存活至出生,甚至可以活至成年,这表明人类增加一条额外的常染色体显然比少一条常染色体的临床症状要轻。但是由于染色体的增加,特别是较大染色体的增加,将造成基因组的严重失衡而破坏或干扰胚胎的正常发育,故绝大部分常染色体三体型核型只见于早期流产的胚胎。少数三体型病例可以存活至出生,但多数寿命不长,并伴有各种严重畸形。

三体型以上的统称为多体型(polysomy)。多体型常见于性染色体中,如性染色体四体型(48,XXXX;48,XXXY;48,XXYY)和五体型(49,XXXXX;49,XXXYY)等。如果患者细胞中一对同源染色体同时缺失,即减少了一对同源染色体($2n-2$),称为缺体型(nullosomy),人类缺体型目前尚未见报道。

(三) 非整倍体的产生机制

多数非整倍体的产生原因是生殖细胞在减数分裂过程或受精卵早期卵裂中,发生了染色体不分离或染色体丢失。

1. 染色体不分离

在细胞进入分裂中后期时,如果某一对同源染色体或姐妹染色单体彼此没有分离,而是同时进入一个子细胞,结果所形成的两个子细胞中,一个将因染色体数目增多而成为超二倍体,另一个则因染色体数目减少而成为亚二倍体,这个过程称为染色体不分离(non-disjunction)。

染色体不分离可发生于配子形成时的减数分裂过程中,称减数分裂不分离(meiotic non-disjunction);也可发生于受精卵的卵裂早期或在体细胞的有丝分裂过程中,称有丝分裂不分离(mitotic non-disjunction)。

(1) 减数分裂不分离。染色体不分离发生在第一次减数分裂，使得某一对同源染色体不分离，同时进入一个子细胞核，所形成的配子中，一半将有 24 条染色体($n+1$)，另一半将有 22 条($n-1$)。与正常配子受精后，将形成超二倍体或亚二倍体。若在第二次减数分裂时发生染色体不分离，所形成的配子的染色体数将有以下几种情况：1/2 为 n、1/4 为($n+1$)、1/4 为($n-1$)。它们与正常配子受精后，得到相应的二倍体、超二倍体、亚二倍体(图 7-5)。

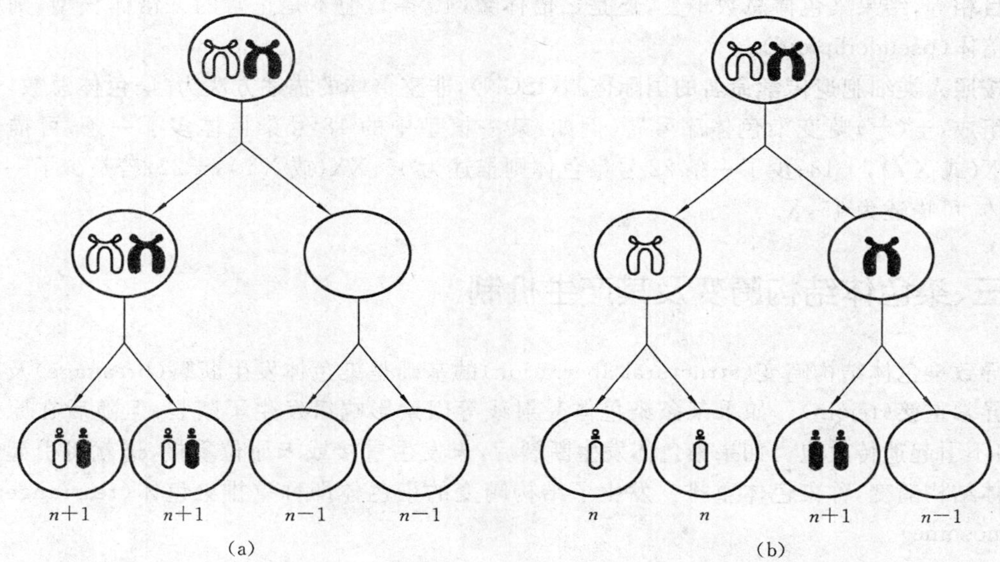

图 7-5　减数分裂中染色体不分离

(a) 同源染色体不分离　(b) 姐妹染色单体不分离

(2) 有丝分裂不分离。卵裂早期，某一染色体的姐妹染色单体不分离，可导致产生由两种细胞系或三种细胞系组成的嵌合体。染色体不分离发生在第一次卵裂时，则形成具有两个细胞系的嵌合体，一个为超二倍体细胞系，一个为亚二倍体细胞系。染色体不分离发生在第二次卵裂(图 7-6)时，即形成具有三个或三个以上细胞系的嵌合体(46/47/45)。染色体不分离发生得越晚，正常二倍体细胞系的比例越大，临床症状也相对较轻。

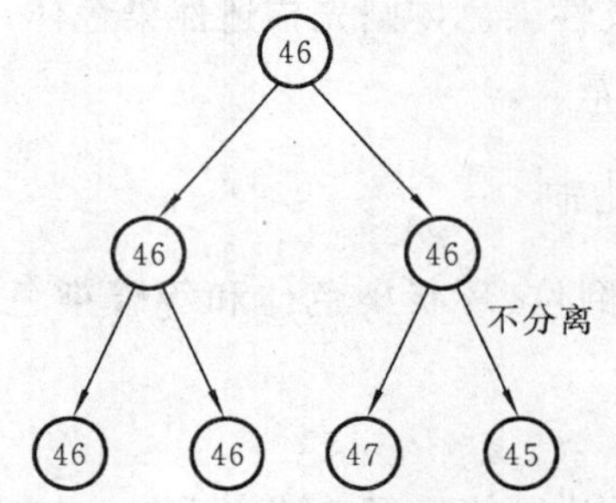

图 7-6　第二次卵裂时染色体不分离

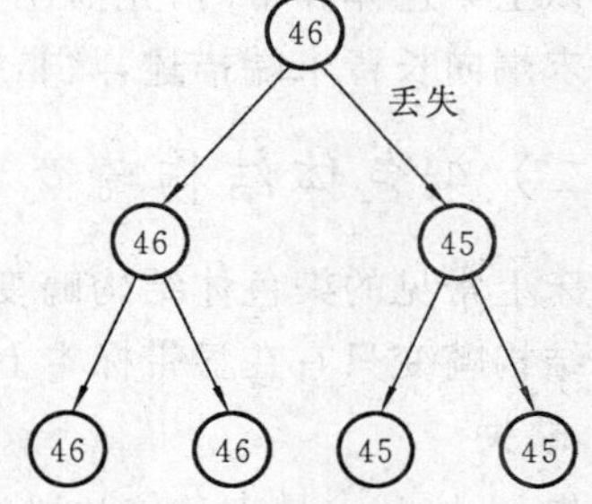

图 7-7　染色体丢失与嵌合体的形成

2. 染色体丢失

染色体丢失(chromosome lose)又称染色体分裂后期延滞(anaphase lag)，在细胞有丝分裂过程中,某一染色体未与纺锤丝相连,不能移向两极参与新细胞的形成;或者在移向两极时行动迟缓,滞留在细胞质中,最后分解、消失,造成该条染色体的丢失而形成亚二倍体。染色体丢失也是嵌合体形成的一种方式(图 7-7)。

(四) 假二倍体

有时细胞中某些染色体数目发生了异常,其中有的增加,有的减少,而增加和减少的染色体数目相等,结果染色体总数不变,还是二倍体数(46 条),但不是正常的二倍体核型,则称为假二倍体(pseudodiploid)。

按照人类细胞遗传学命名的国际体制(ISCN),非整倍体的描述方法为"染色体总数,性染色体组成,+(−)畸变染色体序号"。例如:某一核型中的 18 号染色体多了一条,可描述为 47,XX(或 XY),+18;少了一条 22 号染色体则描述为 45,XX(或 XY),−22;若是少了一条 X 染色体,可描述为 45,X。

三、染色体结构畸变及其产生机制

导致染色体结构畸变(structural aberration)的基础是染色体发生断裂(breakage)及断裂后的异常重接(rejoin)。如果某条染色体受射线等因素影响后发生了断裂,但随后在原位重接,将不引起遗传效应。如果染色体发生断裂后,未发生重接或未原位重接,这就将引起各种染色体结构畸变,称染色体重排。发生了结构畸变的染色体即称重排染色体(rearrangement chromosome)。

(一) 染色体结构畸变的描述方法

人类细胞遗传学命名的国际体制(ISCN)制定了有关人类染色体以及染色体畸变等的命名方法。结构畸变染色体核型的描述方法有简式和详式两种。①简式。对染色体结构的改变只用其断裂点来表示。按国际命名规定,应依次写明染色体总数,性染色体组成,然后用一个字母(如 t)或三联字符号(如 del)写明重排染色体的类型,其后的第一个括弧内写明染色体的序号,第二个括弧内写明区号、带号以表示断裂点。②详式。除了简式中应写明的内容外,与简式有所不同的是,在最后一个括弧中不是只描述断裂点,而是描述重排染色体带的组成。涉及两条以上染色体异常时,先描述号数小的染色体,若涉及性染色体则先描述性染色体。一般由短臂末端向长臂末端描述,除非号数小的染色体短臂异常。

(二) 染色体结构畸变的类型及其产生机制

临床上常见的染色体结构畸变有:缺失、重复、易位、倒位、环状染色体和等臂染色体等。染色体结构畸变只有在显带标本上才能准确识别。

1. 缺失

缺失(deletion)是染色体片段的丢失,缺失使位于这个片段的基因也随之丢失。按染色体断裂点的数量和位置,缺失可分为末端缺失和中间缺失两类。

(1) 末端缺失(terminal deletion)。指染色体的臂发生断裂后,未发生重接,无着丝粒的片段不能与纺锤丝相连而丢失。如图 7-8(a)所示,第 1 号染色体长臂的 2 区 1 带发生断裂,其远侧端(q21→qter)丢失。这条染色体是由短臂的末端至长臂的 2 区 1 带所构成。这种结构畸变的简式描述为 46,XX(或 XY),del(1)(q21);详式描述为 46,XX(或 XY),del(1)(pter→q21:)。

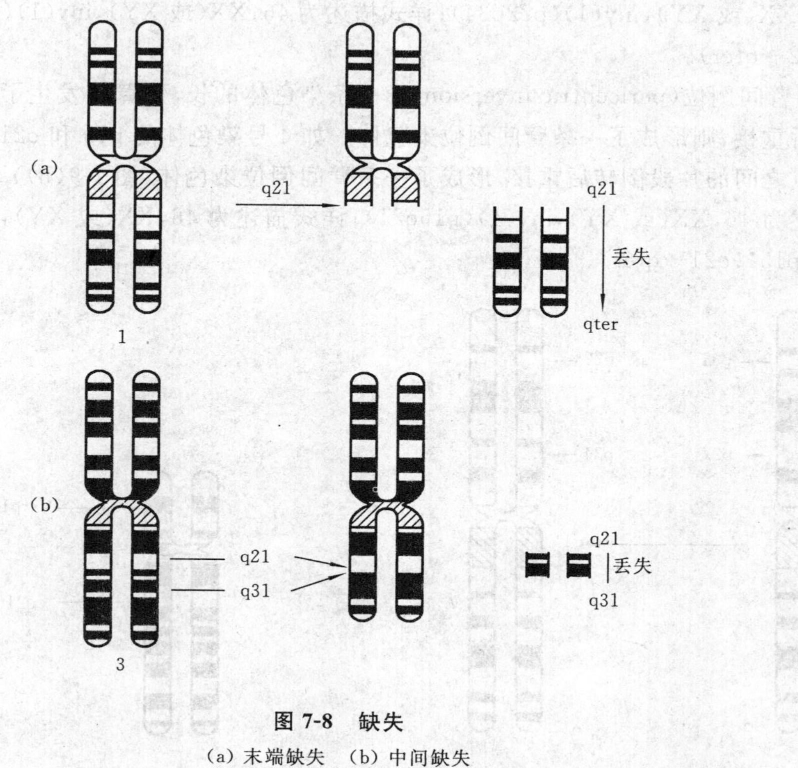

图 7-8　缺失

(a) 末端缺失　(b) 中间缺失

(2) 中间缺失(interstitial deletion)。指一条染色体的同一臂上发生了两次断裂,两个断裂点之间的片段丢失,其余的两个断片重接。如图 7-8(b)所示,3 号染色体长臂上的 q21 和 q31 发生断裂和重接,这两断裂点之间的片段丢失。这种结构畸变的简式描述为 46,XX(或 XY),del(3)(q21q31);详式描述为 46,XX(或 XY),del(3)(pter→q21::q31→qter)。

丢失的片段大小不同将产生不同的生物学效应。大片段的缺失甚至在杂合状态下也是致死的,如果缺失的部分包括某些显性基因,则同源染色体上与这一缺失相对应位置上的隐性等位基因就得以表现,这一现象称为假显性。

2. 重复

重复(duplication)是一个染色体上某一片段增加了一份以上的现象,使这些片段的基因多了一份或几份。原因是同源染色体之间的不等交换或染色单体之间的不等交换以及染色体片段的插入等。重复的分子细胞效应比缺失缓和,但如果重复片段较大也会影响个体的生活能力,甚至出现死亡。

3. 倒位

倒位(inversion)是某一染色体发生两次断裂后,两断裂点之间的片段旋转 180°后重接,造成染色体上基因重排。染色体的倒位可以发生在同一臂(长臂或短臂)内,也可以发生在两臂之间,分别称为臂内倒位和臂间倒位。

(1) 臂内倒位(paracentric inversion)。一条染色体的某一臂上同时发生了两次断裂,两断裂点之间的片段旋转 180°后重接。例如 1 号染色体 p22 和 p34 同时发生了断裂,两断裂点之间的片段倒转后重接,形成了一条臂内倒位的染色体(图 7-9(a))。这种结构畸变的简式描述为 46,XX(或 XY),inv(1)(p22p34);详式描述为 46,XX(或 XY),inv(1)(pter→p34::p22→p34::p22→qter)。

(2) 臂间倒位(pericentric inversion)。一条染色体的长、短臂各发生了一次断裂,中间断片颠倒后重接,则形成了一条臂间倒位染色体。如 4 号染色体的 p15 和 q21 同时发生了断裂,两断裂点之间的片段倒转后重接,形成了一条臂间倒位染色体(图 7-9(b))。这种结构畸变的简式描述为 46,XX(或 XY),inv(4)(p15q21);详式描述为 46,XX(或 XY),inv(4)(pter→p15::q21→p15::q21→qter)。

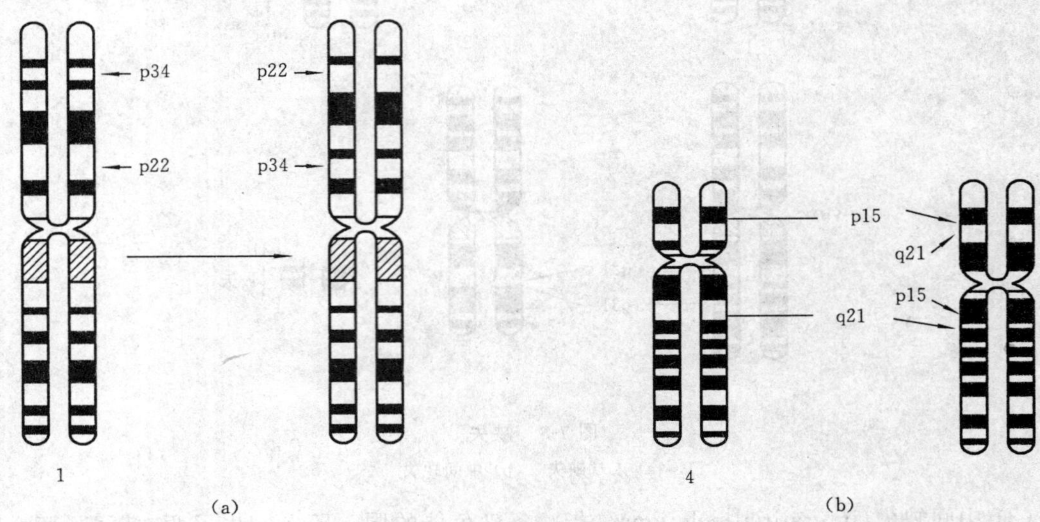

图 7-9 倒位

(a) 臂间倒位 (b) 臂内倒位

倒位染色体在减数分裂同源染色体联会时,如倒位片段很小,倒位片段可能不发生配对,其余区段配对正常;如倒位片段很长,倒位的染色体可能倒过来和正常的染色体配对,形成一个环,称为倒位环(inversion loop)。环内两条非姐妹染色单体间发生单体交换,形成 4 种类型的染色体。

4. 易位

一条染色体的断片移接到另一条非同源染色体的臂上,这种结构畸变称为易位(translocation)。常见的易位方式有相互易位、罗伯逊易位和插入易位等。

(1)相互易位(reciprocal translocation)。相互易位是两条染色体同时发生断裂,断片交换位置后重接,形成两条衍生染色体(derivation chromosome)。当相互易位仅涉及位置的改变而不造成染色体片段的增减时,称为平衡易位。如 2 号染色体长臂 2 区 1 带和 5 号染色体长臂 3 区 1 带同时发生了断裂,两断片交换位置后重接,形成两条衍生染色体。这种结构畸变的简式描述为 46,XX(或 XY),t(2;5)(q21;q31);详式描述为 46,XX(或 XY),t(2;5)(2pter→2q21::5q31→5qter;5pter→5q31::2q21→2qter)(图 7-10)。相互易位的杂合体在减数分裂粗线期,由于同源部分的联会配对而形成特征性的四射体(图 7-11)。

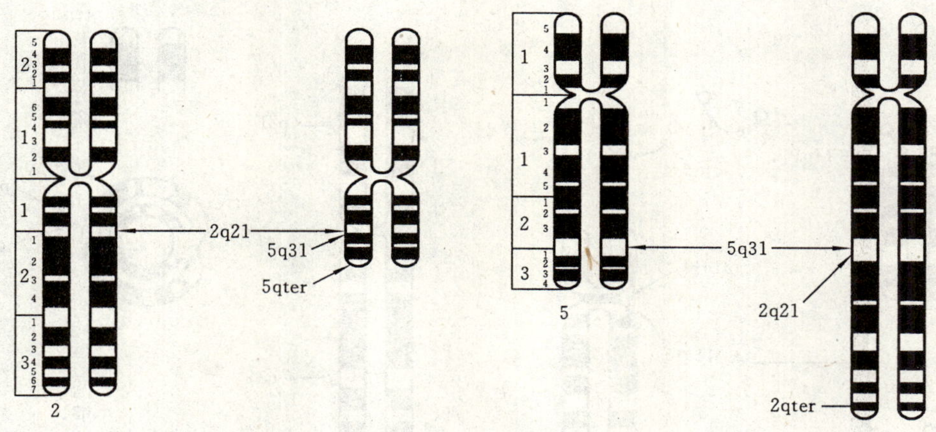

图 7-10 相互易位

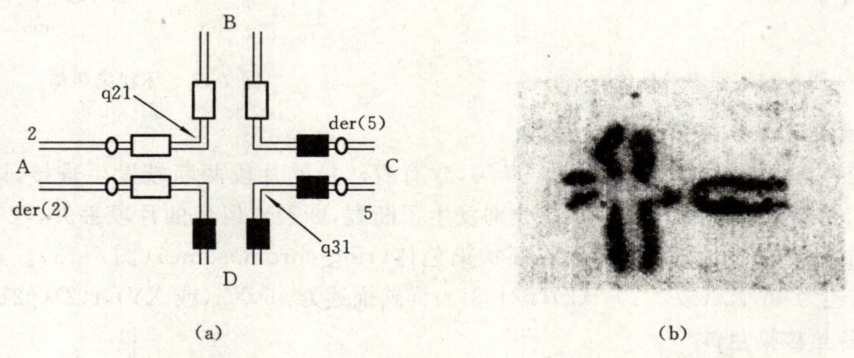

(a) (b)

图 7-11 四射体

(a) 四射体图解 (b) 四射体照片

(2) 罗伯逊易位(Robertsonian translocation)。又称着丝粒融合(centric fusion),是发生于近端着丝粒染色体的一种易位形式。当两个近端着丝粒染色体在着丝粒部位或着丝粒附近部位发生断裂后,二者的长臂在着丝粒处接合在一起,形成一条由长臂构成的衍生染色体;两个短臂则构成一个小染色体,小染色体往往在第二次分裂时丢失,这可能是由于其缺乏着丝粒或者是由于其完全由异染色质构成所致。由于丢失的小染色体几乎全是异染色质,而由两条长臂构成的染色体上则几乎包含了两条染色体的全部基因,因此,罗伯逊易位携带者虽然只有45 条染色体,但表型一般正常,只在形成配子的时候会出现异常配子,异常配子与另一正常配子受精形成的胚胎,可形成死胎而流产或出生的患儿伴有先天畸形。如 14 号染色体长臂的着丝粒(14q10)和 21 号染色体的长臂的着丝粒(21q10)同时发生了断裂,两条染色体带有长臂的断片相互连接,即在着丝粒部位融合,形成的衍生染色体包含了 21 号染色体的 21q10→qter 节段和 14 号染色体 14q10→qter 节段,其余的部分均丢失(图 7-12)。

(3) 插入易位(insertional translocation)。插入易位是指两条非同源染色体同时发生断裂,其中一条染色体的片段插入到另一条染色体的非末端部位。只有发生了三次断裂时,才可能发生插入易位。

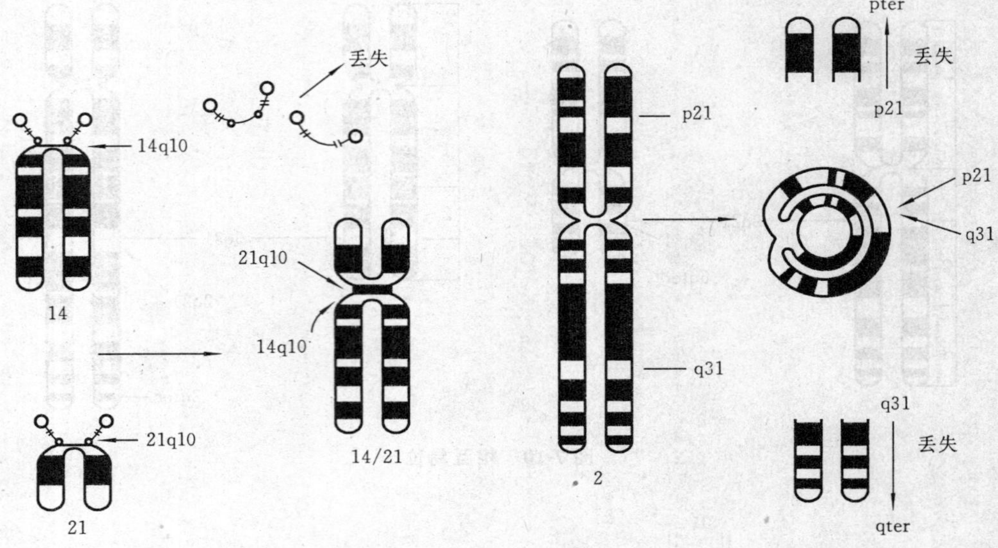

图 7-12　罗伯逊易位　　图 7-13　环状染色体

5. 环状染色体

一条染色体的长、短臂同时发生了断裂,含有着丝粒的片段两断端发生重接,即形成环状染色体。如 2 号染色体的 p21 和 q31 分别发生了断裂,断裂点以远的片段丢失,含有着丝粒的中间片段两断端 p21 与 q31 相接形成环状染色体(ring chromosome)(图 7-13)。这种结构畸变的简式描述为 46,XX(或 XY),r(2)(p21q31);详式描述为 46,XX(或 XY),r(2)(p21→q31)。

6. 双着丝粒染色体

两条染色体同时发生一次断裂后,两个具有着丝粒的片段的断端相连接,形成了一条双着丝粒染色体(dicentric chromosome)。在细胞分裂中,如果这条染色体的两个着丝粒分别被纺锤丝向相反的二极拉动,则会形成染色体桥(chromosome bridge)而容易发生断裂,故多数为不稳定的结构改变。如双着丝粒间较为靠近,则可稳定存在和传递。如 5 号染色体的 q31 和 9 号染色体的 q21 分别发生了断裂,两个具有着丝粒的染色体片段断端相互连接,形成了一条双着丝粒的衍生染色体(图 7-14)。这种结构畸变的简式描述为 45,XX(或 XY),dic(5;9)(q31;q21);详式描述为 45,XX(或 XY),dic(5;9)(5pter→5q31::9q21→9pter)。

7. 等臂染色体

一条染色体的两个臂在形态、遗传结构上完全相同,称为等臂染色体(isochromosome)。等臂染色体一般是由于着丝粒分裂异常造成的。在正常的细胞分裂中,着丝粒纵裂,姐妹染色单体分离,形成两条具有长、短臂的染色体。如果着丝粒横裂,长臂、短臂各自形成一条染色体,即形成了一条具有两个长臂和一条具有两个短臂的等臂染色体。以 X 染色体为例:①具有两个长臂的等臂染色体的简式描述为 46,X,i(X)(q10);详式描述为 46,X,i(X)(qter→q10::q10→qter)。②具有两个短臂的等臂染色体的简式描述为 46,X,i(X)(p10);详式描述为 46,X,i(X)(pter→p10::p10→pter)(图 7-15)。

8. 插入

插入(insertion)是一条染色体的片段插入到另一条染色体中的现象。它实际上也是一种

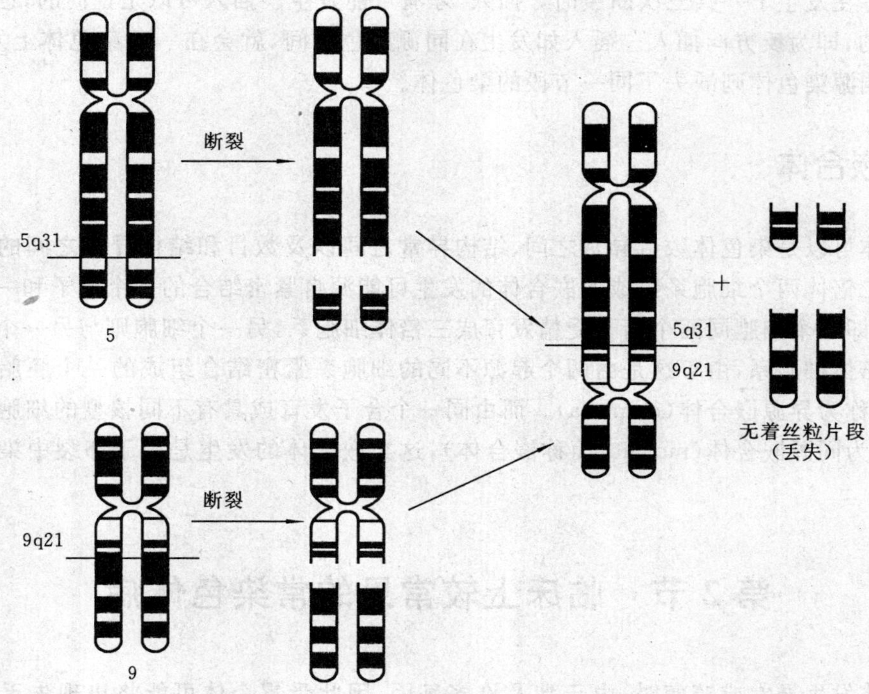

图 7-14　双着丝粒染色体

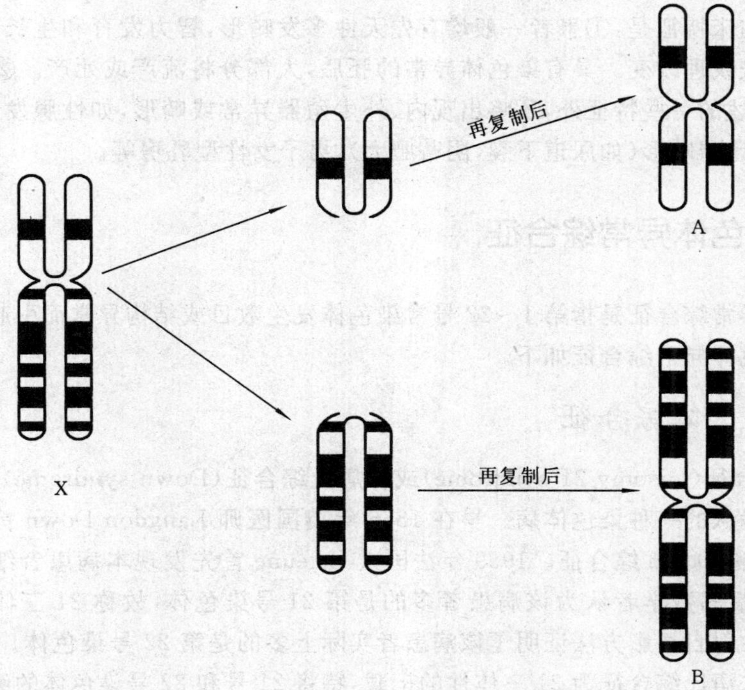

图 7-15　等臂染色体

易位。只有在发生了一共三次断裂时,“插入”才有可能发生。插入可以是正向的,也可以是倒转了180°的,即为反方向插入。插入如发生在同源染色体间,就会在一条染色体上发生重复,而另一条同源染色体则缺失了同一节段的染色体。

四、嵌合体

嵌合体可以是染色体数目异常之间、结构异常之间以及数目和结构异常之间的嵌合。由三倍体和二倍体两个细胞系组成的嵌合体的发生可能源自紧密结合的一个卵子和一个极体的各自受精,即一个细胞同两个精子受精发育成三倍体细胞系,另一个细胞则与另一个精子受精发育成二倍体细胞系,由于这是由两个起源不同的细胞系紧密结合组成的一个胚胎发育而成的机体,故称为异源嵌合体(chimera)。而由同一个合子发育成具有不同核型的细胞系所组成的个体,称为同源嵌合体(mosaic,简称嵌合体),这类嵌合体的发生是由于卵裂中染色体的不分离。

第2节　临床上较常见的常染色体病

染色体发生异常或畸变时,由于涉及许多基因,因此受累个体可能将出现先天性多发畸形,智力、身体发育迟缓以及流产或死胎等症状。染色体病表型的轻重程度主要取决于染色体上所累及基因的数量和功能。当性染色体异常时,还将导致内外生殖器异常或畸形。因此,染色体病的一般临床特征是:①患者一般均有先天性多发畸形,智力发育和生长发育迟缓,有的还有特异的皮肤纹理改变。具有染色体异常的胚胎,大部分将流产或死产。②性染色体异常的患者,除有上述的一些特征外,还将出现内、外生殖器异常或畸形,如性腺发育不良,第二性征不发育,外生殖器畸形(如尿道下裂,阴蒂肥大),男子女性型乳房等。

一、常染色体异常综合征

常染色体异常综合征是指第1～22号常染色体发生数目或结构异常而引起的疾病。临床较常见的常染色体异常综合征如下。

(一) 21三体综合征

21三体综合征(trisomy 21 syndrome)或称唐氏综合征(Down syndrome),是人类最常见的也是最早被确认的一种染色体病。早在1866年英国医师Langdon Down首次对此病进行过临床描述,故称Down综合征。1959年法国人Lejeune首先发现本病患者细胞中多了一条G组染色体,以后多数学者认为该病患者多的是第21号染色体,故称21三体综合征。1965年Yunis等用放射自显影方法证明了该病患者实际上多的是第22号染色体。1971年巴黎会议为了照顾过去唐氏综合征为21三体性的记载,特将21号和22号染色体的编号加以调换。

活产婴儿中21三体综合征的发生率约为1∶800。21三体综合征患儿在出生时即已有明显的特殊面容(图7-16),且常呈现嗜睡和喂养困难。随着年龄增长,其智能低下表现逐渐明显，动作发育和性发育延迟。约30%患儿伴有先天性心脏病等其他畸形。因免疫功能低下，易患各种感染，白血病的发生率也增高。如存活至成人期，则常在30岁以后出现老年性痴呆症状。具体症状和体征可归纳分为以下八个方面。

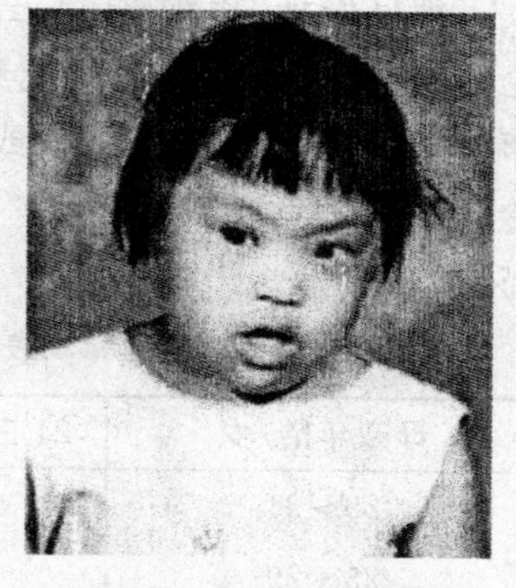

图7-16　21三体综合征患者

(1) 特殊面容。头颅小而圆，眼距宽，眼裂小，外眼角上斜，或有内眦赘皮，鼻梁低平，外耳小，硬腭窄，舌常伸出口外，流涎较多。

(2) 智能低下。是其最突出、最严重的表现，智商通常在25～50之间，抽象思维能力受损最大。

(3) 语言发育障碍。患儿说话的平均年龄比正常儿童延迟3～5年，多有发音缺陷、声音低哑、口齿含糊不清，口吃发生率高。

(4) 行为障碍。21三体综合征患儿大多性情温和，常傻笑，喜欢模仿和重复一些简单的动作，经过反复训练可进行一些简单劳动。少数患者任性、多动，甚至有破坏攻击行为；有些患儿则显示畏缩倾向，伴有紧张症的情绪。

(5) 运动发育迟缓。患儿在出生后早期运动功能与正常同龄儿差别可能不大，但随年龄增长其差别增大。在不同的患者中运动发育的情况也相差很大。21三体综合征患者可执行简单的运动，如穿衣、吃饭等，但动作笨拙、不协调、步态不稳。

(6) 体格发育落后。身材矮小，骨龄滞后，出牙迟且常错位。四肢短，韧带松弛，四肢关节可过度弯曲。手指粗短，小指向内弯曲。动作发育和性发育均延迟。

(7) 伴发畸形。约50%的患儿伴有先天性心脏病或胃肠道畸形，视力障碍，甲状腺功能低下。因免疫功能低下，易患各种感染，白血病的发生率增高10%～30%。

(8) 指纹改变。通贯手，atd角增大；第4、5指挠箕增多；脚拇指球区胫侧弓形纹和第5指只有一条指褶纹。

根据患者的核型组成的不同可分为以下三种类型。

1. 21三体型

约95%唐氏综合征患者属于此类型。患者的核型为47，XX(或XY)，+21，即患者的第21号染色体不是两条，而是三条(图7-17)。

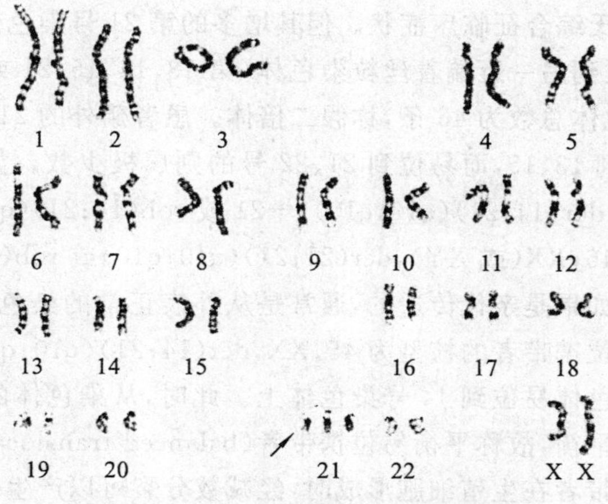

图7-17　21三体综合征女性患者核型

现已确证,单纯性 21 三体型的产生原因是生殖细胞形成过程中,在减数分裂时第 21 号染色体发生不分离,结果形成染色体数目异常的精子(24,X 或 24,Y)或卵子(24,X),与正常的卵子(23,X)或精子(23,X 或 Y)受精后,即产生 21 三体型的患儿。此型的发生率随母亲的年龄增高其发生率亦增高(表 7-1)。生过此型患儿的父母,再生同类患儿的经验风险为 1%～2%。

表 7-1　母亲年龄与 21 三体综合征发生率的关系

母亲年龄/岁	21 三体型患儿发生率	母亲年龄/岁	21 三体型患儿发生率
20～24	1/1400	37	1/225
25～29	1/1100	38	1/175
30	1/900	39	1/140
31	1/900	40	1/100
32	1/750	41	1/80
33	1/625	42	1/65
34	1/500	43	1/50
35	1/385	44	1/40
36	1/300	45 及以上	1/25

2. 嵌合型

此类型较少见,此型的发生原因是正常的受精卵在胚胎发育早期的卵裂过程中,21 号染色体发生不分离的结果而形成 46/47/45 细胞系的嵌合体。但由于 45,－21 的细胞易被选择性淘汰,故患者的核型常为 46/47,＋21 的嵌合型。根据染色体不分离发生的早晚,核型中的正常与三体间的比例不同。47,＋21 细胞的比例较大时,其临床症状较重;比例较小时,临床症状较轻。所以,本类型患者的临床症状多数不如 21 三体型严重。如 47,＋21 细胞系比例低于 9%时,一般不表现出临床症状。

3. 易位型

约 4%的唐氏综合征患者属于此类型。1960 年 Polani 首次报告了易位型 21 三体的病例。易位型患者有典型的唐氏综合征临床症状。但其增多的第 21 号染色体不像单纯性 21 三体型那样独立存在,而是易位到另一近端着丝粒染色体(第 13、14、15、21 或 22 号染色体)上,两者合成一条,故患者的染色体总数为 46 条,称假二倍体。患者额外的 21 号染色体多数易位到第 14 号染色体,少数易位到 13、15,而易位到 21、22 号的则属极少数。如为 14/21 易位,患者的核型为 46,XX(或 XY),der(14;21)(q10;q10),＋21 或 rob(14;21)(q10;q10),＋21;如为 21/21 易位,患者的核型为 46,XX(或 XY),der(21;21)(q10;q10)或 rob(21)(q10;q10)。

患者的易位染色体如果是亲代传递的,通常是从外表正常的染色体平衡易位携带者母亲遗传来的。这种平衡易位携带者的核型为 45,XX,der(14;21)(q10;q10)或 rob(14;21)(q10;q10),即有一条 21 号染色体易位到 14 号染色体上。此时,从染色体的总数来看少了一条,但从基因成分来看仍保持平衡,故称平衡易位携带者(balanced translocation carrier)。

染色体平衡易位携带者在生殖细胞形成时,经减数分裂可以产生 6 种类型的配子(14,21;14/21;14/21,21;14;14/21,14;21),故与正常个体婚配后,理论上将产生 6 种合子,其中 4 种与正常配子受精形成合子的核型见图 7-18：①核型为 46 的正常个体；②核型为 45，XX（或XY），－21 的个体，因少了一条第 21 号染色体（21 单体型）而流产；③核型为 46，XX（或 XY），der(14;21)(q10;q10)，＋21 的个体，实际上是多了一条第 21 号染色体的 14/21 易位型 21 三体型患者；④核型为 45，XX（或 XY），der(14;21)(q10;q10)的个体是 14/21 染色体平衡易位携带者，其余两种 14 三体和 14 单体均会自然流产。请大家思考一下另外的两种可能的情况。

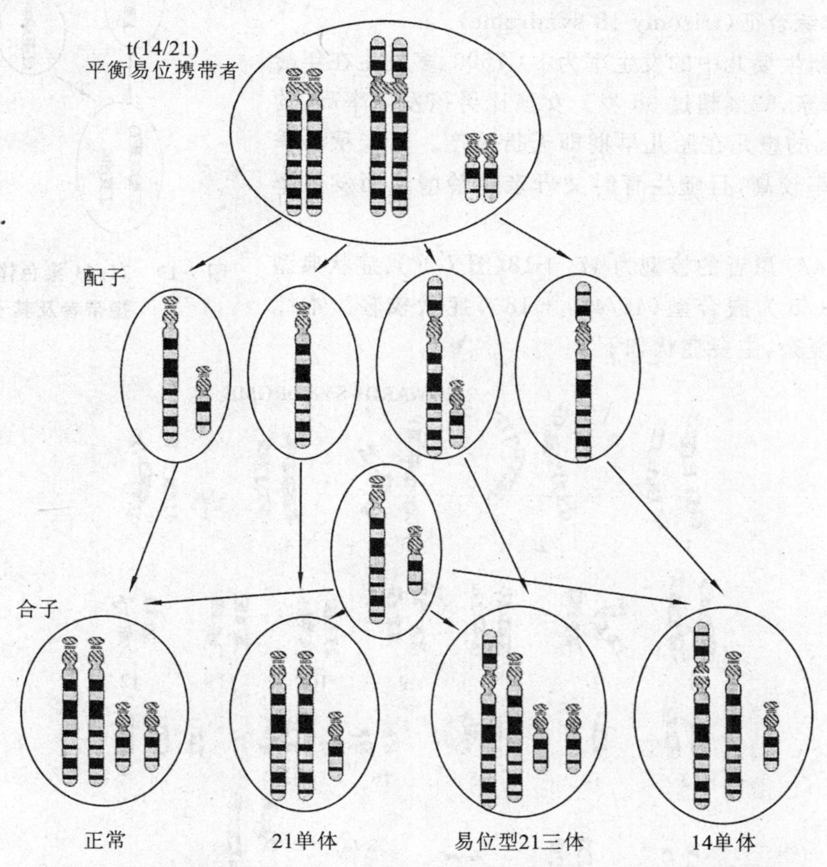

图 7-18　14/21 染色体平衡易位携带者产生的部分配子及其子女核型图解

这类染色体平衡易位携带者，虽然外表正常，但结婚妊娠后，常有自然流产史或死胎，所生的子女中，约 1/3 正常，1/3 为易位型唐氏综合征，1/3 为平衡易位携带者。

如果父母之一是 13/21，15/21，21/22 平衡易位携带者，则其子女情况与 14/21 易位的类型相似。如果父母之一是 21/21 平衡易位携带者，则婚后所孕胎儿中，一半胎儿的核型为 45，－21，将因少掉一条第 21 号染色体而绝大多数流产；另一半胎儿核型为 46，XX（或 XY），der(21;21)(q10;q10)的 21/21 易位型 21 三体型患儿（图 7-19），即活婴 100％受累。

如上所述，典型的 21 三体综合征发病率随母亲年龄增大而增高，而易位型唐氏综合征则一般常见于年龄较轻的父母所生子女。由于后者的双亲之一是染色体平衡易位携带者，故发病具有明显的家族倾向。及时检出这些平衡易位携带者，给出家庭孕育正常健康孩子的指导，对降低唐氏综合征的发病率具有重要作用。

(二) 18 三体综合征(Edwards 综合征)

1960 年 Edwards 在未显带标本上，首先发现此症的病因是多了一条 E 组染色体，但未能确定是哪一条染色体。1961 年 Patau 证实多的一条染色体为 18 号染色体后，始定名为 18 三体综合征(trisomy 18 syndrome)。

本病在新生婴儿中的发生率为 1∶7500，多发生在年龄较大的父、母亲，52%超过 35 岁。女孩比男孩发生率高，约为 3∶2，95%的患儿在胎儿早期即夭折流产。母亲秋冬季受孕者发生率较高，且随生育时父母亲年龄增长而发生率有所增加。

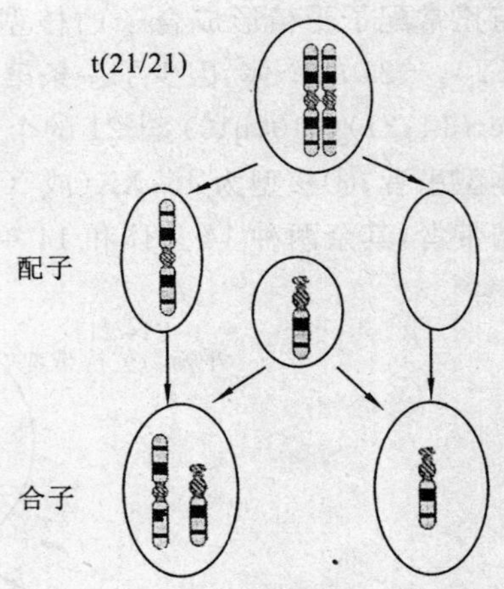

图 7-19　21/21 染色体平衡易位携带者及其子女图解

本症的 4/5 患者的核型为 47，+18(图 7-20)，症状典型(图 7-21)。1/5 为嵌合型(46/47，+18)，症状较轻。本综合征症状较复杂，主要症状如下：

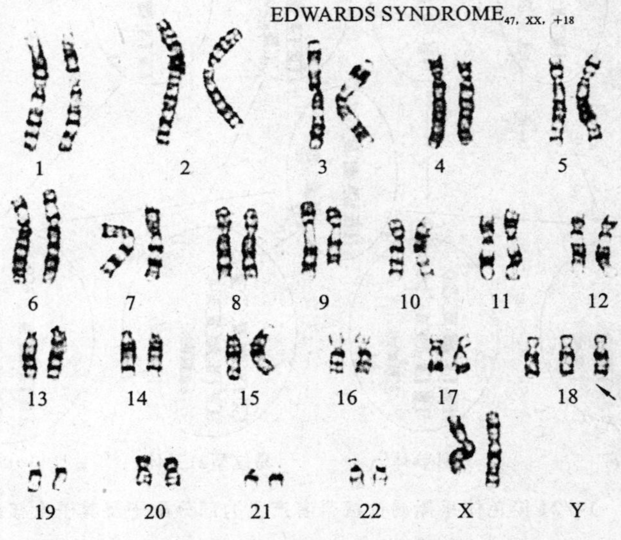

图 7-20　18 三体患者的核型

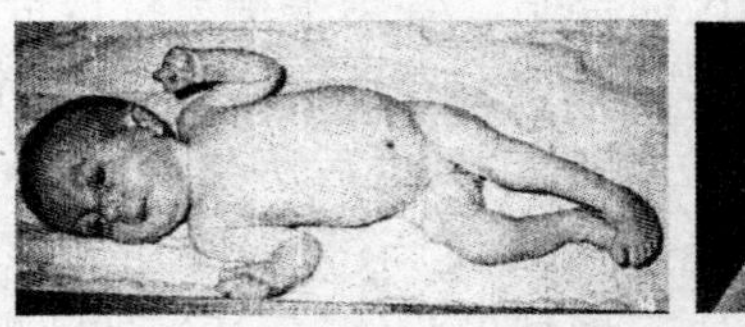
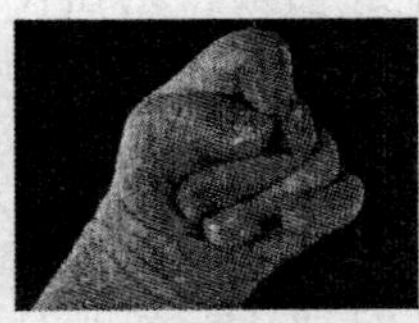

图 7-21　18 三体综合征患者外观及其握拳姿势

1. 生长发育

出生时体重与母亲妊娠时间相比，相对较低，平均约 2240 g，精神和运动发育迟缓，体格小，哺乳困难，对声响反应微弱，骨骼和肌肉发育不良。最初肌张力减退，以后增高。

2. 多发畸形

(1) 颅面部。头前后径长，头围小，枕骨突出。两眼及眉距增宽，两侧内眦赘皮，角膜混浊，眼睑下垂，小眼畸形常见。鼻梁细长及隆起，鼻孔常向上翻。嘴小，腭弓高且窄，下颌小。耳有明显特征：耳位低，耳廓平，上部较尖。此外，偶见脑膜膨出、唇裂、腭裂、后鼻孔闭锁及外耳道闭锁等畸形。

(2) 胸部。胸骨短，乳头小，发育不良，两乳头距离远。95%以上病例有心脏畸形，常见室间隔缺损及动脉导管未闭，房间隔缺损则少见，亦可见主动脉或肺动脉二瓣化、主动脉缩窄、法洛氏四联症、主动脉骑跨、右位心、右位主动脉弓等。这些心血管畸形常是死亡原因。还可出现食管气管瘘。右肺异常分节或缺如。

(3) 腹部。腹肌缺陷多见脐疝、腹股沟疝及腹直肌分离。幽门狭窄、膈疝、美克尔憩室亦较多见。尚可见胰或脾异位，肠回转不良、胆石症、胆囊发育不良等。肾脏畸形包括多囊肾、异位肾与马蹄肾、肾盂积水、巨输尿管及双输尿管等，尤以马蹄肾、重肾、双输尿管为多见。骨盆狭窄比较常见。

(4) 四肢。手指屈曲，拇指、中指及食指紧收，食指压在中指上，小指压在无名指上，手指不易伸直，如被动地伸直，则中指及小指斜向尺侧，拇指及食指向挠侧，食指与中指分开，形成"V"字形。指甲发育不良。病儿常将两手沿头侧上举。食指、中指常有并指、多指。第五掌骨短。拇趾短且背屈。因肌张力增高，大腿外展受限。有先天性髋脱位。跟骨突出，呈摇椅形足。可见马蹄内翻足。此外，偶见短肢畸形(phocomilia)。

(5) 生殖器。男孩1/3有隐睾，女孩1/10有阴蒂和大阴唇发育不良，常可见到会阴异常和肛门闭锁。

(6) 内分泌系统。可有甲状腺发育不良，胸腺发育不良，肾上腺特别小，约2 g。

(7) 皮肤及皮纹。皮肤多毳毛，皱褶多，出现血管瘤。指纹特征包括六个以上弓形纹，第五指只有一横纹，30%有通贯手(或称猿线)以及轴三射远位，呈t′或t″。

(三) 13三体综合征(Patau综合征)

1960年Patau等在非显带标本上首先发现此症多了一条D组染色体，1966年后Yunis等用显带技术确认此症增多的是一条13号染色体。因此定名为13三体综合征(trisomy 13 syndrome)，发生频率在1/25000～1/15000。

患者的核型，以13三体型多见(图7-22)；易位型(D/D易位)不足20%；嵌合型少见。13三体型的核型为47,XX(或XY),+13。易位型核型大多数为46,XX(或XY),der(13q;13q)(q10;q10)，但亦有涉及另一条近端着丝粒染色体的，如13/14易位。

13三体综合征临床表现：患儿多发畸形比18三体综合征及21三体综合征均严重，出现生长发育障碍、喂养困难、生活力差、智能迟钝、肌张力低下，常有骤发恐惧征象和呼吸暂停及运动性惊厥发作，伴有脑电图高峰性节律不齐改变。患儿头小，前额后缩，颞部窄，前囟及骨缝宽，颅顶头皮有溃疡。睑裂呈水平线，可见不同程度的小眼至无眼(图7-23)，眼距宽，有白内障、虹膜缺损及视网膜发育异常。可见独眼畸形、大扁平三角嘴、薄嘴及小下颌。2/3病例见上唇裂，常为两侧性，并伴有腭裂。耳位低，耳轮较平而界限不清，且有耳聋。面、前额或颈背可有一个或多个血管瘤。颈部皮肤松。第12肋骨发育不良或缺失，骨盆发育不良伴髋臼角平。80%病例有先天性心脏病，主要为室间隔缺损、动脉导管未闭、房间隔缺损等。消化道畸形可见结肠旋转不良、脐和腹股沟疝、胰腺或脾组织异位等。手指屈曲,或有如18三体,或无,常见六指(趾),指甲过度凸出。足呈摇椅底样足,足跟突出。30%~60%患儿有泌尿系畸形,可见多囊肾、肾盂积水、双肾及双输尿管。男性80%有隐睾,见阴囊畸形,女性可有双角子宫、阴蒂肥大及双阴道。

X线检查:头颅骨及肋骨异常,有时缺乏第一及第二脊柱,可见骶骨增生。骨龄落后。

皮肤纹理:皮肤皱褶异常为本征重要表现。60%有通贯手。手指多弓形纹。无名指有桡侧箕纹。趾见高弓形纹。

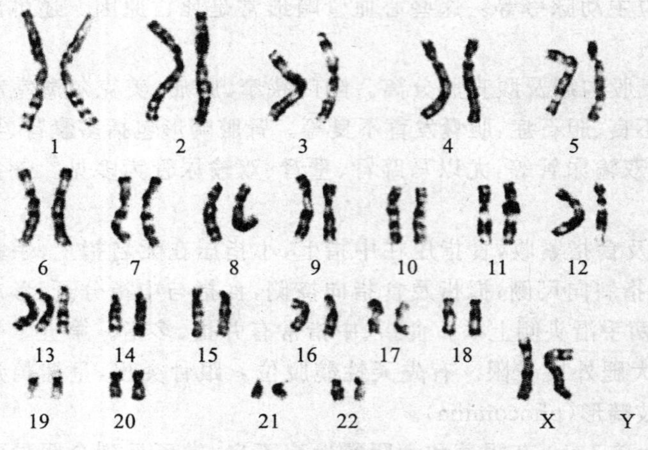

图 7-22 13 三体综合征患者核型

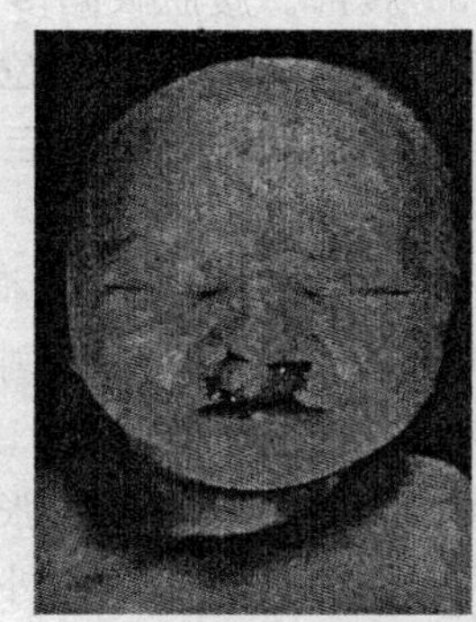

图 7-23 13 三体综合征患者外观

(四)猫叫综合征(cri-du-chat syndrome)

1963年,Lejeune等首先发现这种病例,并根据这些患儿在婴幼儿有似猫叫样哭声,特征性脸容(婴幼时脸圆,后逐渐消瘦变为长脸)和智力低下而起名猫叫综合征。婴儿期间猫叫般的哭声是该类病人最主要的特征,这与神经系统功能缺陷有关。但这一奇特的症状随着患者年龄增长会变得逐渐不明显,直至消失。1964年确证本症是5号染色体短臂部分缺失,故也称5p-综合征。患者的核型为46,XX(或XY),del(5)(p15.1)(图7-24)。本病为部分缺失综合征中最常见的类型,发生率约为1∶50000。

猫叫综合症患儿一般状态及反应差,哭声细弱似猫叫样,头小而圆,两眼眶距离过宽,下颌小、颈偏短,耳廓低位(图7-25),双手呈“断掌”掌纹。母亲孕早期有先兆流产史,新生儿期喂养困难,吐奶明显,有黄疸迁延史,喜哭吵,易激惹,哭声低微。本病是因5号染色体短臂缺失所引起。猫叫综合征最显著的特征为婴儿期有微弱的、悲哀的、似猫叫的哭声,此哭声在呼气时发生,吸气时不出现,随着年龄增长,猫叫样哭声好转。该病死亡率低,多数患儿可活到成人,但体重及身高均低于正常。由于该病有严重智能障碍及运动发育落后,建议行康复训练以促进运动功能的发育及智力发育。

(五)微小缺失和重复综合征

微小缺失和重复综合征(microdeletion and duplication syndromes)是由于染色体上一些小的缺失和重复所引起的疾病的总称,可通过高分辨染色体分析、FISH或array-CGH检测确

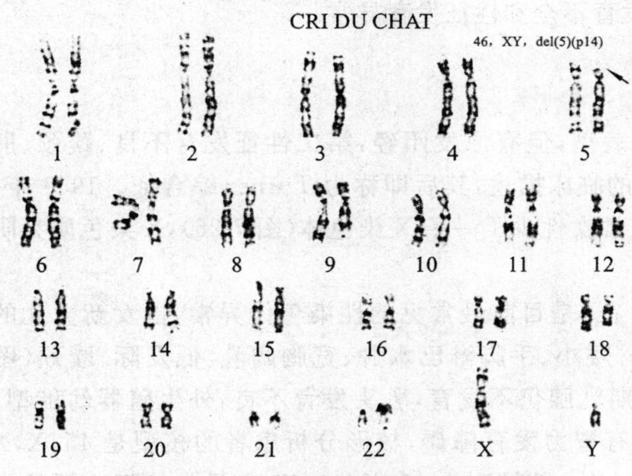

图 7-24　猫叫综合征患者的核型

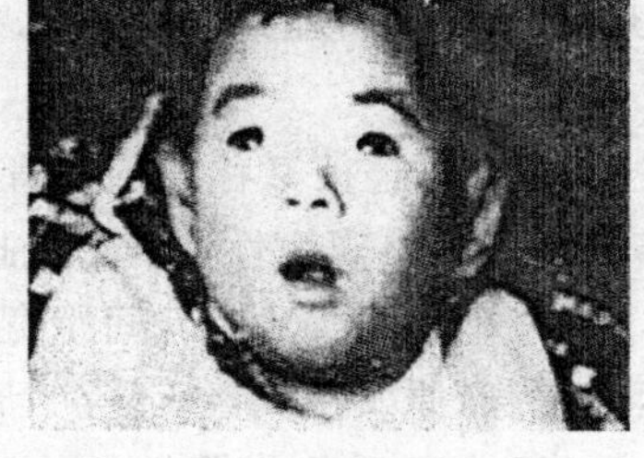

图 7-25　猫叫综合征患者脸容

定。表 7-2 列出了几种常见的染色体微小缺失和重复综合征。

表 7-2　基因组疾病涉及的低拷贝重复序列

疾　病	位　点	类　型	大小/kb	重复长度/kb
Smith-Magenis 综合征 Dup(17)(p11.2 p11.2)	17p11.2	缺失 重复	4000	175～250
Charcot-Marie-Tooth(CMT) HNLPP	17p12	重复 缺失	1400	24
DiGeorge syndrome/velocardiofacial 综合征 Cat-eye syndrome/22q11.2 重复综合征	22q11.2	缺失 重复	3000,1500	225～400
Prader-Willi/Angelman 综合征	15q11-q13	缺失	3500	400
Williams 综合征	7q11.23	缺失	1600	300～400
Neurofibromatosis	17q11.2	缺失	1400	85
Sotos 综合征	5q35	缺失	2000	400
Azoospermia(AZFc)	Yq11.2	缺失	3500	230

HNLPP＝hereditary neuropathy with liability pressure palsies

（六）常染色体断裂综合征

常染色体断裂综合征患者染色体易断裂重排，故亦称染色体不稳定性综合征。主要因 DNA 修复机制有缺陷，对各种致染色体断裂剂的敏感性高度增加。患者体细胞常有标记染色体存在，易患白血病及其他恶性肿瘤，包括着色性干皮病、Bloom 综合征、Fanconi 贫血、共济失调性毛细血管扩张症和结直肠癌。

二、性染色体异常综合征

性染色体异常综合征是指性染色体 X 或 Y 发生数目异常或结构畸变而引起的疾病。这类疾病都有共同的主要临床特征,即性腺发育不全和性征发育异常。

(一) Turner 综合征

1938 年,Turner 首先对一例具有女性表型,但有原发闭经,第二性征发育不良、蹼颈、肘外翻、身材矮小等体征的患者,作了较详细的临床描述,其后即称为 Turner 综合征。1959 年,Ford 证实此症患者的核型为 45,X,即比正常女性少了一条 X 染色体(图 7-26),X 染色质为阴性。

Turner 综合征又称性腺发育不全综合征,是目前最常见的性染色体异常,占女新生儿的 1/2500。患者外观女性,临床病征包括身材矮小、手脚淋巴水肿、宽胸阔乳、低发际、蹼颈(图 7-27)。肘外翻,盾状胸,乳间距宽,至青春期乳腺仍不发育,乳头发育不良,外生殖器幼稚型,条索状性腺,原发性闭经,不孕。部分患者有智力发育障碍,核形分析患者的核型是 45,X,X 染色质、Y 染色质均为阴性。约 15%为嵌合体,其核型为 45,X/46,XX。异常核型比例较小时,临床体征不典型,如只有体矮、原发性闭经、条索状性腺等,部分患者可有月经。若 46,XX 细胞占绝对优势,则表型似正常个体,能孕,但生育力降低。

本征发生原因是双亲之一在配子形成过程中,发生了性染色体的不分离。约 70%的染色体丢失发生在父方,约有 10%发生在合子形成后的早期卵裂时,结果导致各种嵌合体。

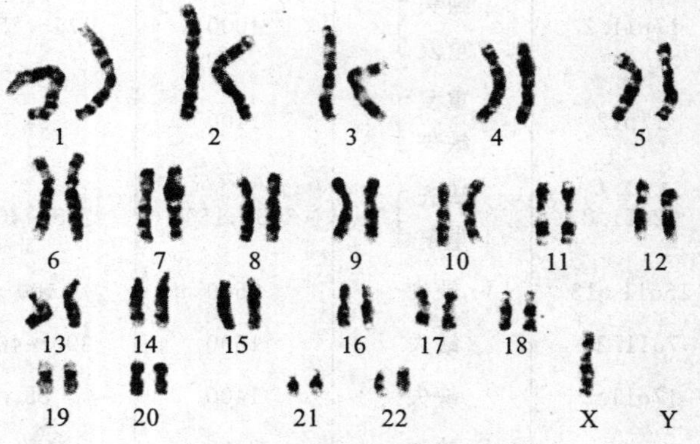

图 7-26 Turner 综合征患者核型

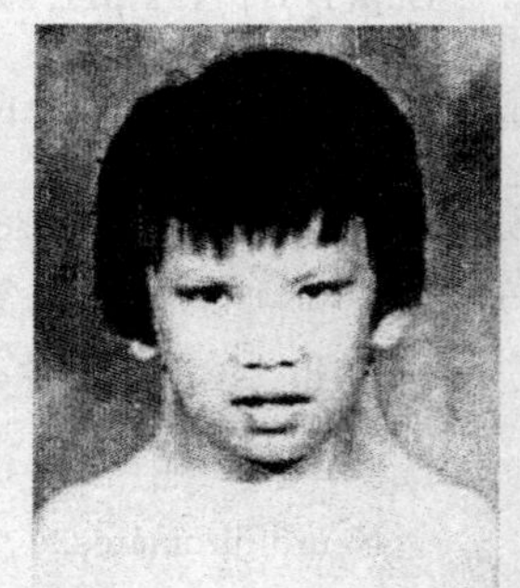

图 7-27 Turner 综合征患者外观

约 50%的病例为 X 单体型(45,X),还有各种嵌合型(45,X/46,XX;45,X/47,XXX;45,X/46,XX/47,XXX)和结构异常(46,X,i(X)(q10);46,X,i(X)(p10);46,X,r(X);46,XXp⁻;46,XXq⁻)的核型。一般,临床症状的轻重取决于正常与异常细胞系所占的比例。若 45,X 细胞系占绝对优势,则可表现出典型的 Turner 综合征的症状。若 46,XX 细胞占绝对优势,则表型近似正常个体,能孕,但生育力降低。

上述 46,X,i(X)(q10)和 46,XXp⁻的个体具有体矮和一些 Turner 体征,而 46,X,i(X)(p10)和 46,XXq⁻的个体具有 Turner 综合征的各种体征,但身高正常,这表明女性只有存在两条完整的 X 染色体的情况下,才能有正常女性性腺和性征的发育,同时,提示女性正常身高发育也与 X 染色体短臂的某些基因有关。

(二) X 三体综合征

X 三体综合征(trisomy X syndrome)又称 XXX 综合征。1959 年由 Jacobs 等首报。患者

核型多数为47,XXX(图7-28)。X染色质2个。少数核型为46,XX/47,XXX,一般为新发生的畸变。除常见智力低下甚至精神异常外,本症中大多数患者外表正常,内外生殖器、性功能一般正常。部分患者乳腺发育不良,少数有卵巢功能异常、月经失调,继发性闭经或闭经早等。有生育能力或不育。如能生育,按理论推算其后代将有50%为47,XXX或47,XXY性异常个体,但临床上难以见到,这可能是24,XX的卵子不易受精的缘故。在女性新生儿中,X三体综合征的发病率约为1/1000,在女性精神病患者中,发病率高,约4/10000。

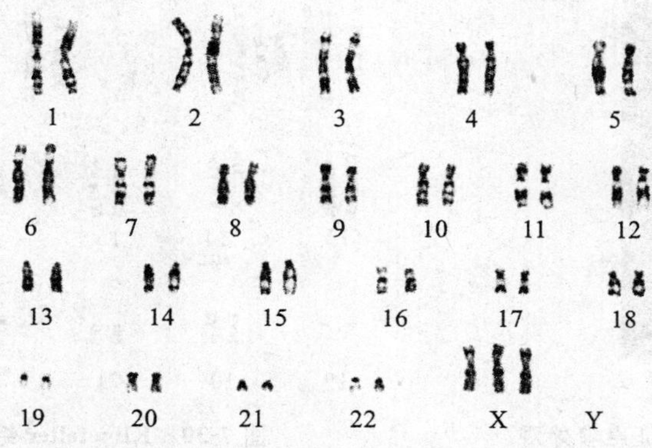

图7-28 X三体综合征患者核型

除47,XXX外,尚有核型为48,XXXX(X染色质3个);49,XXXXX(X染色质4个)的患者。她们的症状与47,XXX相似,但X染色体数越多,症状将越严重,可有严重智力低下(智商<40)和伴有其他畸形,如眼距宽,内眦赘皮,下颌前突,多发性骨骼畸形(如桡尺骨连合,第5指弯曲,髋、膝外翻,脊柱侧突,骶椎畸形)等。

(三)Klinefelter综合征

Klinefelter综合征(Klinefelter syndrome)又称XXY综合征,先天性睾丸发育不全。1942年Klinefelter首先从临床角度描述此综合征,故称Klinefelter综合征。发病率在男性中为1/1000～1/500,在男性不育症患者中占3.1%,是引起原发性睾丸功能减退常见的先天性疾病。

1959年Jacob和Strong确证此综合征患者的核型为47,XXY,X染色质一个,Y染色质一个。一般青春期后才出现症状(图7-29)。

常见核型为47,XXY(图7-30)。其余为48,XXXY;46,XY/47,XXY等。由于多余的X染色体的效应,X染色体越多,其症状越严重。例如,49,XXXXY的患者除具有本症的典型症状如内外生殖器发育极差,阴茎小,睾丸小和缺乏生精细胞外,患者智力极度低下,IQ可低至20,并常见各种畸形,如小头,短颈,蹼颈,眼距宽,近视、斜视,内眦赘皮,腭裂,桡尺骨连合,肘外翻,膝外翻,脊柱畸形,先天性心脏病(常见动脉导管未闭)等。至于嵌合型则依异常细胞系所占比例大小而有差异。例如,46,XY细胞系所占比例较大时,一侧睾丸可发育正常并有生育能力。在全部病例中,嵌合型约占15%。

47,XXY的产生原因,约60%的患者是由于其母亲生殖细胞形成中,在减数分裂时发生染色体不分离的结果。

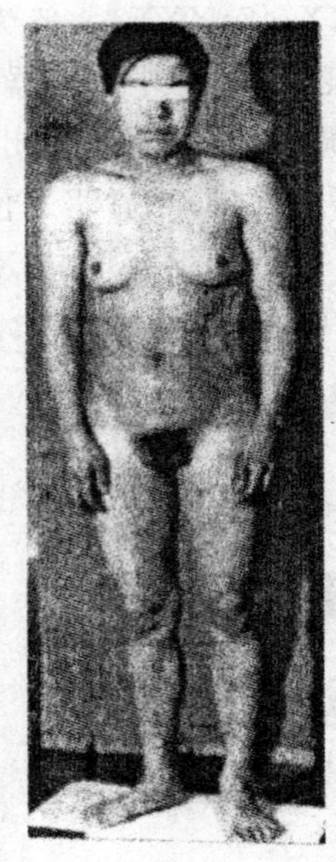

图 7-29 Klinefelter 综合征患者外观

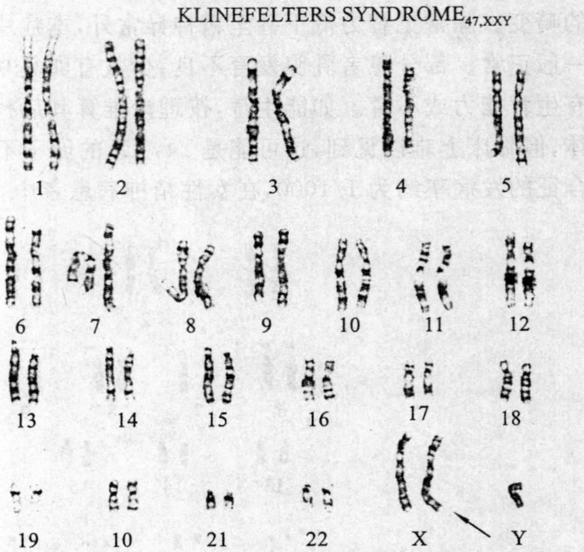

KLINEFELTERS SYNDROME$_{47,XXY}$

图 7-30 Klinefelter 综合征患者核型

(四) XYY 综合征

1961 年由 Sandberg 等首报。发生率占男性新生婴儿 1/1000 到 1/500。患者身材高大，监狱中的男犯者和精神病院中的男患者发病率高，约 1/100。

本症患者表型男性。智力一般正常，但多数有性格、行为异常，性情粗鲁、暴躁，常发生攻击性犯罪行为，此时，脑电图显示有异常，且犯罪时年龄一般较轻，据调查资料犯罪的平均年龄为 13.1 岁。患者身材高大，且有随身高增高发病频率随之增高的趋势。一些统计资料表明，体高在 1.81～1.89m 的男性中，发病率为 1/200；体高在 1.90～1.99m 的男性中，发病率为 1/30；而在 2m 以上的男性中，发病率高达 1/10。大部分患者性发育正常，有生育能力，但所生男孩 1/2 是 XYY 综合征患者。少数性腺发育不良，隐睾，阴茎小，生育力差。

除 47,XYY 核型(图 7-31)外，尚有 48,XYYY；49,XYYYY；45,X/49,XYYYY 类型的患者。这些类型的患者除性格更为暴躁外，还伴有智力发育较差，指畸形等症状。

47,XYY 综合征的产生原因，主要是患者父亲的精子发生中，第二次减数分裂时发生了 Y 染色体不分离，而形成 24,YY 精子与正常卵子(23,X)受精后形成 47,XYY 的结果。此外，已有文献报导二例 47,XYY 的男性各生育一个 47,XYY 患儿的病例。

(五) 脆性 X 染色体综合征

脆性 X 染色体(fragile X chromosome，fra X)是指在 Xq27～Xq28 带之间的染色体呈细丝样，导致其相连的末端呈随体样结构(图 7-32)。由于这一细丝样部位容易发生断裂，故称脆性部位(fragile site)，现已确定该脆性部位位于 Xq27.3。脆性 X 染色体综合征是 X 连锁智力低下综合征中发病率最高的。主要为男性发病，核型为 46,fra(X)Y。在群体中，男性中的 fra X频率为 1/1000，男性发病率为 1/1250；女性中 fra X 的频率为 1/700(受累者为 1/2000)，因此 fra X 基因的总频率为 1/850，其发病率是仅次于唐氏综合征的智力低下性疾病。

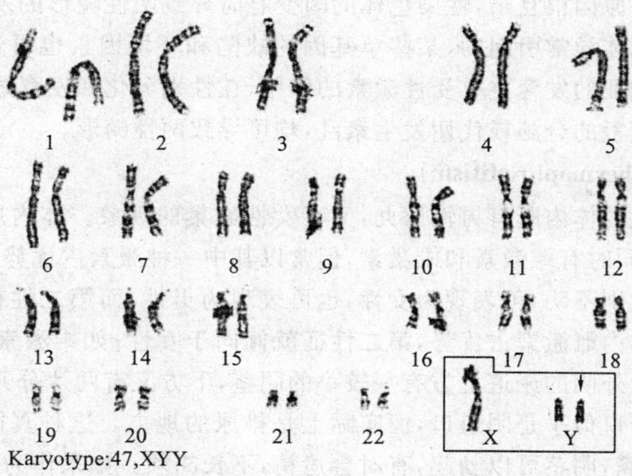

图 7-31　XYY 综合征患者核型

患者的主要症状是中度智力低下，头大，方额，长脸，下颌大而突起，招风耳和大耳朵，大睾丸（图 7-33）。有语言障碍，性情孤僻。有的女性“携带者”可有轻度智力低下，其原因以往一般认为是由于该女性携带者的两条 X 染色体中，正常 X 染色体随机失活，有异常的 X 染色体具有活性的结果。脆性 X 染色体综合征的遗传基础是影响脆性 X 智力缺陷 1 基因（Fragile X mental retardation 1，FMR1）5′非翻译区 CGG 拷贝数的扩增。正常人 FMR1 基因包括 6 至 55 个重复的 CGG 核甘酸，而脆性 X 染色体综合征的病人 GGG 重复上百次，甚至上千次，造成该段 DNA 甲基化。FMR1 位于 Xq27.3，它的甲基化使 X 染色体在显微镜下看起来像“脆裂”的。

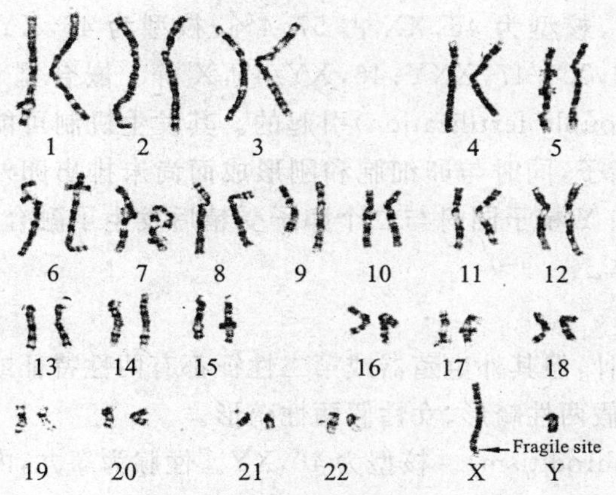

图 7-32　脆性 X 染色体核型

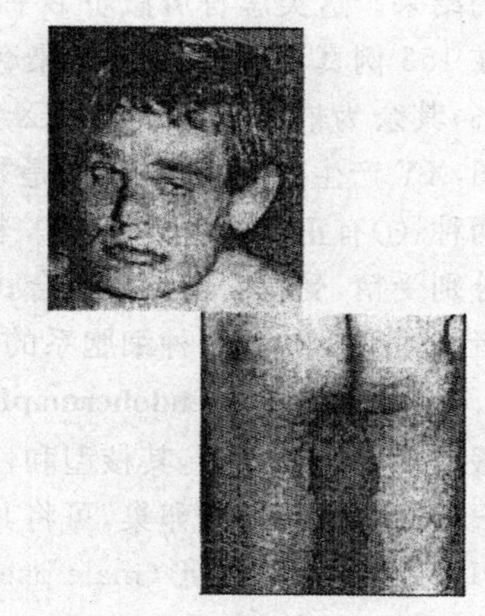

图 7-33　脆性 X 染色体综合征患者特征

（六）两性畸形

两性畸形是指在胚胎发育期间分化异常所致的性别畸形，一般根据性染色体、染色质、性腺及外生殖器的不一致，分为真两性畸形和假两性畸形；假两性畸形又可分为男性假两性畸形和女性假两性畸形。

两性畸形形成的原因很复杂，性染色体的畸变有时导致两性畸形的发生，但并非所有两性畸形都是由于性染色体异常引起的，某些单基因的缺陷和环境因素也可造成两性畸形。内外生殖器和各种第二性征的发育主要受性激素的作用，在性别分化和发育过程中，由于遗传或环境因素的影响使性激素的分泌或代谢发生紊乱，均可导致两性畸形。

1. 真两性畸形(hermaphroditism)

是指在同一个人的体内既有男性睾丸，又有女性卵巢的现象。体内所具卵巢和睾丸皆有内分泌功能，即体内同时有雌激素和雄激素，但常以其中一种激素占优势。

外生殖器多为性别不明，可表现为女性，也可表现为男性，而第二性征的发育往往随占优势的激素而定。如体内雌激素占优势，第二性征就倾向于女性；如雄激素占优势，第二性征就倾向于男性。这种人外阴的尿道上方有一较小的阴茎，下方又有两片分开的大阴唇，在两片大阴唇之间有一小的开口似乎是阴道口，而实际上是排尿的地方。这种真两性人会同时出现男女两种特征，乳房丰满，阴茎可以勃起，有时会遗精，不长胡须。如果作为女性，阴道浅而小，子宫很小，因此没有生育能力。但也曾有报道发现具生育功能者。

核型46,XX是真两性畸形中较常见的类型，外阴为阴茎但有尿道下裂，无阴囊或有阴囊但无睾丸，阴毛呈女性分布。外观女性或男性，但有女性第二性征，乳房发育。一些46,XX型真两性畸形病例呈家族性，以常染色体隐性遗传方式传递。对一些散发性46,XX型真两性畸形以SRY基因为探针用荧光原位杂交(FISH)检测证明，其发病原因可能是由于Y染色体短臂(Yp11.3)上的SRY(性别决定区)基因易位于常染色体或X染色体的结果。这类患者可作矫形手术，如向女性矫正，应切除睾丸以防癌变，外阴整形并作人工阴道。

核型46,XY外生殖器为男性，但阴囊中无睾丸。阴茎有尿道下裂，阴毛呈女性分布。外观男性，第二性征似女性。此型的病因一般认为是患者体内有部分细胞具有46,XX或45,X核型的结果。这类患者可做矫形手术，如睾丸不能引入阴囊，应及时切除以防癌变。

在155例真两性畸形病例染色体分析中，核型为46,XX占57.4%；核型为46,XY占11.6%；其余为嵌合型，如46,XX/46,XY；46,XX/47,XXY；46,XY/45,X等。嵌合型46,XX/46,XY产生原因，一般认为是“双受精”(double fertilization)引起的。其发生机制可能有下述两种：①有正常染色体组的X精子和Y精子，同时与卵细胞和刚形成而尚未排出卵外的极体分别受精，受精后发生了融合；②X精子和Y精子同时与二个卵子受精后发生了融合，结果两者均可形成具有两种细胞系的异源嵌合体。

2. 假两性畸形(pseudohermaphroditism)

假两性畸形的患者，其核型和性腺只有一种，但其外生殖器或第二性征都有两性特征或畸形。根据性腺为睾丸或卵巢，可将其分为男性假两性畸形、女性假两性畸形。

(1) 男性假两性畸形(male pseudohermaphroditism)。核型为46,XY。性腺为睾丸，内外生殖器具有两性特征。

例如：雄激素不敏感综合征(androgen insensitivity syndrome)又称为睾丸女性化综合征(testicular feminization syndrome)，表型如典型女性(图7-34)。一般因原发性闭经、不孕等原因就诊时被发现。患者有睾丸(常位于腹腔内、腹股沟内或大阴唇内)，亦能正常地产生雄性激素，但其靶细胞由于X染色体上雄激素受体基因突变而对雄激素的反应不敏感，因此，性征趋向女性化。本征属X连锁隐性遗传。

(2) 女性假两性畸形(female pseudohermaphroditism)。核型为46,XX。性腺为卵巢，内

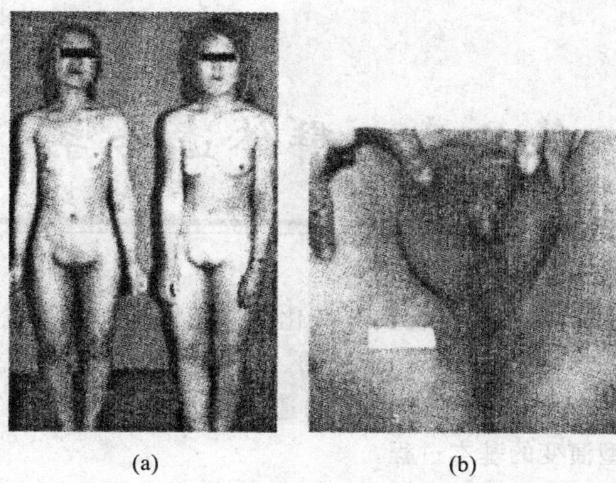

(a) (b)

图 7-34 男性假两性畸形

外生殖器属间性，第二性征有男性化倾向。

例如：先天性肾上腺增生(congenital adrenel hyperplasia)，又称肾上腺性征异常综合征。患者有卵巢，内生殖器有子宫、输卵管。阴蒂肥大，两侧阴唇愈合成似中空的“阴囊”样(图7-35)。患者有原发闭经，第二性征多呈男性。患者以缺乏21羟化酶为多见，其次为11β羟化酶缺陷，而导致体内睾酮过多，使女性生殖器男性化，基因定位于6p21.3。本征属常染色体隐性遗传病。

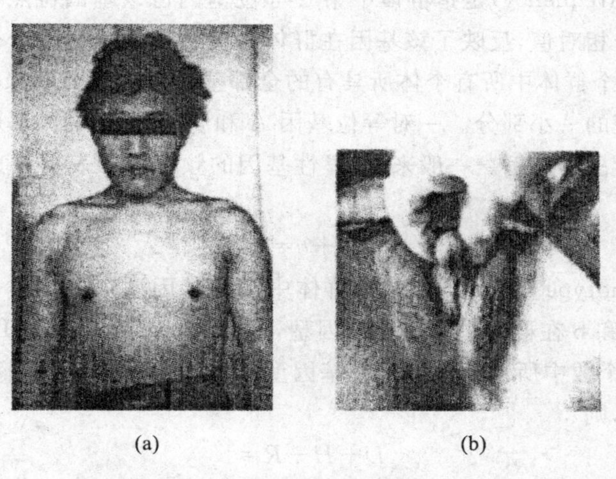

(a) (b)

图 7-35 女性假两性畸形

（贲亚琍 田 虹）

第8章　群体遗传学

群体遗传学是研究群体中遗传结构及其变化规律的科学。群体或种群(population)是物种的结构单位，是指同一物种生活在某一地区的、能相互杂交的个体群。这样的群体也叫孟德尔式群体(Mendelian population)。研究群体的遗传变化，可以阐明遗传病在群体中的发生、流行规律，了解生物类型演变的基本过程。

第1节　群体中的遗传平衡

一、基因频率和基因型频率

基因频率(gene frequency)是指群体中某一等位基因占该基因位点上全部等位基因的比例。基因频率是一个相对值，反映了该基因在群体中的数量。任何一个位点上的全部等位基因频率之和为1。一个群体中所有个体所具有的全部基因称为基因库(gene pool)。一个人的基因型只代表基因库的一小部分。一对等位基因A和a，基因A的频率就是基因A在基因A和基因a的总量中所占的比例。一般来说，显性基因的频率用p表示，隐性基因的频率用q表示，则

$$p+q=1$$

基因型频率(genotype frequency)是指群体中某一基因型个体占群体总个数的比例。例如：一对等位基因B和b在群体中有三种基因型，即BB、Bb、bb，基因型BB的频率就是基因型BB的个体在群体总个数中所占的比例。设基因型BB的频率为D，基因型Bb的频率为H，基因型bb的频率为R，则

$$D+H+R=1$$

在共显性遗传的情况下，群体中某一基因的频率可从调查所得的相关基因型频率推算得出。例如：MN血型系统是共显性遗传，M血型、N血型、MN血型分别取决于基因型MM、基因型NN、基因型MN。有人在某地区调查了747人，结果M血型233人，N血型129人，MN血型385人，基因型频率分别是31.2%、17.3%、51.5%。设M的基因频率为p，N的基因频率为q，$p+q=1$。

$$p=\mathrm{MM}+\frac{1}{2}\mathrm{MN}=0.312+\frac{0.515}{2}=0.57$$

$$q=\mathrm{NN}+\frac{1}{2}\mathrm{MN}=0.173+\frac{0.515}{2}=0.43$$

如果等位基因有显性、隐性之分，纯合显性(AA)与杂合显性(Aa)个体在表型上无法区分，上述方法就不适用了。但如果一个群体的某对等位基因已达到遗传平衡，对有显性、隐性区分的等位基因来说，仍可以计算出基因频率。

二、遗传平衡定律

(一) 遗传平衡定律的内容

英国数学家 G. H. Hardy(1908)和德国医生 W. Weinberg(1909)分别运用数学方法探讨基因在群体中的变化规律，得出一致结论，即在一个大群体中，若进行随机婚配而非选择性婚配，没有自然选择作用，没有突变发生，也没有大规模的迁移，则群体中的基因频率和基因型频率世代相传，保持不变。这就是 Hardy-Weinberg 定律，或称遗传平衡定律(law of genetic equilibrium)。达到这种状态的群体是一个遗传平衡群体，未达到这种状态的群体是一个遗传不平衡群体。

假设有一对等位基因 A 和 a，基因 A 的频率为 p，基因 a 的频率为 q，则 $p+q=1$。亲代配子随机结合产生合子，其基因型如表 8-1 所示。

表 8-1　亲代配子随机结合

	精子 A(p)	精子 a(q)
卵子 A(p)	AA(p^2)	Aa(pq)
卵子 a(q)	Aa(pq)	aa(q^2)

由表 8-1 可见，子代基因型的组成，由各个个体组成平衡的群体。

$$p^2+2pq+q^2=1$$

$$\mathrm{AA}+2\mathrm{Aa}+\mathrm{aa}=1$$

其中，p^2 代表纯合显性基因型 AA 的频率，q^2 代表纯合隐性基因型 aa 的频率，$2pq$ 代表杂合体基因型 Aa 的频率。

子代将向下一代提供的配子中两种基因的频率分别为

$$\text{A 的频率} = p^2 + \frac{1}{2}(2pq) = p^2 + pq = p(p+q) = p$$

$$\text{a 的频率} = q^2 + \frac{1}{2}(2pq) = q^2 + pq = q(p+q) = q$$

可见，子代中基因 A 的频率仍为 p，基因 a 的频率仍为 q，并且将以这种频率世代相传，这便是遗传平衡。

(二) 遗传平衡定律的应用

1. 判断或检验一个群体是否是遗传平衡群体

例如：某群体有 20000 个个体，其中纯合体 AA 有 12000 人，纯合体 aa 有 4000 人，杂合体 Aa 有 4000 人，这是否是一个遗传平衡群体？先计算这个群体基因型频率，再计算基因频率。

经计算可得：基因型 AA 的频率为 0.60，基因型 Aa 的频率为 0.20，基因型 aa 的频率为

0.20。

$$基因 A 的频率 p=0.60+0.20/2=0.70$$

$$基因 a 的频率 q=0.20+0.20/2=0.30$$

$$p+q=0.70+0.30=1$$

如果这个群体是遗传平衡的群体，应符合 $p^2+2pq+q^2=1$，即 0.49+0.42+0.09=1。其中，0.49 为基因型 AA 的频率，0.42 为基因型 Aa 的频率，0.09 为基因型 aa 的频率。但实际情况是基因型 AA 的频率为 0.60，基因型 Aa 的频率为 0.20，基因型 aa 的频率为0.20。故该群体是一个遗传不平衡群体。

根据 Hardy-Weinberg 定律：①基因 A 的频率在后代中仍为 0.7，基因 a 的频率在后代中仍为 0.3；②基因型 AA∶Aa∶aa 的比例在后代中发生变化，以后才保持稳定。

在随机交配中，经过一代，基因型频率的改变如表 8-2 所示。

表 8-2　改变后的基因型频率表

	精子 p(A)=0.7	精子 q (a)=0.3
卵子 p(A)=0.7	p^2(AA)=0.49	pq(Aa)=0.21
卵子 q (a)=0.3	pq(Aa)=0.21	q^2(aa)=0.09

即

$$p^2(\mathrm{AA})+2pq(\mathrm{Aa})+q^2(\mathrm{aa})=0.49+0.42+0.09=1$$

以后各代都将保持这个基因型频率，即达到了遗传平衡。

这个实例表明：一个遗传不平衡的群体，只需经过一代随机交配，很容易就会达到平衡。

又例：某地区一群体有 1994 人，其中 M 血型 443 人，N 血型 591 人，MN 血型 960 人，该群体资料是否符合 Hardy-Weinberg 平衡？根据表现型计算出 M 基因和 N 基因频率，再进行 χ^2 检验(表 8-3)。

$$p_{\mathrm{M}}=\frac{443}{1994}+\frac{1}{2}\times\frac{960}{1994}=0.4629$$

$$q_{\mathrm{N}}=\frac{591}{1994}+\frac{1}{2}\times\frac{960}{1994}=0.5371$$

表 8-3　MN 血型调查资料的遗传平衡 χ^2 检验

	L^ML^M	L^ML^N	L^NL^N	合计
实际值(o)	443	960	591	1994
理论值(e)	427.27 (np^2)	991.51 ($n\times 2pq$)	575.22 (nq^2)	1994
$(e-o)^2/e$	0.58	1.00	0.43	$\chi^2=2.01$

$\chi^2<\chi^2_{0.05}=3.84$，差异不显著，说明这个群体是一个遗传平衡群体。

2. 计算基因频率

对于遗传平衡群体，可根据遗传平衡定律计算有显性、隐性区分的等位基因的基因频率。

(1) 常染色体隐性遗传病。例如，某一随机婚配的群体中，白化病的发病率是 1/10000，即基因型 aa 的频率 $q^2=1/10000$，则致病基因 a 的频率 $q=\sqrt{1/10000}=1/100=0.01$，基因 A 的

频率 $p=1-q=1-0.01=0.99$，群体中携带者 Aa 的频率 $2pq=2\times0.99\times0.01\approx0.02$，即携带者频率为 1/50。表明本病的发病率虽然很低(1/10000)，但携带者频率却很高(1/50)，是患者的 200 倍，也就是说，致病基因绝大多数存在于杂合体中。

(2) 常染色体显性遗传病。如并指症，在群体中多为杂合体 Aa 发病。杂合体 H 的频率为 $2pq$，由于 $q\approx1$，故 $H=2p$，$p=H/2$。因此，只要知道杂合体发病率，就易求得基因 A 的频率。如并指症在群体中的发病率为 1/2000，$H=1/2000$，$p=H/2=1/4000$，即致病基因 A 的频率是 0.00025。

(3) X-连锁隐性遗传病。男性只有一条 X 染色体，是半合子，因此，男性的基因频率和表型频率相同。例如：红绿色盲在男性中占 7%，依此得出 X^b 的基因频率为 0.07，X^B 的基因频率为 0.93；而女性色盲患者 X^bX^b 的频率为 $(0.07)^2=0.0049$，杂合体 X^BX^b 的频率是 $2\times0.93\times0.07=0.13$。在 X-连锁隐性遗传病中，女性纯合体频率是男性相应隐性性状频率的平方，男性发病率显著高于女性发病率，男、女患者之比为 $q/q^2=1/q$。因此，X-连锁隐性遗传病中致病基因频率越低，则男性患病的相对比例越高。

(4) X-连锁显性遗传病。由于女性两条 X 染色体中任何一条带有显性致病基因均可患病，男性仅有的一条 X 染色体，其上带有显性致病基因也将患病，故男、女患病比例为

$$\frac{p}{p^2+2pq}=\frac{1}{p+2q}=\frac{1}{p+2(1-p)}=\frac{1}{2-p}$$

当 p 很小时，$\frac{1}{2-p}\approx\frac{1}{2}$，提示男性患病率是女性患病率的 1/2，即女性患病率为男性的 2 倍；当 p 不太小时，$\frac{1}{2-p}>\frac{1}{2}$，提示男性患病率高于女性患病率的 1/2，即女性患病率不足男性患病率的 2 倍。

第 2 节　影响遗传平衡的因素

一、突变与选择

(一) 突变间的平衡

突变普遍存在于自然界，并涉及个体的每一个遗传性状。各种等位基因或复等位基因的起源均可认为是原型基因连续发生突变的结果。如 ABO 血型中三个复等位基因，可以认为它们起源于一个基因的两次连续突变。每个基因都有一定的突变率，一般用每代每一百万个基因中发生突变的次数来表示，即 $n\times10^{-6}$/(基因 · 代)。根据多方面资料估计，人类基因的突变率介于 $10^{-4}\sim10^{-6}$/(基因 · 代)的范围。例如：PKU 的突变率为 25×10^{-6}/(基因 · 代)，DMD 的突变率为 100×10^{-6}/(基因 · 代)。

假设在一个大的随机交配群体中，只存在突变因素，无选择和迁移的影响，有一对等位基因 A 和 a，A 的基因频率为 p，a 的基因频率为 q，由 A 突变为 a 的突变率为 u，由 a 突变为 A 的突变率为 v，每一代中，A 突变为 a 的数量为 $pu=(1-q)u$，a 突变为 A 的数量为 qv。若

$(1-q)u>qv$,则基因 a 的频率将增加,若$(1-q)u<qv$,则基因 A 的频率将增加。

在一个遗传平衡群体中,基因突变导致 p 的频率变化为 Δp、导致 q 的频率变化为 Δq,则

$$\Delta p=qv,\quad \Delta q=(1-q)u,\quad \Delta p=\Delta q$$

$$qv=(1-q)u=u-qu$$

$$q=\frac{u}{u+v},\quad p=\frac{v}{u+v}$$

这样,在没有选择的情况下,基因频率完全由其等位基因突变率 u 和 v 的差异来决定。在某些中性突变(neutral mutation)中可能有这种效应。所谓中性突变,就是指基因突变后对机体未产生明显益处或害处的突变。例如:人类对苯硫尿(PTC)的尝味能力取决于 5q15 上的基因 T,T 突变为 t 后失去了对 PTC 的尝味能力。这种突变对人类既无明显的益处,也无明显的害处,所以属于中性突变,不同人群中等位基因 T 和 t 的频率,即 p 和 q 的差异可能就是来源于突变的差异。如果 $u=60\times10^{-6}$/(基因·代),$v=40\times10^{-6}$/(基因·代),则基因 t 的频率为

$$q=\frac{u}{u+v}=\frac{60}{60+40}=0.60$$

纯合体(tt)味盲频率$=(0.6)^2\times100\%=36\%$。

西欧白种人群的 PTC 味盲频率就是 36%。

例如:在我国朝鲜族 PTC 尝味能力的调查中,$u=100\times10^{-6}$/(基因·代),$v=200\times10^{-6}$/(基因·代)。按照理论上计算,基因 t 的频率

$$q=\frac{u}{u+v}=\frac{100}{100+200}\approx0.33$$

纯合体(tt)味盲频率 $q^2=(0.33)^2\times100\%\approx10\%$。

这与实际调查朝鲜族 PTC 味盲频率为 10%的结果相符。

需要注意的是,在许多情况下,人类的基因突变是有害的,基因突变将会产生有害的表型效应,因而面临选择的作用。

(二) 选择作用与突变率的计算

选择(selection)是指由于基因型的差别而导致的生存能力和生育能力的差别,它对遗传平衡有重要影响。选择的作用在于增高或降低个体的适合度(fitness)f。适合度是指在特定环境中,一个个体能生存并将其基因传给下一代的能力。它是为后代提供基因能力的一种量度,用同一环境中生育率来衡量个体的生育力,即以正常生育力为 1 作比较,达到父母生育时平均年龄的子代数所占的相对比例。如果一种遗传病适合度下降,但又是非致死的,其适合度为 $0<f<1$。例如:有人调查 108 名软骨发育不全性侏儒共生育了 27 个孩子,这些侏儒的 457 个正常同胞共生育了 582 个孩子,平均每个人留下 1.27 个后代;适合度

$$f=\frac{27/108}{582/457}\approx0.20$$

选择的作用常用选择系数(selection coefficient)S 来表示,或称淘汰系数。它代表在选择的作用下降低了的适合度,是用数值来表示某一基因型在群体中不利于生存的程度。$S=1-f$。如上例中软骨发育不全性侏儒的选择系数 $S=1-f=1-0.20=0.80$。这说明,由于疾病的影响,患者的相对生育率下降,约 80%的个体会被淘汰。

若一个群体突变与选择的作用达到平衡，那么群体的遗传结构就趋于稳定，形成遗传平衡的群体。

1. 常染色体显性基因突变率的计算

在常染色体显性遗传病中，设A为有害的致病基因，其频率为p，基因a的频率为q，基因型为AA、Aa的个体均面临淘汰，其选择系数为S。在选择的作用下，每一代中将有Sp的显性基因被淘汰，并由基因a突变为基因A来补偿。因此，达到遗传平衡时，显性基因突变率$v=Sp$，然而，常染色体显性遗传中的患者多为杂合体(H)，H的频率为$2pq$，纯合体患者可以忽略不计。由于p值很小，q值近于1，故$H=2p$，$p=\frac{1}{2}H$，因此，其突变率近似表达为$v=Sp=S\times\frac{1}{2}H$。

例如：有人在丹麦哥本哈根市调查97075次出生中，有10个婴儿为软骨发育不全性侏儒，其发病率为10/97075，本病的选择系数为0.80，突变率为$v=Sp=S\times\frac{1}{2}H=0.80\times0.5\times10/97075=43\times10^{-6}$/(基因·代)。

2. 常染色体隐性基因突变率的计算

在常染色体隐性遗传病中，只有基因型为aa的个体被淘汰，基因型为Aa的个体不被淘汰，每一代被淘汰的隐性基因Sq^2将由突变率u来补偿，从而达到遗传平衡，即$u=Sq^2$。

例如：苯丙酮尿症为常染色体隐性遗传病，发病率为1/16500，适合度f为0.30。代入公式$u=Sq^2=(1-0.30)\times1/16500=42\times10^{-6}$/(基因·代)。

3. X-连锁隐性基因突变率的计算

在X-连锁隐性遗传病患者中，男性为半合子，只要有隐性基因就面临淘汰，男性的发病率就是基因频率q，女性纯合体患者甚少，可忽略不计。女性携带者不被淘汰。亦即2/3的X-连锁隐性基因存在于杂合体女性中，1/3的存在于男性患者中，所以每代有$Sq/3$的X-连锁隐性基因被淘汰，并由u来补偿，以维持群体的遗传平衡，即$u=\frac{1}{3}Sq$。

例如：血友病A的男性发病率q为0.00008，适合度为0.25，那么$u=\frac{1}{3}Sq=\frac{1}{3}\times(1-0.25)\times0.00008=20\times10^{-6}$/(基因·代)。

4. X-连锁显性基因突变率的计算

在X-连锁显性遗传病中，其致病基因X^A的频率若为p，男性半合子($p/3$)和女性杂合体($2pq/3$)均将发病而面临选择。选择系数为S，q值近似为1，故选择将使每一代均有$S(p/3+2p/3)=Sp$被淘汰，这将由新的突变来补偿以维持平衡，所以$v=Sp$。

(三) 选择与平衡多态

一个群体中由于等位基因的存在，就有两种或多种基因型和相应的表型。然而，异常表型常为正常(或野生的)等位基因经突变而产生，其频率很低，而且由于选择的作用，这种异常表型的存在可能是短暂的。但如果一个群体中同一基因座位上有两种或两种以上等位基因，其中频率最低的那个等位基因的频率也不能用突变来说明，且远高于突变率，并可以维持很多代不变，这种情况称为平衡多态(balanced polymorphism)。据统计，人类1/3以上已研究的基因座位都是多态性的,譬如人群中的ABO血型、MN血型、HLA,等等。

例如:赤道非洲的黑人群体中,镰状细胞贫血症患者(HbSHbS)高达4%,因此,突变基因HbS和其正常等位基因HbA的频率分别为0.2和0.8。镰状细胞贫血患者多在成年前死亡,即$f=0$,$S=1$,一般不会将HbS基因传给后代。这样,HbS基因的频率将会缓慢地下降。然而,在这样的群体中,HbS基因的频率稳定地保持在0.20,即处于平衡多态。这是因为在这样的群体中,杂合的镰状细胞性状(HbAHbS)的频率($2pq$)高达32%,杂合体由于其血红蛋白的结构特点,决定其对恶性疟原虫感染具有较强的抵抗力,所以可通过选择优势来补偿因患者死亡而失去的致病基因HbS,以维持稳定的平衡多态。现在已知美国黑人中,由于生存于非恶性疟疾流行区,杂合体的抗疟性不能显示选择优势,因而突变基因HbS的频率逐渐降低,现已接近0.10。

二、随机遗传漂变

Hardy-Weinberg遗传平衡群体在理论上是一个无限群体,并且是完全的随机婚配,然而,实际的人类自然群体都是有限群体,若这个群体过小,该群体中的基因频率会呈较大幅度的波动,甚至某些等位基因在群体中丢失,而另一些等位基因在群体中固定。这种由于群体过小和偶然事件造成的基因频率产生相当大随机波动的现象,称为随机遗传漂变(random genetic drift)。

曾有人用计算机做过一个模拟实验,计算一个25人的小群体中,当基因A和基因a的频率都为0.5时,经过42代随机婚配,基因A可固定下来而其等位基因a则消失;若是一个250人的群体,当基因A和基因a的频率都为0.5时,即使经过100代随机婚配,基因A和基因a都不会固定,也不会消失;而在一个2500人的群体中,基因A和基因a的频率在每一代的波动都很小,等位基因A和基因a永远都不会固定或消失。

例如:在太平洋的东卡罗林群岛的Pingelap岛人中,有一种常染色体隐性遗传的先天性失明症,其患病率高达5%,究其原因是1780—1790年间的一次台风袭击了Pingelap岛,造成大量人员死亡,只有9名男性和20余名女性幸存,推测幸存的这些人中有先天性失明致病基因的携带者,由于基因型比例发生了漂变,从而使隐性基因纯合体患者增加。

可见,遗传漂变的速率与群体大小有关。群体越小,遗传漂变越显著;群体越大,遗传漂变越不显著。

三、迁移

不同种族或不同民族的基因频率可能存在较大差异。当一定数量的个体从一个群体迁移(migration)到另一个群体,其结果使不同人群通婚,彼此掺入外来基因,导致基因流动,引起接受群体基因频率的改变。例如:欧洲和西亚白人中,苯硫脲(PTC)尝味能力缺乏者(味盲tt)的频率为36%,这种性状是AR遗传性状,味盲基因频率$t=0.60$;我国汉族人群中,tt的频率为10%,$t=0.30$;而我国宁夏一带聚居的回族人群中,tt的频率为20%,$t=0.45$。这可能是在唐代,欧洲和西亚白人沿丝绸之路到长安进行贸易活动,后又在宁夏一带定居,与汉族人通婚后形成的基因流动所致。

四、隔离

由于地理隔离、宗教或民族风俗习惯等因素形成的社会隔离，可以形成隔离群，这些隔离群与其他人群间没有基因交流，使得杂合体的比例下降，纯合体的比例增加，产生类似近亲婚配的遗传效应。

在小的隔离群体中，可以看到由少数几个祖先携带某一突变基因，经过其后代在隔离群中的近亲婚配而形成突变基因的高频率，称为建立者效应(founder effect)。例如：前面所列举的太平洋的东卡罗林群岛的 Pingelap 岛在 18 世纪末，由于台风袭击，岛上仅剩约 30 人。从约 30 人发展至现在 1600 多人的群体，其中 5%患有一种罕见的常染色体隐性遗传的先天性失明症(bb)。按遗传平衡定律估计，该群体中

$$\text{bb}=q^2=0.05$$

$$\text{b}=q=0.22$$

$$\text{B}=1-q=0.78$$

$$\text{Bb}=2pq=0.34$$

在 30 个建立者中，最初可能只有一个人是携带者(Bb)。在这个小群体中，突变基因 b 的频率 $q=1/60=0.016$，经过若干代的近亲婚配，q 很快上升为 0.22，这就是建立者效应。

隔离群体中，常常可以看到高频率的近亲婚配。例如：我国甘肃临夏县的回族、保安族的近亲婚配率约 10%，四川布拖县彝族的近亲婚配率高达 14.6%，贵州赤水县苗族近亲婚配率高达 16.2%。隔离群体中近亲婚配的不良效应可以导致某些隐性遗传病发病率显著增高和智力低下发生率增高。

第 3 节 近亲婚配

一、近亲婚配与近婚系数

近亲是指在 3～4 代内有共同祖先的人。有这种亲缘关系的人之间通婚就称近亲婚配(consanguineous marriage, inbreeding)。由于近亲婚配，夫妇双方从共同祖先那里得到同一基因，又将这同一基因传递给他们的子女，使之成为纯合子的概率称为近婚系数(inbreeding coefficient)。

首先来计算一级亲属即同胞兄妹的近婚系数。假设一对同胞兄妹父亲的某一基因座位上有一对等位基因 A_1 和 A_2，母亲在相同座位上为 A_3 和 A_4。他们的子女中，基因型为 A_1A_3、A_1A_4、A_2A_3、A_2A_4 的概率均为 1/4。如图 8-1 所示，P_1 将 A_1 基因经 B_1 传至 S 的机会为 1/4，P_1 将 A_1 基因经 B_2 传至 S 的机会也是 1/4，因此，P_1 的等位基因 A_1 要经过四步传递才能使 S 的基因型为 A_1A_1，其概率为 $(1/2)^4$；同理，A_2、A_3 和 A_4 都要经过四步传递才能使 S 形成纯合体。这样，S 形成纯合体 A_1A_1、A_2A_2、A_3A_3、A_4A_4 的总概率是 $4\times(1/2)^4=1/4$。所以，一级亲属间的近婚系数 $F=1/4$。

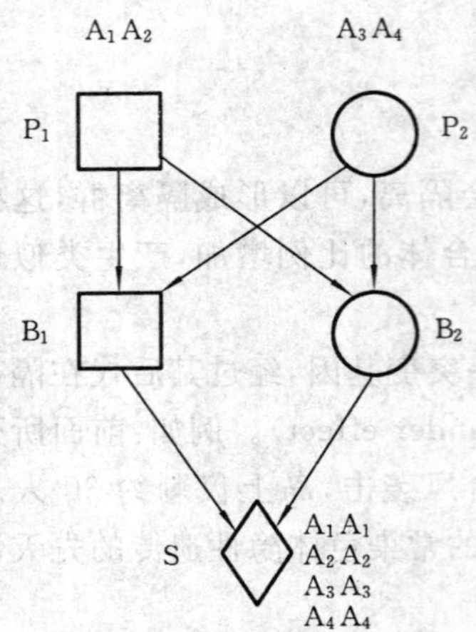

图 8-1 同胞兄妹婚配中等位基因传递图解

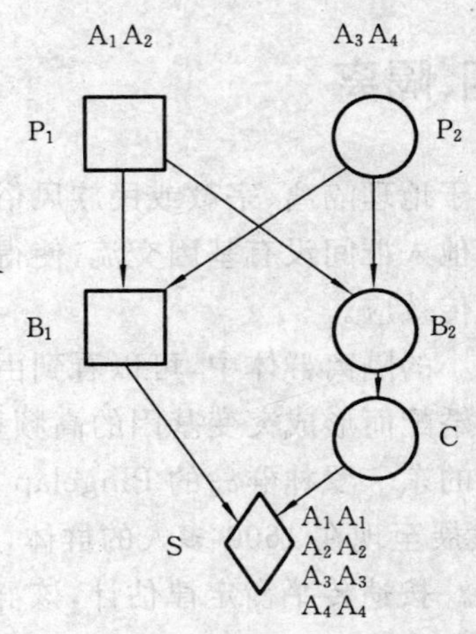

图 8-2 舅甥女婚配中等位基因传递图解

舅甥女之间的近婚系数如图 8-2 所示，P_1 的等位基因 A_1 经 B_1 传给 S，需要传递两步，A_1 经 B_2 和 C 传给 S 需要传递三步；故 P_1 的等位基因 A_1 需要经过五步传递才可使 S 的基因型为 A_1A_1。同理，A_2、A_3、A_4 均经五步传递而使 S 形成纯合体。这样，S 形成纯合体 A_1A_1、A_2A_2、A_3A_3、A_4A_4 的总概率为 $4\times(1/2)^5=1/8$。即二级亲属间的近婚系数 $F=1/8$。

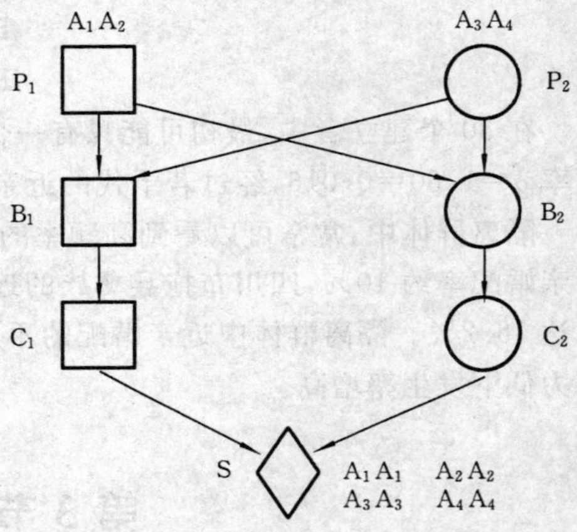

图 8-3 表兄妹婚配中等位基因传递图解

表兄妹间的近婚系数如图 8-3 所示，P_1 的等位基因 A_1 经 B_1、C_1 传给 S 需要三步，A_1 经 B_2、C_2 传给 S 需要三步。这样，S 基因型 A_1A_1 的概率为 $(1/2)^6$。同理，形成 A_2A_2、A_3A_3、A_4A_4 各需传递六步，所以，其近婚系数为 $4\times(1/2)^6=1/16$。即三级亲属的近婚系数为 $F=1/16$。

二、近亲婚配的危害

近亲婚配的危害主要表现在隐性遗传病纯合子患者的频率增加。以表兄妹婚配为例，有两种原因可导致他们的子女是隐性致病基因纯合体 aa：①父母（C_1 和 C_2）近亲婚配，从共同祖先（P_1 和 P_2）传递得到基因 a，此时，S 为 aa 的概率为近婚系数 F 与隐性致病基因的频率 q 的乘积，$Fq=\left(\frac{1}{16}\right)q$；②由不同祖先分别传来基因 a，此时，S 为 aa 的概率为 $(1-F)q^2=\left(\frac{15}{16}\right)q^2$。

两者相加，$\left(\frac{1}{16}\right)q+\left(\frac{15}{16}\right)q^2=\frac{q}{16}(1+15q)=\frac{q}{16}(p+q+15q)=\frac{pq}{16}+q^2$。

在随机婚配中，所生子女为纯合体 aa 的频率是 q^2，两者之比为 $\left(\frac{pq}{16}+q^2\right):q^2$。由此可见，近亲婚配的危害在于使子女中隐性纯合子患者频率增高 $pq/16$。这种危害的大小与隐性致病

基因频率 q 的大小密切相关。

如表 8-4 所示，当 $q=0.10$ 时，随机婚配所生子女隐性纯合子频率 $q^2=0.01$，近亲婚配所生子女的隐性纯合子频率 $q^2+\frac{pq}{16}=0.015625$，两者之比为 1.56∶1，即大约 60.9%的纯合子来自近亲婚配；当 $q=0.01$ 时，$(q^2+\frac{pq}{16})$∶$q^2=7.19$∶1，即大约 87.8%的纯合子来自近亲婚配；当 $q=0.001$ 时，$(q^2+\frac{pq}{16})$∶$q^2=63.5$∶1，即大约 98.5%的纯合子来自近亲婚配。因此可见，某种隐性遗传病越是罕见，患儿来自近亲婚配的概率越大。

表 8-4　近亲婚配和随机婚配生出隐性纯合子的概率

q	q^2	$q^2+\frac{pq}{16}$	$\left(q^2+\frac{pq}{16}\right)$∶$q^2$
0.20	0.04	0.05	1.25
0.10	0.01	0.015625	1.56
0.04	0.0016	0.004	2.50
0.02	0.0004	0.001625	4.06
0.01	0.0001	0.000719	7.19
0.001	0.000001	0.0000635	63.5

吴立甫等对我国西南地区七个少数民族近亲婚配的调查结果（表 8-5）显示，近亲婚配较之随机婚配所生子女，早产和流产由 3.40%增高到 5.27%，先天性缺陷由0.44%增高到 1.34%，9 岁前死亡率由 13.09%增高到 19.26%。由此可见，近亲婚配对子代的影响，不仅表现在隐性遗传病发病率增高，早产和流产、先天性缺陷和幼儿早夭的风险也大为提高。

表 8-5　近亲婚配与随机婚配对子代影响的比较

类　型	婚配对数	子女数	早产和流产数(百分率)	先天性缺陷数(百分率)	9 岁前夭折数(百分率)
近亲婚配	203	1158	61(5.27%)	15(1.34%)	233(19.26%)
随机婚配	199	1001	34(3.40%)	4(0.44%)	131(13.09%)

第 4 节　遗 传 负 荷

遗传负荷(genetic load)是指在一个群体中，由于致死基因或有害基因的存在而使群体适合度降低的现象。一个群体的遗传负荷主要来源于突变负荷(mutation load)和分离负荷(segregation load)。

突变负荷是指由于基因的致死突变或有害的基因突变产生而降低了适合度，给群体带来的负荷。显性致死突变发生后，由于选择的作用，致死基因随突变个体的死亡而消失，群体的遗传负荷不会增高。然而，隐性致死基因突变形成后，突变基因以杂合状态在群体中保留许多世代，所以群体的遗传负荷就会增高。分离负荷是指由于杂合子 Aa 和杂合子 Aa 之间的婚配，后代中必将产生一部分适合度降低的纯合子 aa，从而降低群体的平均适合度，造成遗传负荷的增高。另外,近亲婚配和环境污染等都可以导致群体的遗传负荷增高。

遗传负荷一般用群体中每个个体平均所带致死基因或有害基因的数量来衡量。如何估算群体的遗传负荷?以下介绍三种方法。

1. 利用常染色体隐性遗传病的发病率粗略估计

遗传负荷高低的估计,实际就是估计人均携带有害基因或致死基因的数量。因此,群体中每个人携带的有害基因数目=常染色体隐性遗传病的种类×群体携带者频率。例如:MIM(1996)记载常染色体隐性遗传病种约为1500种,已知常染色体隐性遗传病的群体发病率为1/1000000~1/10000,群体携带者的频率为$2pq \approx 2q = 1/500 \sim 1/50$,则人均携带有害基因数目=1500×(1/500~1/50)个=3~30个,即人群的遗传负荷为人均携带3~30个有害基因。这种方法是粗略的估算,数据欠准确。

2. 根据实际调查的常染色体隐性遗传病的携带者频率直接计算

这种方法根据实际调查某地区几种常染色体隐性遗传病的总携带者频率直接计算遗传负荷,相对准确些,但工作量大。例如:在美国马塞诸塞州调查的上百万人口中,114种常见的常染色体隐性遗传病的总携带者频率为0.11;假设有100种罕见的常染色体隐性遗传病,群体发病率估计在0.00001,这些病种的总携带者频率为0.20;那么,这114种常染色体隐性遗传病的总携带者频率=0.11+0.20=0.31。同上,已知有1500种常染色体隐性遗传病,则人群中每个人平均携带有害基因数目=1500×0.310/114个=4个,即平均每个人携带4个有害基因。

3. 利用一级亲属婚配所生子女的常染色体隐性遗传病发病率进行推算

这种方法是根据一级亲属婚配所生子女中常染色体隐性遗传病的发病率推算携带者频率,再计算人均携带有害基因的数量。表8-6是一级亲属婚配所生子女的常染色体隐性遗传病发病统计表。

表8-6 同胞兄妹(一级亲属)婚配所生子女中隐性遗传病的发病情况

国家	调查年代	一级亲属婚配所生子女数	严重缺陷	严重智力低下
美国	1967	18	6	—
英国	1967	13	8	—
捷克	1971	161(存活138)	60	40
加拿大	1982	21	9	—
合计		190	83	40

从表8-6中可见:一级亲属婚配所生子女有严重缺陷者占83/190=0.44=44%,如再将有严重智力低下的患儿计算在内,则发病率为(83+40)/190=0.65=65%。未发病的子女比例仅为1-0.44=0.56=56%或1-0.65=0.35=35%。如果一个人是某基因携带者,根据亲缘系数,一级亲属有相同基因的概率为1/2,即此人的一级亲属也有1/2的概率携带致病基因;那么,这样的一级亲属婚配后所生子女患常染色体隐性遗传病的风险为1×(1/2)×(1/4)=1/8,而子女中无该病的概率则为1-1/8=7/8。由此可推断,一个人有几个致病基因,他与一级亲属婚配后所生子女中无该病的概率为$(7/8)^n$,其中n表示某人携带有害基因的数量。当一个人携带有害基因的数量为3~5个时,其与同胞婚配后子女无病的概率是:$(7/8)^3$=

0.670，$(7/8)^4$＝0.586，$(7/8)^5$＝0.513，$(7/8)^6$＝0.449。根据表8-6调查的数据计算，一级亲属婚配后其子女未患病的概率＝$(7/8)^n$＝0.56或0.35，由此推算n在4～5之间，即每个人平均携带4～5个有害基因。美国学者估计，美国人群中的遗传负荷是平均每个人携带5～8个有害基因；日本学者估计，日本人群中的遗传负荷是平均每个人携带4～5个有害基因；估计我国人群的遗传负荷是平均每个人携带5～6个有害基因。

（罗　纯）

第9章 人类疾病的生化与分子遗传学

单基因病的发生是基因突变的结果，基因突变导致其编码的蛋白质异常，进而引起机体功能障碍并导致疾病。根据突变基因编码的蛋白质功能不同，可将这类疾病分为分子病和先天性代谢差错。分子病(molecular disease)是由于基因突变导致蛋白质分子质和(或)量异常，从而引起机体功能障碍的一类疾病。先天性代谢差错(inborn error of metabolism)是由于基因突变造成催化机体代谢反应的某种酶的结构、功能和数量变化，从而引起机体代谢途径严重阻断的一类疾病。

第1节 血红蛋白病

血红蛋白是一种结合蛋白，在人体中的主要功能是携带氧气，为人体的新陈代谢供氧。一旦血红蛋白基因发生变异，就有可能影响血红蛋白的生成和携氧功能，导致血红蛋白病的发生。人类对血红蛋白病的研究始于1910年，当时Herrick发表了名为《在一例严重贫血患者所见到的细长和镰状红细胞》的文章。1923年Huck提出镰化现象是一种遗传性疾病。1949年L. Pauling等首先证明了镰状细胞贫血患者红细胞中含有一种异常血红蛋白(HbS)，并由此在世界上首次提出“分子病”这个概念。此后，HbC、HbD、HbE、HbG相继被发现。至今，全世界已发现了700多种异常血红蛋白。

血红蛋白病(hemoglobinopathy)是指由于珠蛋白基因突变导致珠蛋白分子结构或合成量异常所引起的疾病。该病在世界范围内广泛分布，据世界卫生组织(WHO)报告，全世界至少有1.5亿人携带血红蛋白病基因，它是严重危害人类健康的常见病之一。血红蛋白病在我国的发生率也很高，为0.24%～0.33%，以云南、贵州、广东、广西和新疆等地最高。

α-珠蛋白生成障碍性贫血和β-珠蛋白生成障碍性贫血的发生率分别为2.64%和0.66%，它们多见于华南、西南和华东地区。它是人类孟德尔式遗传病中研究得最深入、最透彻的分子病，是研究人类遗传病分子机制最好的模型。尽管它们只占全部遗传性疾病很小的一部分，但我们通过学习这类疾病可洞察单基因病中带有普遍意义的基本分子缺陷。对单基因病进行分子遗传学研究，不仅可以认识遗传性疾病的分子病理学机制，还能以此作为基础，建立基因诊断的方案，为最终实现对遗传性疾病的基因治疗打下基础。

一、正常血红蛋白的组成和发育演变

（一）血红蛋白的组成

血红蛋白（hemoglobin，Hb）是由珠蛋白（globin）和血红素（heme）辅基组成的。每个血红蛋白分子由四个亚单位构成，每个亚单位由一条珠蛋白肽链和一个血红素辅基构成（图 9-1），即血红蛋白分子是由两对珠蛋白链构成的球形四聚体。其中一对是类 α 链（α 链和 ζ 链），由 141 个氨基酸组成；另一对是类 β 链（ε 链、γ 链、δ 链和 β 链），由 146 个氨基酸组成。由这六种不同的珠蛋白链组合成人类的六种不同血红蛋白，即 Hb Gower1（$\zeta_2\varepsilon_2$）、Hb Gower2（$\alpha_2\varepsilon_2$）、Hb Portland（$\zeta_2\gamma_2$）、HbF（$\alpha_2\gamma_2$）、HbA（$\alpha_2\beta_2$）和 HbA2（$\alpha_2\delta_2$）。

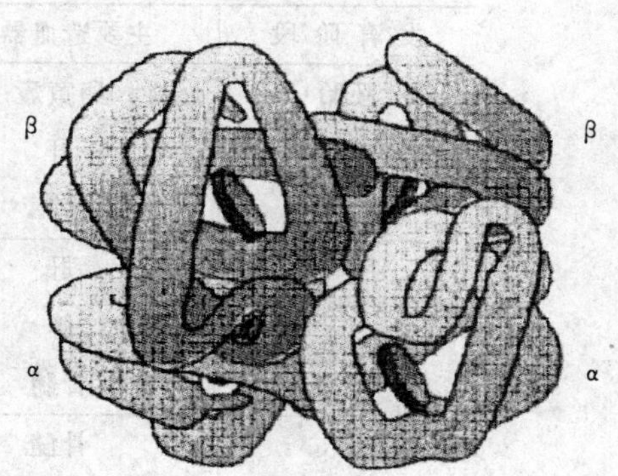

图 9-1　血红蛋白 A

（二）各种血红蛋白发育阶段特异性变化

在人体不同发育阶段，上述各种血红蛋白先后出现，并且有规律地相互更替（图 9-2）。在胚胎发育时期主要合成 Hb Gower1、Hb Gower2 和 Hb Portland。在胎儿期（从怀孕 8 周至出生为止）主要合成 HbF。成人有三种血红蛋白：HbA 约占 97.5%；HbA_2 约占 2%；HbF 约占 0.5%（表 9-1）。不同的血红蛋白，其携氧、释氧的能力不同，因此，珠蛋白基因的发育阶段特异性表达，对维持机体正常的生理功能具有重要意义。不仅珠蛋白基因的表达具有发育阶段特异性，合成珠蛋白的造血组织器官也随发育阶段的演变而发生特异性变化，即胚胎期主要在卵黄囊，胎儿期在肝，到成人期则主要在骨髓。珠蛋白的合成转变与个体发育阶段的特异性关

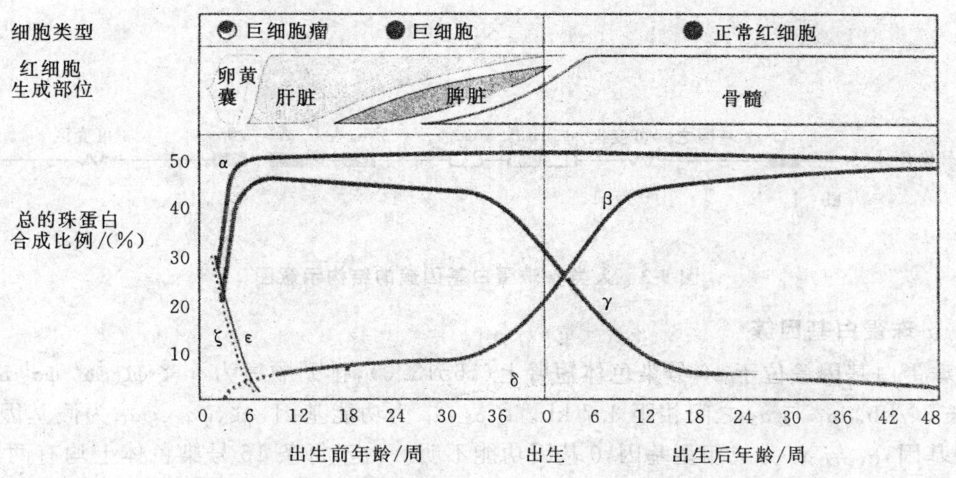

图 9-2　血红蛋白出现规律

系，反映了珠蛋白基因在表达时空的遗传控制上具有精确的协调性，这种协调性还表现在α-珠蛋白基因簇和β-珠蛋白基因簇间的平衡表达。每一种血红蛋白都有两条类α链和两条类β链，α-珠蛋白链和β-珠蛋白链的表达必须始终维持在1∶1的比例，如果这一平衡失控，则会导致各种珠蛋白生成障碍性贫血。

表 9-1 不同发育阶段正常人体血红蛋白组成

发育阶段	主要造血器官	血红蛋白类型	肽链组成
胚胎	卵黄囊	Hb Gower1	$\zeta_2\varepsilon_2$
	肝	Hb Gower2	$\alpha_2\varepsilon_2$
	脾	Hb Portland	$\zeta_2\gamma_2$
胎儿	肝	HbF	$\alpha_2^G\gamma_2$
	脾	HbF	$\alpha_2^A\gamma_2$
	骨髓	HbA	$\alpha_2\beta_2$
成人	骨髓	HbA	$\alpha_2\beta_2$
		HbA_2	$\alpha_2\delta_2$

二、人类珠蛋白基因及其表达

(一) 珠蛋白基因的结构

人类珠蛋白基因是基因组中最富代表性的基因之一，也是研究人类基因组结构与功能相关性的理想材料。人类珠蛋白基因分为α-珠蛋白基因簇(图 9-3)和β-珠蛋白基因簇(图 9-4)。

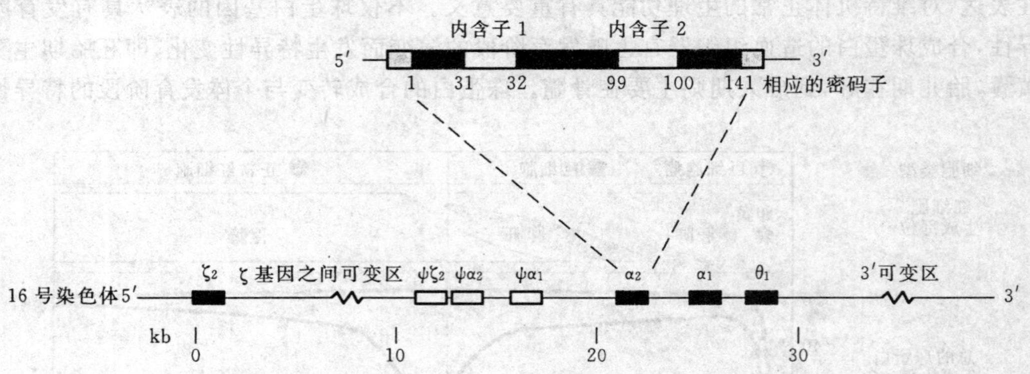

图 9-3 人类α-珠蛋白基因簇的结构示意图

1. α-珠蛋白基因簇

α-珠蛋白基因簇位于16号染色体短臂上(16p13.3)，排列顺序为5′-ζ-ψζ-ψα²-ψα¹-α2⁻α¹-θ-3′，全长30 kb。α_1与α_2之间相距3.7 kb。ζ、α_2、α_1为功能基因，ψζ、$\psi\alpha_2$、$\psi\alpha_1$为假基因。ζ为胚胎型基因，α_1与α_2为成年型基因，θ基因功能不明。由于每条16号染色体上均有两个α基因(α_2、α_1)，因此，二倍体细胞中共有四个α基因，每个α基因几乎产生等量的α-珠蛋白链。

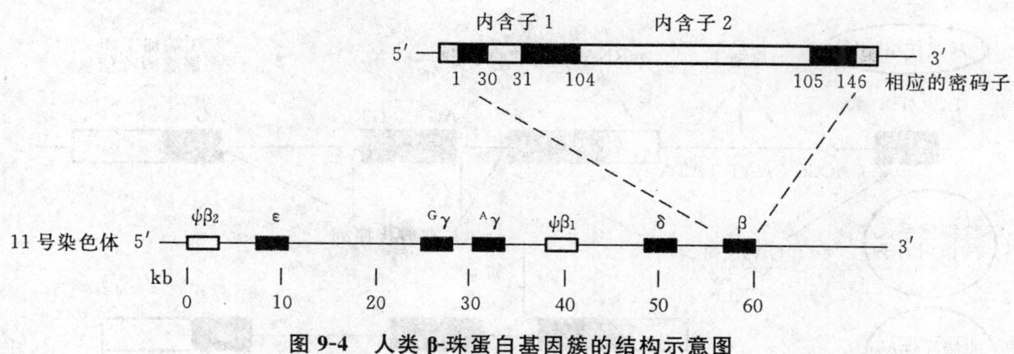

图 9-4　人类 β-珠蛋白基因簇的结构示意图

2. β-珠蛋白基因簇

β-珠蛋白基因簇位于 11 号染色体短臂上(11p15.5)，排列顺序为 5′-ε-^{G}γ-^{A}γ-ψβ-δ-β-3′，总长度为 70 kb。ε、^{G}γ、^{A}γ、δ、β 为功能基因，ψβ 为假基因。ε 为胚胎型基因，^{G}γ、^{A}γ 为胎儿型基因，δ、β 为成年型基因。

α-珠蛋白基因簇和 β-珠蛋白基因簇中各基因都具有相似的结构，即含有三个外显子和两个内含子(IVS1 和 IVS2)。α-珠蛋白基因中的 IVS1 长 117 bp，位于 31 与 32 密码子之间，IVS2 长 149 bp 或 142 bp，位于 99 与 100 密码子之间。β-珠蛋白基因中的 IVS1 长 130 bp，位于 30 与 31 密码子之间，IVS2 长 850 bp，位于 104 与 105 密码子之间。

(二) 珠蛋白基因的表达

珠蛋白基因包括编码序列、插入序列、5′非翻译区和 3′非翻译区。在 RNA 聚合酶Ⅱ的催化下，首先转录成一个大的 mRNA 前体，然后在核内经过加工过程，即在 5′端加上特殊的“帽”结构——5′-m^{7}Gppp，同时在 3′端加“尾”——多聚腺苷酸(poly A)，再然后在酶的作用下切去插入序列，并将编码序列连接起来，形成成熟的 mRNA(图 9-5)。

m_0^7GpppAC AUU UGG UUC UGA CAC AAC UGU GUU CAC UAG CAA ACA GAC ACC
AUG GUG CAC CUG ACU CCU GAG GAG AAG UCU GCC GUU ACU GCC CUG UGG
GGC AAG GUG AAC GUG GAU GAA GUU GGU GGU GAG GCC CUG GGC AGG CUG
CUG GUG GUC UAC CCU UGG ACC CAG AGG UUC UUU GAG UCC UUU GGG GAU
CUG UCC AUC CCU GAU GCU GUU AUG GGC AAC CCU AAG GUG AAG GCU CUA
GGC AGG AAA GUG CUC GGU GCC UUU AGU GAU GGC CUG GCU CAC CUG GAC
AAC CUC AAG GGC ACC UUU GCC ACA CUG AGU GAG CUG CAC UGU GAC AAG
CUG CAC GUG GAU CCU GAG AAC UUC AGG CUC CUG GGC AAC GUG CUG GUC
UGU GUG CUG GCC CAU CAC UUU GGC AAA GAA UUC ACC CCA CCA GUG CAG
GCU GCC UAU GAG AAA GUG GUG GCU GGU GUG GCU AAU GCC CUG GCC CAC
AAG UAU CAC UAA(147) GCU CGC UUU CUU GCU GUC CAA UUU CUA UUA AAG GUU
CCU UUG UUC CCU AAG UCC AAC UAC UAA ACU GGG GGA UAU UAU GAA GGG
CCU UGA GCA UCU GGA UUC UGC CU A AUA AA A AAC AUU UAU UUU CAU UGC
poly A

图 9-5　人类 β-珠蛋白链 mRNA 的核苷酸序列

箭头所指为起始密码子 AUG，它被编号为 0；终止密码子 UAA 编号为 147。靠近 3′端的多聚腺苷酸化作用的信号也被标记出来，其后连接着 19 个核苷酸和一串残留的腺苷酸

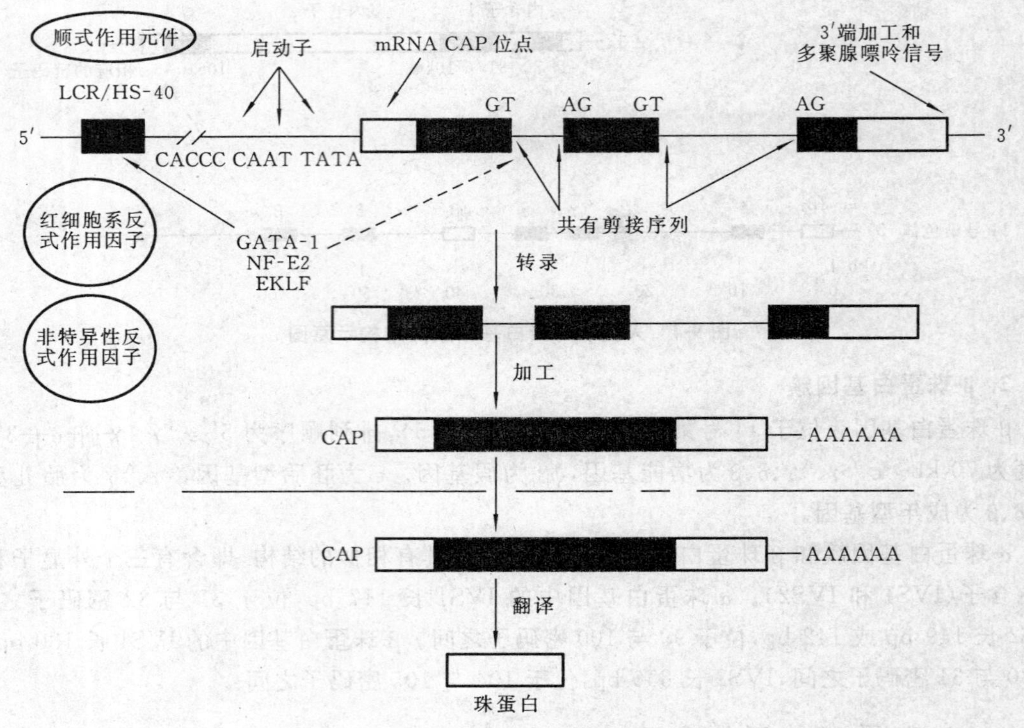

图 9-6　珠蛋白生物合成的分子步骤

成熟的 mRNA 从细胞核转运到细胞质中与核糖体结合，经过翻译过程形成相应的珠蛋白肽链(图 9-6、图 9-7)，结合成各种血红蛋白。例如：生成的 α-珠蛋白链和 β-珠蛋白链，先结合成 αβ-二聚体，再与血红素结合，最后结合成稳定的 $\alpha_2\beta_2$ 血红蛋白四聚体。如果 α 链与 β 链合成比率不一致，如 β 基因缺陷，合成的 β 链减少，使 α 链相对过剩，聚集起来，浓度高时可使血红蛋白沉淀；而 α 基因缺陷则可导致过剩的 β 链形成 β4 四聚体，即 HbH。另外，在 RNA 剪接

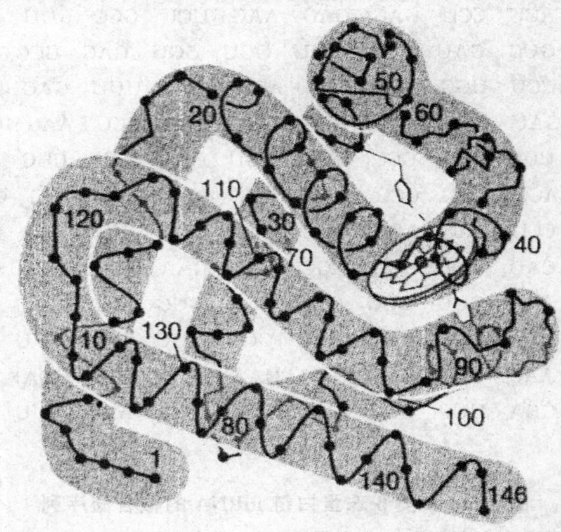

图 9-7　β-珠蛋白链的三级结构

加工过程中，外显子-内含子接头处的特定核苷酸序列对正确剪接非常重要，此处的突变可能导致 mRNA 加工异常。RNA 加“帽”部位和多聚腺苷酸(poly A)加“尾”信号部位的突变也会影响 RNA 的正确加工。

珠蛋白基因表达调控是一个精确的、复杂的网络系统，需要顺式作用元件、细胞内反式作用因子和染色质结构等多种因素的协同作用。最近研究证实，β-珠蛋白基因簇上游 6～20kb 处，对 β-珠蛋白基因簇中所有基因均起重要的调控作用，此处被称为基因座控制区(locus control region, LCR)。LCR 和 β-基因簇中每种珠蛋白基因的启动子之间相互作用的复杂方式，精确地调控从胚胎到胎儿最终到成人血红蛋白的转变。

三、血红蛋白病的分子基础

血红蛋白病(hemoglobinopathy)可分为两大类，即异常血红蛋白病和地中海贫血(thalassemia)。

(一) 异常血红蛋白病

异常血红蛋白(abnormal hemoglobin)(MIM141800-142000)是指珠蛋白基因突变导致珠蛋白肽链结构和功能发生异常，如有临床表现者则称为异常血红蛋白病。据最新统计，到目前为止，全世界已报道了 750 种以上的异常血红蛋白(表 9-2)。我国共发现 70 余种，其中 31 种是世界首报。在我国，分布较广、发生频率较高的异常血红蛋白有 HbE(β26Glu→Lys)，HbD Punjab(β121Glu→Gln)，HbG Chinese(α30Glu→Gln)和 HbQ Thailand(α74Asp→His)等。我国学者所做的这些工作不仅极大地丰富了人类血红蛋白的科学资料，而且为群体遗传学、进化，以及蛋白质结构和功能关系的研究等提供了宝贵的材料。尽管异常血红蛋白种类繁多，但仅约 40% 的异常血红蛋白可引起人体不同程度的功能障碍。

1. 异常血红蛋白病的类型

(1) 镰状细胞贫血症(sickle cell anemia)。本症是人类发现的第一种血红蛋白病，它在非洲和北美黑种人群中发病率达 1/500。该病为常染色体隐性遗传，是由于 β 链第 6 位谷氨酸被缬氨酸取代，成为 HbS，导致电荷改变，在脱氧情况下 HbS 聚合，使红细胞镰变(图 9-8)。纯合子症状严重，可产生血管阻塞危象，阻塞部位不同可引起不同部位的异常反应，如腹部疼痛、脑血栓等，另有严重溶血性贫血和脾大等症状。杂合子一般不表现临床症状，但在氧分压低的情况下可引起红细胞镰变，称为镰状细胞性状(sickle cell trait)。

表 9-2　异常血红蛋白变种的数量

类　　型	数　　量
α 链变种	217
β 链变种	362
γ 链变种	70
δ 链变种	32
含两个氨基酸替换的变种	19
含杂合链的变种	10

续表

类　型	数　量
含延长链的变种	13
含缺失的变种、含插入的变种、含缺失/插入的变种	27
总计	750

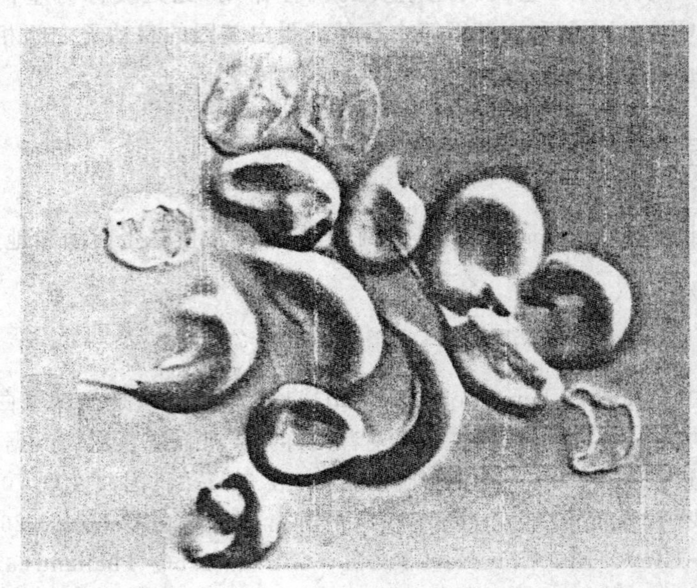

图 9-8　HbS 纯合子的镰状红细胞

(2) 不稳定血红蛋白病(unstable hemoglobinopathy)。是由于 α-珠蛋白或 β-珠蛋白基因突变改变了珠蛋白链上的氨基酸顺序,导致分子结构不稳定的血红蛋白病。已知的不稳定血红蛋白病有 130 多种。不稳定的血红蛋白易降解为单体,血红素易脱落,失去血红素的珠蛋白链容易沉淀,形成不溶性的变性珠蛋白小体(Heinz body),附着于细胞膜使之失去可塑性,不易通过脾脏而被破坏,产生溶血。不稳定血红蛋白病多为常染色体显性遗传,主要表现是溶血性贫血,其程度轻重不一,感染和某些药物(如磺胺等)可诱发急性发作,出现乏力、头晕、苍白、黄疸、脾大等症状;重者可发生溶血危象而危及生命。如 Hb Bristol 不稳定血红蛋白病,是由于 β 链第 67 位缬氨酸被天(门)冬氨酸取代,导致血红蛋白分子不稳定,其主要临床症状是先天性溶血性贫血、黄疸和脾大。此外,还有 Hb Bibba、Hb Hammersmith、Hb Olmsted、Hb Sabine 和 Hb Southampton 等。

(3) 血红蛋白 M 病(hemoglobin M syndrome, HbM)。也可称为 HbM 遗传性高铁血红蛋白血症。大约在 190 年前,日本的岩手(Iwate)县出生了一个全身发绀的婴儿,由于全身青紫,人们都把他称为"黑孩子"。后来,这一带的黑孩子增多了,长大了仍是发绀,血液也呈黑紫色,故称为"黑血病"。现代研究证明,它是一种血红蛋白 M 病,其异常血红蛋白是 HbM Iwate。

本病是由于异常的血红蛋白分子中,与血红素铁原子连接的组氨酸或邻近的氨基酸发生了替代,使铁原子呈稳定的高铁状态,由此产生的高铁血红蛋白影响了正常的携氧功能,继而产生发绀，此外几乎无其他症状。家族史常显示出常染色体显性遗传。如 HbM Boston（$\alpha^{58组\rightarrow酪}$）α 链第 58 位酪氨酸取代了组氨酸，占据了血红素铁原子的配基位置，使铁原子呈稳定高铁状态，丧失了血红素与氧结合的能力，导致组织缺氧。患者呈现发绀症状并导致继发性红细胞增多。已知的高铁血红蛋白还有 HbM Iwate（$\alpha^{87组\rightarrow酪}$）、HbM Sakaton（$\beta^{58组\rightarrow酪}$）、HbM Hyde Park（$\beta^{92组\rightarrow酪}$）和 HbM Milwaukee（$\beta^{63组\rightarrow谷}$）等。

（4）氧亲和力改变的异常血红蛋白病。是由于肽链上氨基酸替代而使血红蛋白分子与氧的亲和力增高或降低，导致运输氧功能改变。例如：Hb Rainer（$\beta^{145酪\rightarrow半胱}$）与氧亲和力增高，输送给组织的氧量减少，导致红细胞增多症；Hb Kansas（$\beta^{102冬胺\rightarrow苏}$）与氧亲和力降低，使动脉血的氧饱和度下降，严重者可引起发绀症状。

2. 异常血红蛋白病的分子基础

异常血红蛋白的产生是珠蛋白基因突变的结果，涉及各种突变类型，举例概括如下。

（1）单个碱基置换。超过 90%的异常血红蛋白病是由于珠蛋白基因发生单个碱基置换的结果，其中错义突变最常见。

错义突变（missense mutation）：由于单个碱基替换，导致肽链中的氨基酸发生改变。如前面已介绍过的镰状细胞贫血是由于 β-珠蛋白基因第 6 密码子 GAG 变为 GTG，即单个碱基 A→T 点突变使谷氨酸变为缬氨酸。该突变导致限制酶 MstⅡ切点消失，可用 PCR-RFLP 进行基因诊断。合成一对引物：

P1：5′-ACACAACTGTGTTCACTAGC-3′ P2：5′-CAACTTCATCCACGTTCACC-3′

它们引导扩增 β-珠蛋白基因 nt. －40 至＋70 的 DNA 序列，扩增片段长度为 110bp，将扩增的 β-珠蛋白基因 DNA 用限制酶 MstⅡ消化，然后用 2%琼脂糖电泳。根据电泳图谱可作出诊断。

再如中国人常见的 HbE 是 β-珠蛋白基因链第 26 位密码子 GAG 变为 AAG，使 β 链第 26 位谷氨酸被赖氨酸取代所致。

HbC 也是最常见的错义突变之一。HbC 病为常染色体隐性遗传，是由于 β 链第 6 位谷氨酸被赖氨酸取代所致。纯合子患者呈轻度溶血性贫血，可伴有肝、脾大。杂合子一般无临床症状。

异常血红蛋白均有电荷的改变，因而有不同的电泳迁移率（图 9-9）。

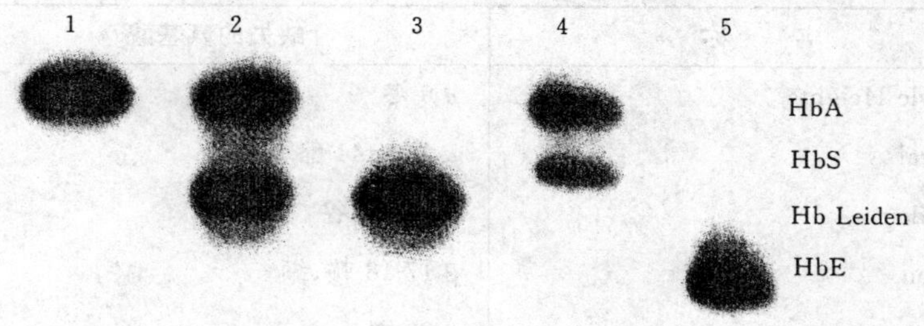

图 9-9 淀粉胶电泳分离异常血红蛋白（TBE 缓冲液，pH 值为 8.6）

1. HbA 2. HbA＋Hb Leiden 3. Hb Lenden 4. HbA＋HbS 5. HbE

无义突变（nonsense mutation）：这种突变是由于某一碱基被替换后，原来编码某一氨基酸的密码子变为终止密码子，从而造成肽链尚未全部合成就终止了翻译，形成无功能的肽链。如

Hb Mckees Rocks 是由于β链第145位编码酪氨酸的密码子UAU突变为终止密码子UAA，这一单个碱基突变导致β链在合成了144个氨基酸后便终止了，使β链C-端丢失了2个氨基酸。

终止密码突变(termination codon mutation)：指终止密码子上的某一碱基发生改变，形成一个编码氨基酸的密码子，使肽链合成过长，直至下一个终止密码子才停止翻译。例如：Hb Constant Spring 就是由于α-珠蛋白基因第142位终止密码子TAA(mRNA为UAA)突变为CAA(谷氨酰胺)，结果α链延长为172个氨基酸，这种突变基因转录形成的mRNA不稳定，所以导致α链合成减少，表现为α-珠蛋白生成障碍性贫血；Hb Seal Rock 是由于α-珠蛋白基因第142位终止密码子UAA突变为谷氨酸密码子GAA(U→G)，Hb Icaria 是由于α-珠蛋白基因第142位终止密码子UAA突变为AAA(U→A)，两者均使α链3′端多了31个氨基酸。

(2) 移码突变(frame-shift mutation)。由于基因中插入或丢失一个、两个甚至多个碱基(但不是三联体密码子及其倍数)，在读码时，由于原来的密码子移位，导致在插入或丢失碱基部位以后的编码都发生改变，结果翻译出的氨基酸顺序也发生了相应改变。例如：Hb Wayne 是由于α链第138位丝氨酸的密码子UCC丢失1个C，致使其3′端碱基顺序依次位移，重新编码，第142位终止密码子变为可读密码，使翻译到147位才终止；Hb Tak 是由于第147位终止密码子UAA插入2个碱基AC，使其翻译的肽链增加到157个氨基酸；而Hb Cranston 是由于β-珠蛋白基因密码子第144与145位间插入AG，使其翻译的肽链增加了11个氨基酸。

(3) 整码突变(codon mutation)。即密码子的缺失或插入，这种突变是指在mRNA顺序上组成1个密码子的碱基同时缺失，或者在一段mRNA顺序上插入了1个或多个密码子，导致其编码的肽链比正常的肽链缺少或增加了部分氨基酸。例如：Hb Catonsville 是由于α-珠蛋白基因第37与38位密码子间插入了1个谷氨酸的密码子；Hb Grady 是由于α-珠蛋白基因第118与119位密码子间插入了3个密码子(编码谷氨酸-苯丙氨酸-苏氨酸)；Hb Fairfax 是由于β-珠蛋白基因第94与95位密码子间插入了5个密码子(编码谷氨酸-亮氨酸-组氨酸-半胱氨酸-天冬氨酸)；Hb Gun Hill 是由于β-珠蛋白基因第92～95位密码子缺失，而使其编码的β链缩短了；Hb Boyle Heights 则是α-珠蛋白基因第6位密码子缺失，这类缺失氨基酸的异常血红蛋白已发现至少11种(表9-3)。

表9-3　密码子缺失的异常血红蛋白举例

名　称	缺失的氨基酸
Hb Boyle Heights	α 6 冬
Hb Natal	α 140-141 酪、精
Hb Leiden	β 6 或 7 谷
Hb Lyon	β 17-18 赖、缬
Hb Freiburg	β 23 缬
Hb Niterai	β 42-44(或 43-45)苯丙、甘、丝
Hb Tochigi	β 56-59 甘、冬酰、脯、赖
Hb St Antoine	β 74-75 甘、亮
Hb Vicksburg	β 75 亮

续表

名　称	缺失的氨基酸
Hb Tours	β 87 苏
Hb Gun Hill	β 92-95(或 94-97)亮、组、半胱、天冬
Hb Leslie	β 181 谷

(4) 不等交换(unequal crossing-over)。指编码2条不同肽链的基因在减数分裂时发生了错误联会和非同源性交换，称为不等交换。结果形成2种不同的融合基因，2个基因各自融合了对方基因中部分顺序，而缺失了自身的一部分顺序。如 Hb Lepore 的 α 链氨基酸顺序正常，其类 β 链是由 δ 链和 β 链连接而成，肽链的 N-端像 δ 链，C-端像 β 链，故称 δβ 链。而 Hb anti-Lepore 的 N-端像 β 链，C-端却像 δ 链，称为 βδ 链。这是由于染色体的错误联会和不等交换形成了融合基因(fusion gene)的结果(图 9-10)。δβ 融合基因表达很少，会产生 β-珠蛋白生成障碍性贫血的表型，这是因为它们只包含了很弱的 δ 基因启动子和额外的 δ 基因序列，这些原因阻碍了正常的基因表达。anti-Lepore 的染色体上带有完整的 δ 基因和 β 基因，故携带者没有珠蛋白生成障碍性贫血的血液学特征。而 β 基因和 γ 基因之间的同源不平衡重组可产生 Hb Kenya(带有 $^{A}\gamma\beta$ 融合珠蛋白)，由于具有持续的基因高表达而出现遗传性胎儿血红蛋白持续增多症。

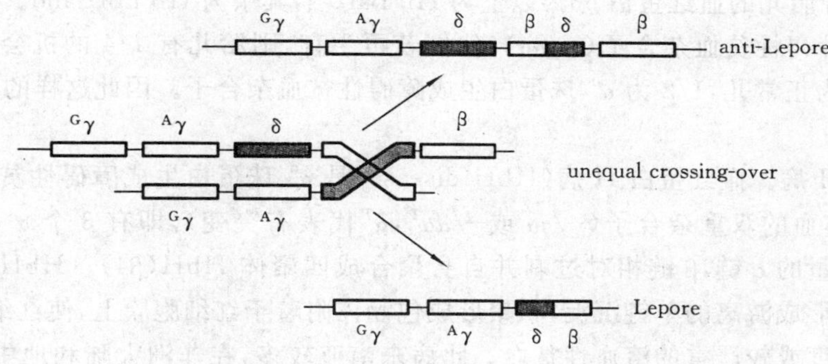

图 9-10　血红蛋白融合基因形成机制

(二)珠蛋白生成障碍性贫血

珠蛋白生成障碍性贫血(thalassemia)(MIM187550)是人类最常见的单基因遗传疾病，它广泛存在于世界各地，它是由于正常的珠蛋白基因突变导致某种珠蛋白合成减少或缺失，造成珠蛋白生成量失去平衡所引起的溶血性贫血，因此称为珠蛋白生成障碍性贫血。本病于1925年首次被描述，因最早发现于地中海地区，因而也称为地中海贫血。我国多见于南方各地。

由于某种或某些珠蛋白链合成速率降低，造成一些肽链缺乏，另一些肽链相对过多，出现肽链数量的不平衡，导致溶血性贫血，称为珠蛋白生成障碍性贫血。按照合成速率降低的珠蛋白链类型，可以将珠蛋白生成障碍性贫血区分为多种不同的类型：α-珠蛋白链合成减缺的称为 α-珠蛋白生成障碍性贫血，β-珠蛋白链合成减缺的称为 β-珠蛋白生成障碍性贫血，γ-珠蛋白链合成减缺的称为 γ-珠蛋白生成障碍性贫血，δ-珠蛋白和 β-珠蛋白链合成减缺的称为 δβ-珠蛋白生成障碍性贫血，依此类推。

1. α-珠蛋白生成障碍性贫血

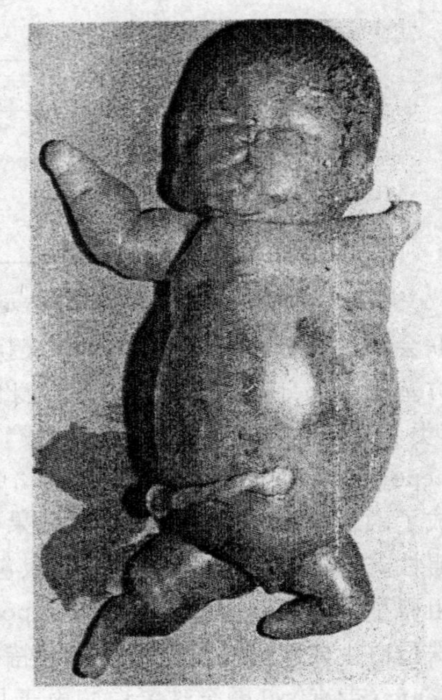

图 9-11　Hb Bart's 胎儿水肿综合征死亡胎儿

α-珠蛋白生成障碍性贫血(α-thalassemia)是由于α-珠蛋白基因簇的缺失或缺陷使链的合成受到抑制而引起的溶血性贫血。

(1) α-珠蛋白生成障碍性贫血的临床分类及发病机制。

根据临床表现的严重程度,一般将α-珠蛋白生成障碍性贫血分为四种类型。

Hb Bart's 胎儿水肿综合征。Hb Bart's 胎儿水肿综合征(Hb Bart's hydrops fetalis syndrome)是两条16号染色体上的4个α基因全部缺失或缺陷,基因型为α^0-珠蛋白生成障碍性贫血纯合子(--/--),完全不能合成α链,故不能形成胎儿HbF,相对过多的γ链形成四聚体(γ4),称为Hb Bart's。Hb Bart's 对氧的亲和力非常高,因而释放到组织的氧减少,造成组织严重缺氧,致使胎儿全身水肿,引起胎儿宫内死亡或新生儿死亡(图 9-11)。这种胎儿的血红蛋白60%以上为Hb Bart's,其余为Hb Portland。胎儿父母均为α^0-珠蛋白生成障碍性贫血杂合子(--/αα),他们若再生育,则胎儿有1/4的机会为Hb Bart's 水肿胎儿,1/4为正常儿,1/2为α^0-珠蛋白生成障碍性贫血杂合子。因此这样的夫妇应做产前诊断。

血红蛋白H病。血红蛋白H病(HbH disease)是α^0-珠蛋白生成障碍性贫血和α^+-珠蛋白生成障碍性贫血的双重杂合子(--/-α 或--/$\alpha\alpha^T$,α^T代表有突变),即有3个α基因缺失或缺陷,仅能合成少量的α链,β链相对过剩并自身聚合成四聚体HbH(β4)。HbH极不稳定,易被氧化而解体,形成游离的单链沉淀,积聚形成包涵体附着于红细胞膜上,使红细胞受损,失去柔韧性,导致中度或较严重的溶血性贫血。此病东南亚较多,在非洲大陆和地中海地区罕见。患者双亲的基因型多为(--/αα)和(-α/αα),也可能是(--/αα)和(αα/$\alpha\alpha^T$),其子女有1/4的机会是HbH病。

轻型α-珠蛋白生成障碍性贫血。也称标准型α-珠蛋白生成障碍性贫血,为α^0-珠蛋白生成障碍性贫血杂合子(--/αα)或α^+-珠蛋白生成障碍性贫血纯合子(α-/α-)。缺失2个α基因,间或有轻度贫血,我国南方最多见的是α^0-珠蛋白生成障碍性贫血杂合子。轻型α-珠蛋白生成障碍性贫血患者(--/αα)之间婚配,生育Hb Bart's 水肿胎儿的可能性为1/4。

静止型α-珠蛋白生成障碍性贫血。仅缺失1个α基因,为α^+-珠蛋白生成障碍性贫血杂合子(α-/αα)。这样的个体往往无临床症状。静止型α-珠蛋白生成障碍性贫血与某些轻型α-珠蛋白生成障碍性贫血(--/αα)个体婚配,有1/4的机会生育HbH病患儿。

(2) α-珠蛋白生成障碍性贫血的分子基础。产生α-珠蛋白生成障碍性贫血的突变主要有两类,常见的是α基因的缺失(图 9-12),也有点突变(表 9-4)。

缺失突变。正常人16号染色体α-珠蛋白基因簇内有α_1和α_2两个α基因,值得注意的是,α_1基因和α_2基因表达的产物α-珠蛋白链的组成是完全一样的,对α_1基因和α_2基因的序

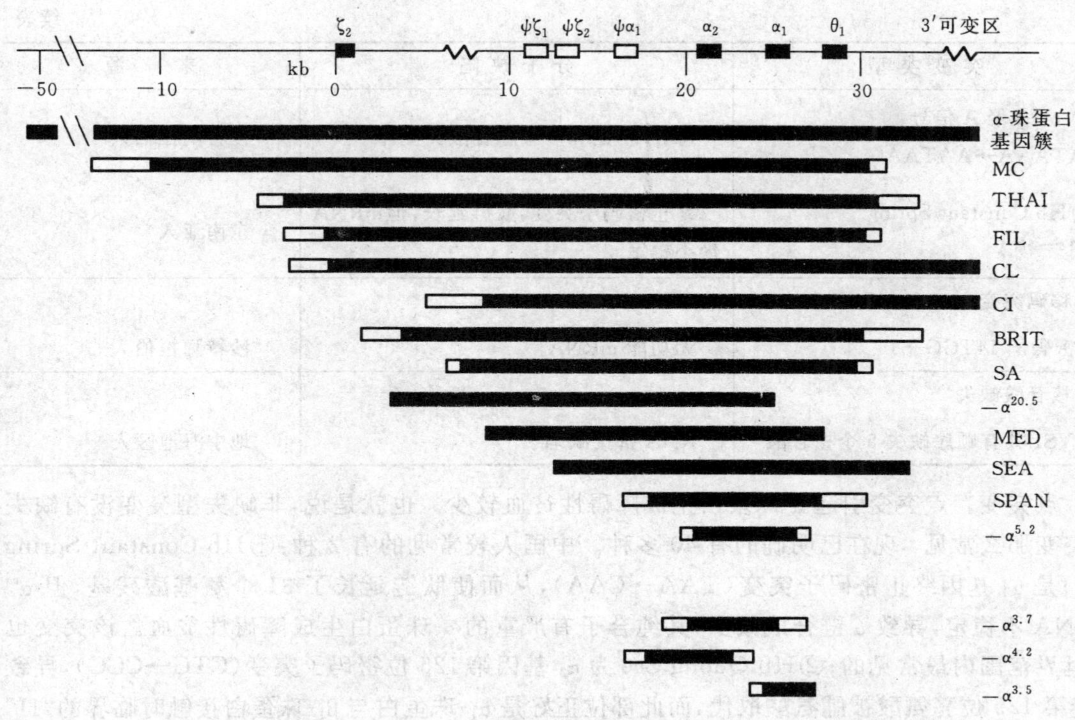

图 9-12　α-珠蛋白基因的排列及一些珠蛋白生成障碍性贫血的缺失类型

列分析表明，两者仅在 IVS2 和 3-端非编码区存在顺序差异。α-珠蛋白基因簇可发生长度不等的缺失突变，导致 α-珠蛋白链不同程度的减少。从单体型的角度而言，α-珠蛋白基因簇内的突变致使 α-珠蛋白链完全不能合成，称为 α^0-珠蛋白生成障碍性贫血，如果能产生部分 α-珠蛋白链，称为 α^+-珠蛋白生成障碍性贫血；或者说，一条 16 号染色体上缺失 2 个 α 基因，称为 α-珠蛋白生成障碍性贫血 1(α-thal1)，缺失 1 个 α 基因，还有 1 个 α 基因，称为 α-珠蛋白生成障碍性贫血 2(α-thal2)。常见的三种缺失突变如下。①东南亚缺失型($—^{SEA}$deletion)：缺失长度约为 20 kb，α_1 基因、α_2 基因都已缺失，完全不能合成 α 链，导致 α^0-珠蛋白生成障碍性贫血，是东南亚人常见的缺失型。②右侧缺失型(rightward deletion)：缺失片段长度为 3.7 kb，缺失了 α_2 基因的 3′端和 α_1 基因的 5′端，形成由 α_1 的 3′端和 α_2 的 5′端构成的融合基因。此种缺失是世界上最常见的，它在东南亚和非洲的一些地区占 20%～50%。这样的小片段缺失多导致 α^+-珠蛋白生成障碍性贫血，因为融合基因能编码正常的 α 链。③左侧缺失型(leftward deletion)：整个 α_2 基因缺失，但 α_1 基因保持完整，缺失片段的长度为 4.2 kb，导致 α^+-珠蛋白生成障碍性贫血。

表 9-4　引起 α-珠蛋白生成障碍性贫血的部分点突变

突 变 类 型	分 子 缺 陷	来　源
1. 核苷酸取代		
(1) 起始密码子 ATG→ACG	无功能 mRNA	地中海地区人
(2) Hb Quong Sce($\alpha^{125\text{亮}\to\text{脯}}$)	αβ 二聚体形成受阻	中国人

续表

突变类型	分子缺陷	来　源
(3) α_2 多聚A信号 AATAAA→AATAAG	RNA切割和多聚腺苷酸突变体	沙特阿拉伯人
(4) Hb Constant Spring ($\alpha^{终止→谷胺}$)	终止密码子突变,肽链延长,但mRNA极不稳定	东南亚人
2. 移码突变		
α_1 密码子 14TGG→T	无功能mRNA	沙特阿拉伯人
3. 核苷酸缺失		
α_2IVS1共有顺序缺失5个核苷酸	RNA拼接缺陷	地中海地区人

点突变。点突变引起α-珠蛋白生成障碍性贫血较少。也就是说,非缺失型突变没有缺失型突变那么常见,现在已明确的有40多种。中国人较常见的有2种:①Hb Constant Spring (α^{cs})是 α_2 基因终止密码子突变(TAA→CAA),从而使肽链延长了31个氨基酸残基,但 α^{cs} mRNA不稳定,导致α链合成减少,其纯合子有严重的α-珠蛋白生成障碍性贫血。该突变也是世界范围内最常见的;②Hb Quong Sce为 α_2 基因第125位密码子突变(CTG→CCG),导致α链第125位亮氨酸被脯氨酸取代,而此部位正好是 α_1-珠蛋白与 β_1-珠蛋白接触时临界的"H"螺旋区,妨碍了 $\alpha_1\beta_1$ 二聚体的形成,进而影响四聚体的产生,导致α-珠蛋白生成障碍性贫血。

2. β-珠蛋白生成障碍性贫血

β-珠蛋白生成障碍性贫血(β-thalassemia)是由于β-珠蛋白基因的缺失或缺陷致使β-珠蛋白链(简称β链)的合成受到抑制而引起的溶血性贫血,主要分为两类:完全不能合成β链的称为 β^0-珠蛋白生成障碍性贫血,能部分合成β链的称为 β^+-珠蛋白生成障碍性贫血。我国南方各省多见,四川、贵州、广东、广西等地发病率可达1%～2%。

(1) β-珠蛋白生成障碍性贫血的临床分类及发病机制。

重型β-珠蛋白生成障碍性贫血,也称为Cooley贫血,在出生时症状不明显,因为从胎儿到成人血红蛋白的转换仍未完成,β珠蛋白链的缺乏未引起后果。然而,在出生后的第1年中胎儿血红蛋白产量持续下降,严重的贫血症状明显。患儿生长发育不良,苍白、腹泻、反复发烧和由于肝、脾大而腹部逐渐膨隆。患者通常是 β^0-珠蛋白生成障碍性贫血或 $\delta\beta^0$-珠蛋白生成障碍性贫血的纯合子、β^+/β^0-珠蛋白生成障碍性贫血杂合子。这类患者几乎不能合成β链或合成量很少,故极少或无HbA;而γ链的合成相对增加,使HbF升高。由于HbF较HbA的氧亲和力高,在组织中不易释放出氧,致使组织缺氧。缺氧的组织促使红细胞生成素大量分泌,刺激骨髓的造血功能,使红骨髓大量增生,骨质受侵蚀致骨质疏松,可出现"珠蛋白生成障碍性贫血面容"(头颅大、颧突、塌鼻梁、眼距宽、眼睑浮肿)。由于β链合成受抑制,相对过剩的α链在红细胞膜上沉积,改变膜的通透性,引起溶血性贫血,需靠输血维持生命(图9-13)。如不治疗,通常在10岁以前由于严重的贫血、虚弱和感染而死亡。

中间型β-珠蛋白生成障碍性贫血。患者通常是某些β-珠蛋白生成障碍性贫血变异型的纯合子,如 β^+-珠蛋白生成障碍性贫血纯合子,其症状介于重型与轻型β-珠蛋白生成障碍性贫血之间,故称为中间型β-珠蛋白生成障碍性贫血。

轻型 β-珠蛋白生成障碍性贫血。此类患者是 β^0-珠蛋白生成障碍性贫血、β^+-珠蛋白生成障碍性贫血或 $\delta\beta^0$-珠蛋白生成障碍性贫血的杂合子。由于尚能合成相当数量的 β 链，故症状较轻，多无贫血或轻度贫血。其特点是 HbA_2 比例增高（可达 4%～8%），也可有 HbF 升高。

遗传性胎儿血红蛋白持续增多症。由于 β-珠蛋白基因簇内某些 DNA 片段的缺失或点突变，导致 δ 链和 β 链合成受抑制，而 γ 链合成明显增多，使成人红细胞内 HbF 持续高水平，但无明显临床症状。故称为遗传性胎儿血红蛋白持续增多症（hereditary persistence of fetal hemoglobin, HPFH）。

（2）β-珠蛋白生成障碍性贫血的分子基础。现已发现有超过 200 种的分子损伤与 β-珠蛋白生成障碍性贫血相关，其中 90% 是点突变或一至几个碱基的增加或缺失（图 9-14）。β-珠蛋白生成障碍性贫血的发病原因中缺失并不常见，它可以是 25 bp 至 100 kb 的缺失。表 9-5 列举了 β-珠蛋白生成障碍性贫血的部分突变。

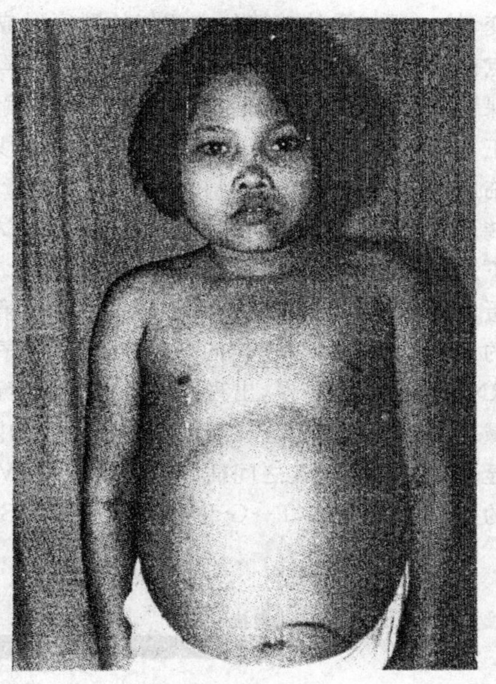

图 9-13　典型的珠蛋白生成障碍性贫血病人

临床特征为生长发育迟缓和肝、脾大以及 β-珠蛋白生成障碍性贫血贫血面容

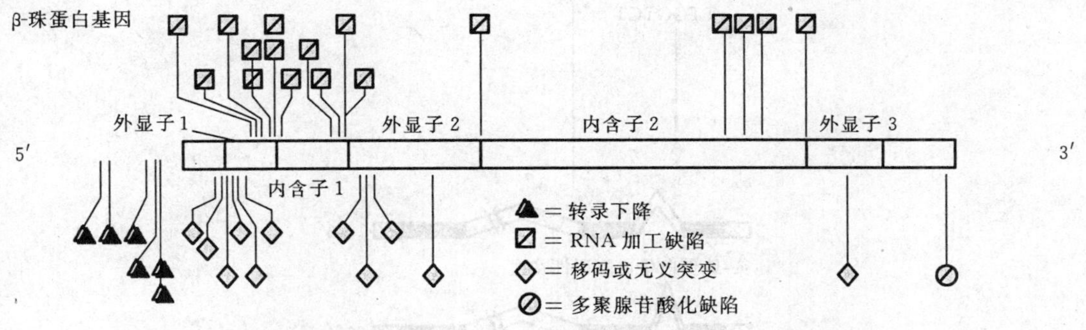

图 9-14　由不同突变引起的 β-珠蛋白生成障碍性贫血

无功能 mRNA 突变型：编码区的无义突变会产生截短的而且没有功能的珠蛋白；移码突变使生成的 mRNA 稳定性降低或形成无功能的 mRNA，因而不能合成正常的 β 链，多产生 β^0-珠蛋白生成障碍性贫血。例如：中国人 β-珠蛋白基因密码子第 17 位由 AAG 突变为 TAG，使 mRNA 翻译提前终止；移码突变 41/42（－TCTT），形成新的终止密码子，最终造成 β^0-珠蛋白生成障碍性贫血。

mRNA 加工障碍突变型：为了装配出有功能的珠蛋白基因 mRNA，内含子必须在转录后的加工过程中被切除，并将相邻的外显子连接起来。在内含子与外显子交界处的剪接位点发生突变会全部或部分抑制这一加工过程，从而引起 β-珠蛋白生成障碍性贫血；剪接也会受内含子中发生的突变的影响，这种突变改变了剪接的中间产物，例如，IVS1 第 110 位上 G→A 突变,使一段与受体剪接位点相似的顺序形成了一个新的受体剪接位点(图 9-15)。这一新的位点被优先利用于 RNA 加工过程,其使用率达到 90%,结果使第 1 内含子中的 19 个核苷酸仍保留在加工后的 RNA 中,从而使其后的编码区产生移码突变,不能产生正常的蛋白质。这时正常 AG 受体的使用率只有 10%。因此,只能形成 10%的正常珠蛋白 mRNA。这一突变的临床表现较重,属于重型 β^+-珠蛋白生成障碍性贫血。也有的突变会激活"隐蔽"剪接位点,使转录产生异常的 mRNA。IVS2 nt. 1(G→A)改变了剪接位点,使 IVS2 的前 47 个核苷酸保留下来,导致移码突变而生成无功能 mRNA。IVS2 中第 654 位 C→T 突变是中国人常见的 β-珠蛋白生成障碍性贫血的原因之一,核苷酸第 654 位上出现的这一单个碱基替换产生了一个新的 G-T 二核苷酸,它连同旁侧的核苷酸序列构成了一个明显的 5′端供位样剪接位点,导致 RNA 加工发生错误,出现 β-珠蛋白生成障碍性贫血的表型。研究表明,IVS2 序列中这一单个碱基变化会激活位于核苷酸第 579 位上的隐蔽的受体剪接位点,形成加工错误的 RNA,在外显子 2 和外显子 3 之间插入了一个源于 IVS2 部分序列的额外的外显子(图 9-16)。结果类似的还有 IVS2-705 T→G 和 IVS2-745 C→G。

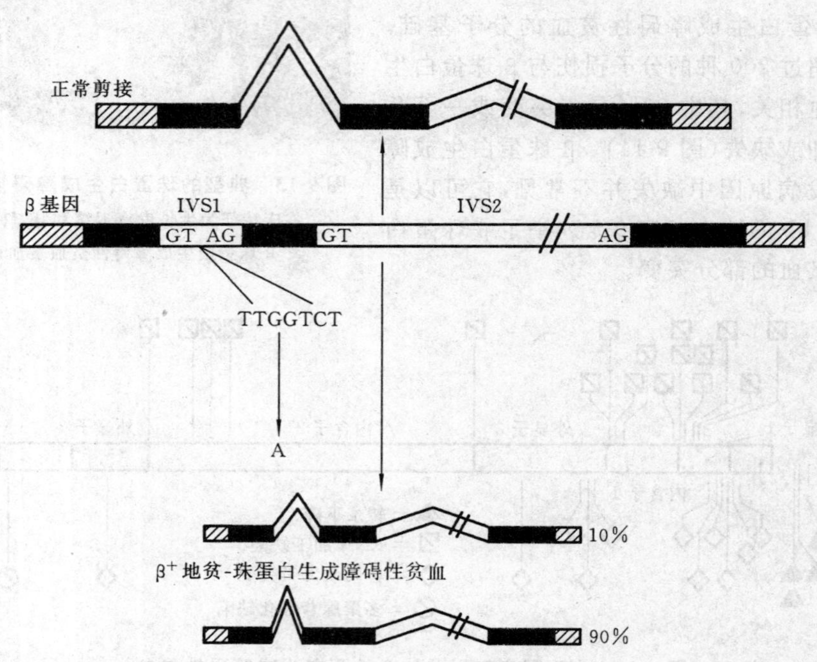

图 9-15 β-珠蛋白基因的第 1 内含子(IVS1)中新的拼接位点的产生

与在 IVS1 中第 110 位上 G→A 置换产生新的剪接受体(AG)

转录调控区突变型:这类突变主要发生于 β-珠蛋白基因 5′端侧翼序列的启动子区。影响转录的效率,对珠蛋白合成的损害一般较温和,表型为 β^+-珠蛋白生成障碍性贫血。TATA 框可发生 6 种不同的突变,如中国人常见的 −28A→G 就是其中之一,该突变破坏了 TATA 框,造成 β^+-珠蛋白生成障碍性贫血。

RNA 裂解信号突变型:RNA 加工过程中的加"帽"和加"尾"对于维持 mRNA 的有效翻译起关键作用。+1 位突变(如 A→C)可能影响转录,造成 mRNA 减少,引起 β^+-珠蛋白生成障碍性贫血。在加"尾"信号顺序 AATAAA 中,已发现 4 种不同的核苷酸替换和 1 种五核苷酸

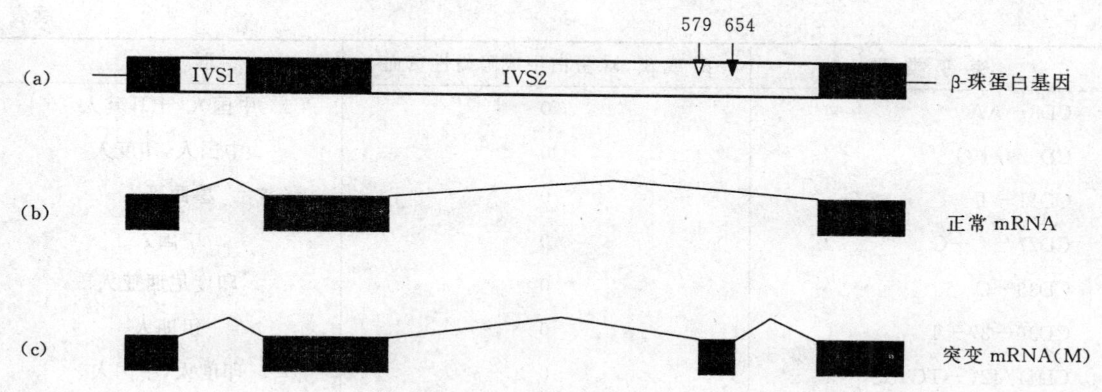

图 9-16　IVS2-654 C→T 突变的转录产物的加工图

(a) β-珠蛋白基因，↓代表 IVS2-654 位置，▽代表 IVS2579 内部隐匿的 3′端受位剪切点

(b) 正常 mRNA 剪接产物

(c) IVS2-654 C→T 突变 mRNA 的剪接产物，表示外显子 2 和外显子 3 之间插入的 1 个额外外显子

缺失。这类突变的表型都是 β^+-珠蛋白生成障碍性贫血。如美国黑人中发现的多聚腺苷酸化信号 AATAAA→AACAAA，引起 β^+-珠蛋白生成障碍性贫血。

从上面的介绍可看出，血红蛋白病的发生涉及多种突变机制，代表了单基因病的一般发病机制。单个碱基置换是单基因病发生的主要分子基础；错义突变是引起异常血红蛋白的主要原因；无义突变和终止密码子突变可使翻译的肽链长度改变；移码突变可能使翻译的肽链结构异常或长度改变；不等交换形成的融合基因可编码杂种肽链，既有肽链结构异常，同时又有肽链合成速率的改变。因此，异常血红蛋白病和珠蛋白生成障碍性贫血有共同的分子基础。对于珠蛋白生成障碍性贫血而言，几乎遍布整个 β 基因的点突变是引起 β-珠蛋白生成障碍性贫血的主要原因(表 9-5)，基因缺失是引起 α-珠蛋白生成障碍性贫血的主要原因。

表 9-5　β 基因的部分突变举例

突变类型	β^0 或 β^+-珠蛋白生成障碍性贫血	群　体
1. 无功能 mRNA 突变		
(1) 无义突变		
CD17 A→T	0	中国人
CD39 C→T	0	地中海人，欧洲人
CD15 G→A	0	印度人
CD37 G→A	0	沙特阿拉伯人
CD61 A→T	0	非洲人
CD35 C→A	0	泰国人
CD121 A→T	0	波兰人，瑞士人
CD43 G→T	0	中国人
(2) 移码突变		
CD1－G	0	地中海人

续表

突变类型	β^0 或 β^+-珠蛋白生成障碍性贫血	群　体
CD8－AA	0	中国人,土耳其人
CD8/9 ＋G	0	中国人,印度人
CD11－T	0	墨西哥人
CD27/28 ＋C	0	中国人
CD35－C	0	印度尼西亚人
CD36－37－T	0	伊朗人
CD41/42(－TCTT)	0	印度人,中国人
CD44－C	0	库尔德人
CD64－G	0	瑞士人
CD71/72(＋A)	0	中国人
CD76－C	0	意大利人
CD82/83－G	0	阿塞拜疆人
CD114－CT,＋G	＋	法国人
(3) 起始密码子突变		
ATC→AGG	0	中国人
ATG→ACG	0	南斯拉夫人
2. RNA 加工障碍突变		
(1) 剪接位点改变		
IVS1 (第 1 位 G→T)	0	印度人,中国人
IVS2 (第 1 位 G→T)	0	地中海人,突尼斯人,非洲裔美国人
IVS1 (第 2 位 T→C)	0	非洲人
IVS1 3′端－17 bp	0	科威特人
IVS1 5′端－44 bp	0	地中海人
(2) 共有序列改变		
IVS1(第 5 位 G→C)	＋	印度人,中国人,美拉尼西亚人
IVS1(第 5 位 G→T)	＋	地中海人,非洲人
IVS2 3′端 CAG→AAG	＋	伊朗人,埃及人,非洲人
IVS1 3′端 TAG→GAG	＋	沙特阿拉伯人
(3) IVS 内部改变		
IVS2 (第 110 位 G→A)	＋	地中海人
IVS1 (第 116 位 T→G)	0	地中海人
IVS2 (第 654 位 C→T)	0	中国人
(4) 编码区影响加工的替换		

续表

突变类型	β^0或β^+-珠蛋白生成障碍性贫血	群　体
CD26 G→A	HbE	东南亚人，欧洲人
CD24 T→A	+	非洲裔美国人
CD27 G→T	Knoses	地中海人
CD19 A→G	Malay	马来西亚人
3. 转录调控区突变		
−101 C→T	+	土耳其人
−92 C→T	+	地中海人
−86 C→G	+	黎巴嫩人
−31 A→G	+	日本人
−30 T→C	+	中国人
−29 A→G	+	非洲裔美国人，中国人
−28 A→G	+	中国人
4. 多聚腺苷酸化信号突变		
AATAAA→AACAAA	+	非洲裔美国人
AATAAA→AATAAG	+	库尔德人
AATAAA→AATGAA	+	地中海人
AATAAA→AATAGA	+	马来西亚人
5. 加帽位点突变		
+1 A→C	+	印度人

CD：密码子；IVS：内含子。

第2节　血　友　病

血友病是一组遗传性出血性疾病，它是由于血液中某些凝血因子的缺乏而导致的严重凝血功能障碍，主要有三种类型：血友病A（凝血因子Ⅷ缺乏）、血友病B（凝血因子Ⅸ缺乏）和血友病C（凝血因子Ⅺ缺乏）。血友病A、血友病B较常见，为X-连锁隐性遗传；血友病C比较罕见，为常染色体隐性遗传。我国血友病的总患病率为2.64/10万，与欧美相比较低。

一、血友病A

血友病A（hemophilia A）（MIM306700）又称为抗血友病球蛋白（antihemophilic globulin，AHG）缺乏症或凝血因子Ⅷ缺乏症。主要临床表现为出血倾向，自幼发病，部分轻型患者发病可较晚；皮肤黏膜出血，往往缓慢、持续渗血，肌肉出血，关节血肿为本病的特征，以踝、膝、肘关节多见。实验室检查凝血时间延长，部分凝血活酶时间显著延长，血浆抗血友病球蛋白减少或完全缺乏。在男性中，发病率为1/5000，约占血友病总数的85%。

血友病A为X-连锁隐性遗传，故多为男性发病，女性杂合子为携带者。凝血因子Ⅷ基因位于Xq28的近侧，长186 kb，约占X染色体的0.1%，是目前所克隆的人类最大的基因之一；它由26个外显子和25个内含子组成(图9-17)。其mRNA长约9 kb，编码含有2332个氨基酸的凝血因子Ⅷ。

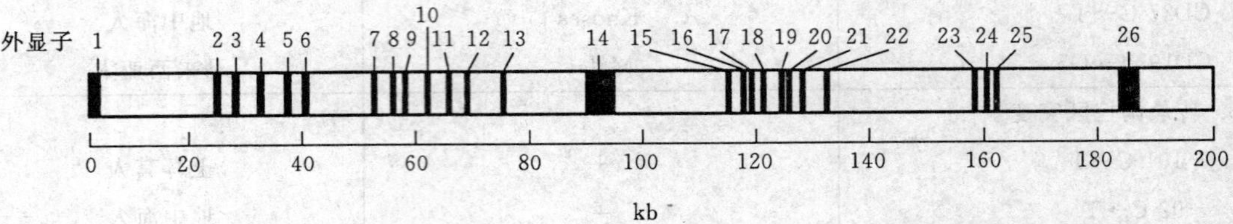

图 9-17 X染色体上凝血因子Ⅷ基因图

每个外显子已标号。可以看出该基因非常大。凝血因子Ⅷ基因缺陷产生与血液凝固有关的蛋白，导致血友病

对血友病A基因突变的研究表明，近1/3患者无家族史，致病是由于*AHG*基因自发性突变所致。迄今为止，已报道的点突变有174种，缺失117种，插入10种。表9-6列出了凝血因子Ⅷ基因的部分突变。

近年来，Lakich等又发现40%的血友病A患者的基因缺陷是由于凝血因子Ⅷ基因内含子22倒位引起的。内含子22倒位与凝血因子Ⅷ相关基因A(凝血因子ⅧA)有关。凝血因子ⅧA基因在Xq28有3个拷贝：1个位于凝血因子Ⅷ基因的内含子22内，2个位于凝血因子Ⅷ基因上游约500 kb处。由于上游的凝血因子ⅧA基因转录方向与内含子22内的转录方向相反，因此，上游的任何一个凝血因子ⅧA基因与内含子22内的凝血因子ⅧA基因之间的一次交换均可在Xq28引起一个倒位。倒位破坏了凝血因子Ⅷ基因的结构，使之丧失了功能，从而引起血友病A。上海瑞金医院的研究表明，内含子22倒位也是中国人血友病A患者的重要分子缺陷。

表 9-6 凝血因子Ⅷ基因的部分突变与血友病A临床严重程度

分子缺陷	临床表型
1. 单碱基替换	
谷 272 甘* (A→G)	中度
精 372 组(G→A)	中度
酪 1680 苯丙(A→T)	中度
谷 1686 终止(C→T)	重度
精 1689 半胱(C→T)	中度
酪 1709 半胱(A→G)	中度
精 1941 谷胺(G→A)	中度
精 1941 终止(C→T)	重度
精 2116 终止(C→T)	重度
精 2209 谷胺(G→A)	重度
精 2209 终止(C→T)	重度

续表

分子缺陷	临床表型
精 2307 亮(G→T)	中度
精 2307 终止(C→T)	重度
2. 缺失	
IVS1 缺失 7 kb	正常
缺失外显子 1	重度
缺失外显子 1～26	重度
3. 插入	
IVS10 插入 0.7 kb	正常
外显子 14 插入 3.5 kb	重度
4. 移码	
外显子 8 密码子 360GAA 缺失 GA	重度

* 表示第 272 位谷氨酸被甘氨酸取代。以下类推。

二、血友病 B

血友病 B(hemophilia B)(MIM 306900)又称凝血因子Ⅸ缺乏症或血浆凝血活酶成分(plasma thromboplastin component,PTC)缺乏症,其主要临床症状与血友病 A 相同。

血友病 B 为 X-连锁隐性遗传。人类凝血因子Ⅸ基因定位于 Xq27,长度为 34 kb,由 8 个外显子、7 个内含子组成。其 mRNA 长 2802 bp,其中包括 5′端非翻译区 29 bp 和 3′端非翻译区 1309 bp,成熟的凝血因子Ⅸ由 415 个氨基酸组成。目前已发现凝血因子Ⅸ基因突变涉及单碱基替换、缺失、插入和移码,其中大部分为单碱基替换。

我国复旦大学遗传所与第二军医大学长海医院合作,采用凝血因子Ⅸ基因克隆、构建反转录病毒载体、体外培养患者皮肤成纤维细胞、基因转移、胶原包埋上述细胞,最后把这些细胞直接注射到患者的腹部皮下等基因工程技术,治疗了 4 例 4～15 岁的患者,获得了显著的疗效。这是目前世界上唯一采用基因治疗血友病成功的例子。

第 3 节　胶原蛋白病

胶原蛋白(collagen)是人体最重要的蛋白质,它与蛋白多糖、糖蛋白和弹性蛋白等构成结缔组织的细胞外基质。胶原蛋白是人体所有蛋白中含量最丰富的一种,占全身总蛋白的 30%以上。在人体中至少已鉴定了 18 种不同类型的胶原,遍布于体内各种器官和组织。在一些组织如骨、软骨、肌腱和韧带中,胶原占其蛋白成分的 50%～90%。这 18 种以上的胶原由 28 个胶原基因编码,这些胶原蛋白基因位于 12 条不同的染色体上,占人类基因组 DNA 的 0.1%。

胶原共同的基本结构是由三条很长的肽链构成的三聚体螺旋。刚装配完成的三聚体螺旋包括氨基和羧基端的球状区(图 9-18),分子的主体形成紧密的三聚体螺旋区,这种前体分子称为原胶原。随后,分子经修饰,球状区被蛋白水解酶切除,三聚体螺旋片段自身组装成一种有序排列,并构成胶原纤维。胶原的中心三聚体螺旋区有一种特殊的蛋白结构。在此区域,每种胶原的每条肽链都由重复的氨基酸序列组成,可表示为(Gly-X-Y)$_n$。在Ⅰ、Ⅱ、Ⅲ、Ⅴ和Ⅸ型胶原纤维中,有一个包括 300 多个这种三联体的完整序列。X 位置常为脯氨酸,Y 位置常为稀有氨基酸羟脯氨酸或羟赖氨酸。氨基酸三联体重复对胶原纤维的正常组装和分子稳定性都十分重要。当发生突变时,尤其是甘氨酸的突变,容易引起三联体螺旋的不稳定,使得胶原纤维不能形成正常的构象和长度。

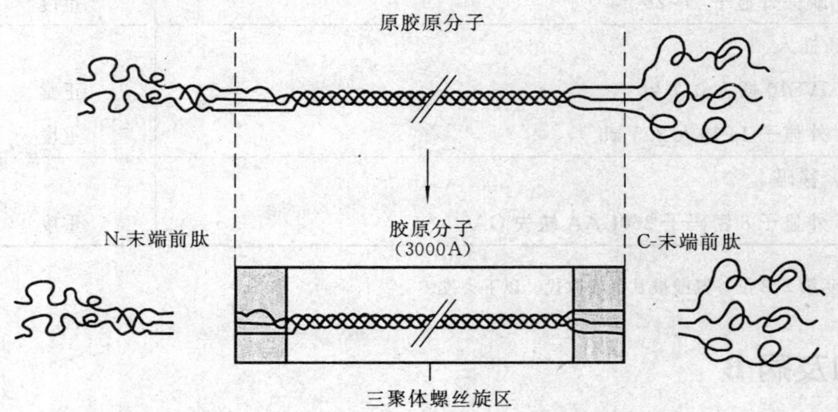

图 9-18　原胶原和胶原分子结构图解

原胶原由三条胶原多肽单体组装而成,两条浅带为 α_1,暗带为 α_2。原胶原分子一分泌,其 N-末端区和 C-末端区就被切掉,产生一个长 3000 个氨基酸的三聚体螺旋胶原分子

(一) 成骨不全

成骨不全(osteogenesis imperfecta, OI)是一种累及骨、肌腱、韧带、筋膜、巩膜和牙的胶原蛋白病。根据遗传学和流行病学研究,可将成骨不全分为四种类型。这里仅简要介绍Ⅰ型和Ⅱ型。

Ⅰ型 OI(MIM166200)最常见,表现最轻,以常染色体显性方式遗传,有不同的表现度。发生率占活产婴的 1/30000。受累个体从出生起巩膜就有明显的蓝色,多从青春期起易频繁发生骨折而引起畸形,其上肢和下肢的长骨、肋骨、手和足的小骨最易骨折(图 9-19)。在约半数的有Ⅰ型 OI 的家系中,受累个体在青少年晚期出现听力损失。

Ⅱ型 OI(MIM166210)是一种不能生育的致死性疾病。胎儿在子宫内即可因骨质疏松、发脆引起四肢、肋骨骨折,而导致四肢弯曲、缩短和胸廓狭窄、变形。患者出生时即有多处骨折,常在出生后几周或数月内死亡(图 9-20)。

(二) Ehlers-Danlos 综合征

与成骨不全一样,Ehlers-Danlos 综合征(EDS)也可分为很多临床类型。这类疾病的特点是组织弹性和脆性增加,以关节松弛、皮肤变薄并产生瘢痕为主要特征(图 9-21),其他特征在不同类型间差异较大(表 9-7)。

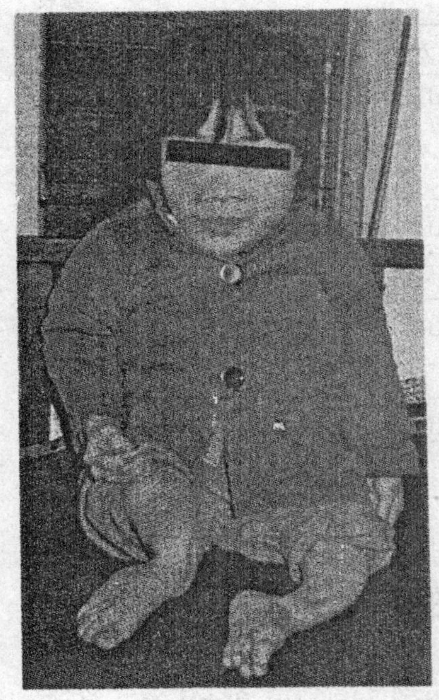

图 9-19　成骨不全Ⅰ型患者表型

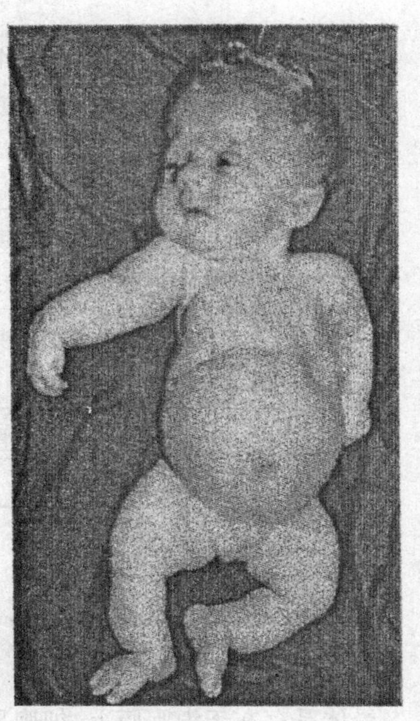

图 9-20　成骨不全Ⅱ型患者表型

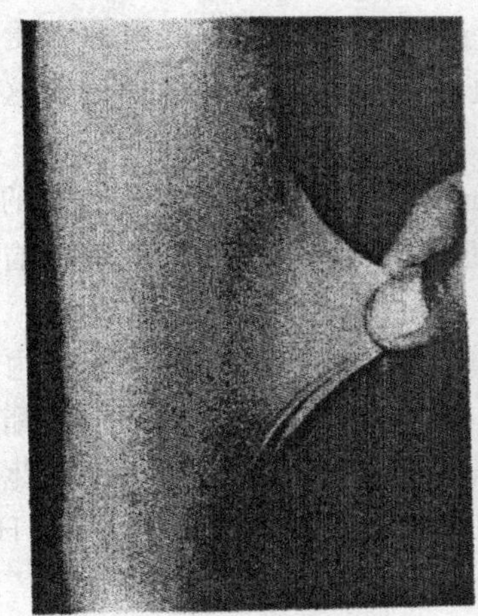

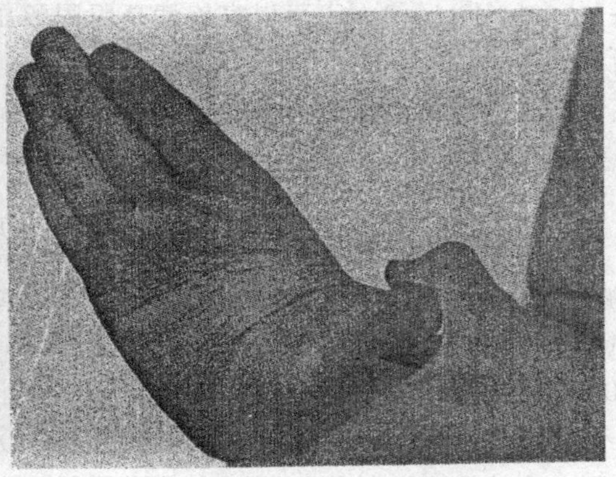

图 9-21　Ehlers-Danlos 综合征患者的皮肤、关节过度伸展

表 9-7　Ehlers-Danlos 综合征的部分临床类型

类　型	临床特征	遗传方式	缺　陷	突变基因
Ⅰ型：Gravis	皮肤、关节过度伸展(图 9-21)，较小创伤后易留下瘢痕	AD	Ⅴ型胶原异常	COL5A
Ⅱ型：Mitis	与Ⅰ型类似但较轻	AD	未知	

续表

类　型	临床特征	遗传方式	缺　陷	突变基因
Ⅲ型:家族性过度伸展	显著的关节过度伸展	AD	未知	
Ⅳ:动脉型	薄而透明的皮肤,明显的青肿,动脉和肠破裂	AD	Ⅲ型胶原异常	COL3A1
Ⅴ:眼型	皮肤变软,眼组织变脆	AR	赖氨酸羟化酶缺乏	PLOD
Ⅵ:枕骨角综合征	皮肤松弛,角状枕骨	XR	铜利用异常	MNK

第 4 节　受体蛋白病

受体是存在于细胞膜上、细胞质中或细胞核内的一类具有特殊功能的蛋白质。现已发现 30 多种受体,其中包括多肽类激素受体、固醇类激素受体和神经递质、前列腺素、免疫因子、脂蛋白受体等。因基因突变导致受体的结构、功能和数量异常而引起的疾病称为受体蛋白病(receptor protein disease)。下面以家族性高胆固醇血症(MIM143890)为例说明这类疾病的发生机制。

家族性高胆固醇血症(familial hypercholesterolemia,FH)是一种不完全外显的常染色体显性遗传病,在人群中的发生率为 1/500,特征是血清胆固醇水平显著升高、黄色瘤和早发心肌梗死。

正常人代谢过程中低密度脂蛋白(LDL)与细胞膜上的 LDL 受体结合,通过内吞进入细胞,然后被溶酶体酸性水解酶水解,生成的游离胆固醇可激活酯酰辅酶 A:胆固醇酯酰转移酶(fatty acyl CoA:cholesterol acyltransferase, ACAT),因而游离的胆固醇可被酯化生成胆固醇酯而储存;另一方面,游离的胆固醇可抑制 β-羟基-β-甲基戊二酰辅酶 A 还原酶(HMG CoA reductase)活性,从而减少胆固醇的生物合成(图 9-22)。

受体蛋白病的发病机制是胆固醇合成脱抑制假说,细胞膜上 LDL 受体基因突变引起的 LDL 受体缺陷主要有四种:①受体合成数量减少;②转运不良,即不能将受体从粗面内质网转运至高尔基复合体;③受体与 LDL 结合能力下降;④与 LDL 结合的受体向细胞内移的功能异常。β-羟基-β-甲基戊二酰辅酶 A 还原酶活性明显增高,细胞内胆固醇合成的反馈紊乱,血中胆固醇浓度明显升高。

LDL 受体基因定位于 19p13.1-p13.2,为单拷贝基因,跨度约 45 kb,由 18 个外显子和 17 个内含子组成。突变有缺失、错义突变、无义突变和插入四种。其中缺失最为多见,缺失长度 3 bp～13 kb 不等。

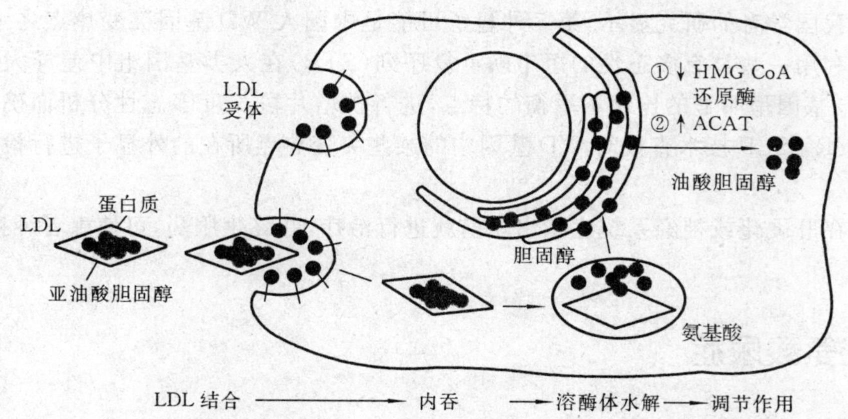

图 9-22　纤维母细胞低密度脂蛋白受体作用示意图

LDL：低密度脂蛋白　HMG CoA 还原酶：β-羟基-β-甲基戊二酰辅酶 A 还原酶

ACAT：脂酰辅酶 A 胆固醇脂酰转移酶

第 5 节　膜转运载体蛋白病

一、肝豆状核变性

肝豆状核变性(hepatolenticular degeneration，HLD)(MIM 277900)是由于铜代谢障碍导致患者不能合成血浆铜蓝蛋白。本病由 Wilson 于 1912 年首次描述，故又称 Wilson 病(Wilson disease，WD)。主要病理改变为豆状核变性和肝硬化，临床上表现为进行性加剧的肢体震颤、肌强直、精神改变、肝硬化和角膜色素环(图 9-23)形成。本病可分为两型：①晚发型，多在 20～30 岁间发病，病程进展缓慢；②少年型，多在 7～15 岁间发病，病程进展迅速。起病症状因人而异，大多数患者首先出现神经症状，少数先出现肝脏症状。

本病为常染色体隐性遗传，群体发病率为 1/100000～1/10000，铜代谢异常是该病发生的重要环节。导致铜代谢异常的机制曾先后提出五种学说：①胃肠对铜吸收过多；②铜蓝蛋白异常；③胆管排铜障碍；④溶酶体缺陷；⑤异常蛋白存在。异常蛋白存在学说是 1953 年由Uzman首次提出，在 WD 细胞内可能存在一种与铜离子有高度亲和力的异常蛋白，此蛋白与铜离子牢固结合，阻碍肝中铜蓝蛋白与铜的结合，使肝脏释放铜蓝蛋白减少，导致患者血清铜蓝蛋白降低。患者也有胆管排铜减少。

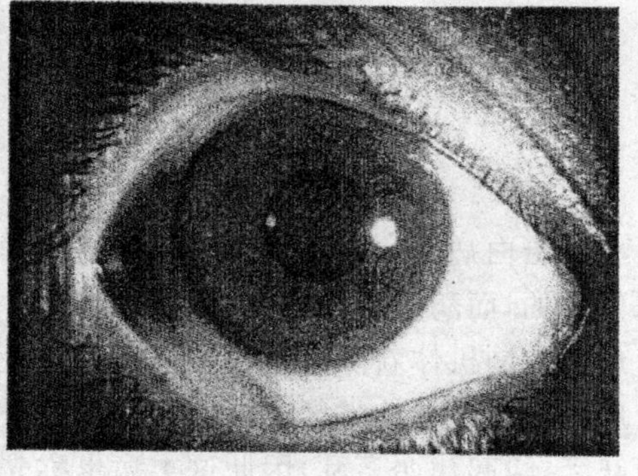

图 9-23　肝豆状核变性(示角膜色素环)

连锁分析表明，本病基因定位 13q14.3，与酯酶 D 呈紧密连锁，共 21 个外显子，编码 1411

个氨基酸。我国学者的研究显示,第5外显子可能是中国人WD基因突变热点之一。该病的基因诊断可利用一些具有多态性的短串联重复序列(STR)在人类基因组中差异大、多态信息量高、与WD基因呈明显的连锁不平衡的特点,进行扩增片段长度多态性分析而确诊。另外,可以运用PCR-SSCP技术直接对WD基因中的某些突变热点所在的外显子进行检测,作为诊断指标。

本病若在肝硬化或神经系统症状出现前就进行治疗,并终生服药,可使患者维持正常的生活。

二、胱氨酸尿症

胱氨酸尿症(cystinuria, CSNU)(MIM220100)是遗传性近端肾小管上皮细胞和空肠黏膜对胱氨酸、赖氨酸、精氨酸、鸟氨酸的转运存在特异性缺陷,尿中此四种氨基酸排出过量。由于这四种氨基酸中赖氨酸、精氨酸和鸟氨酸均极易溶于水,而胱氨酸较不易溶于水,因而胱氨酸在尿中溶解度低,可结晶析出形成结石。

患者出生后即开始发病,但常于20~30岁时因突然结石发作才被确诊。患者通常体型矮小,智力低下,尿路结石反复发作,可导致尿路感染和绞痛。

本病为常染色体隐性遗传,至少涉及三个不同的异常等位基因,各以一种特异的方式影响主动转运过程。临床可分为以下三型。

Ⅰ型为常染色体隐性遗传,相关基因定位于2p16.3。患者肾小管和小肠的转运系统均异常,纯合体大量排出四种氨基酸,但杂合体和正常纯合体无氨基酸尿。

Ⅱ型为不完全隐性遗传,相关基因定位于2p16.3。纯合子患者四种氨基酸排出量均增加,而杂合体有中度氨基酸尿,尿中赖氨酸和胱氨酸增加,正常纯合体四种氨基酸排出量均正常。

Ⅲ型也为不完全隐性遗传,相关基因定位于19p13.1。纯合体患者尿中仅有轻度过量氨基酸,杂合体胱氨酸、赖氨酸排出量增加。

本病目前无根治办法,主要是通过控制饮食、药物治疗或手术等方式减少胱氨酸的排出和增加其溶解度,预防胱氨酸结石形成,减少或消除并发症。

第6节 酶蛋白病

酶蛋白病(enzymopathy)是遗传性酶缺陷所引起的疾病。人类的遗传性状是通过蛋白质来体现的,而酶是机体内在物质代谢过程中起催化作用的蛋白质,一些基因通过指导特定酶的合成来控制机体新陈代谢,进而影响遗传性状的形成。如果编码酶蛋白的基因发生突变导致合成的酶蛋白结构异常,或者由于基因调控系统突变导致酶蛋白合成量减少,均可导致遗传性酶缺乏,引起代谢紊乱,因此这类病也称先天性代谢差错(inborn error of metabolism)。基因突变可导致酶活性降低、酶活性正常(同义突变或突变部位不影响酶活性中心)或酶活性增高。绝大多数酶蛋白病是由于酶活性降低引起的,仅少数表现为酶活性增高。

基因突变多为单个碱基替换,也有缺失等突变。基因突变引起酶活性改变的可能原因如下。①结构基因突变：导致酶动力学特性改变和酶的稳定性降低，表现为酶与底物亲和力降低，与抑制物的亲和力增高，酶降解速率加快。②调节基因突变：通常导致酶合成速率减慢；③影响翻译后修饰和加工。

20 世纪初英国内科教授 Garrod 最早研究了尿黑酸尿症、白化病、胱氨酸尿症和戊糖尿症，并提出了先天性代谢差错的概念。至今已发现 2000 多种先天性代谢差错疾病，其中 200 多种病的酶缺陷已清楚，其遗传方式多为常染色体隐性遗传，少数为 X-连锁隐性遗传或常染色体显性遗传。

一、氨基酸代谢病

氨基酸代谢病是氨基酸代谢过程中的酶遗传性缺乏所引起的氨基酸代谢缺陷。

（一）苯丙酮尿症

苯丙酮尿症（phenylketonuria，PKU）（MIM261600）是造成智力低下的常见原因之一，也是治疗效果较好的代谢病之一，呈常染色体隐性遗传，其群体发病率在我国约为 1/16500。苯丙酮尿症是由于肝中苯丙氨酸羟化酶（phenlalanine hydroxylase，PAH）基因突变导致肝细胞中 PAH 活性降低或完全丧失，使血中苯丙氨酸不能转化成酪氨酸，致使苯丙氨酸在体内积累。过量的苯丙氨酸经旁路代谢产生苯丙酮酸、苯乳酸、苯乙酸等由尿液和汗液排出，使患儿体表、尿液有特殊的“鼠尿味”（图 9-24）。代谢旁路产物累积可抑制 L-谷氨酸脱羧酶的活性，影响 γ-氨基丁酸的生成；同时，苯丙氨酸及其旁路代谢产物还可抑制 5-羟色胺脱羧酶活性，使 5-羟色胺生成减少，从而影响大脑的发育。

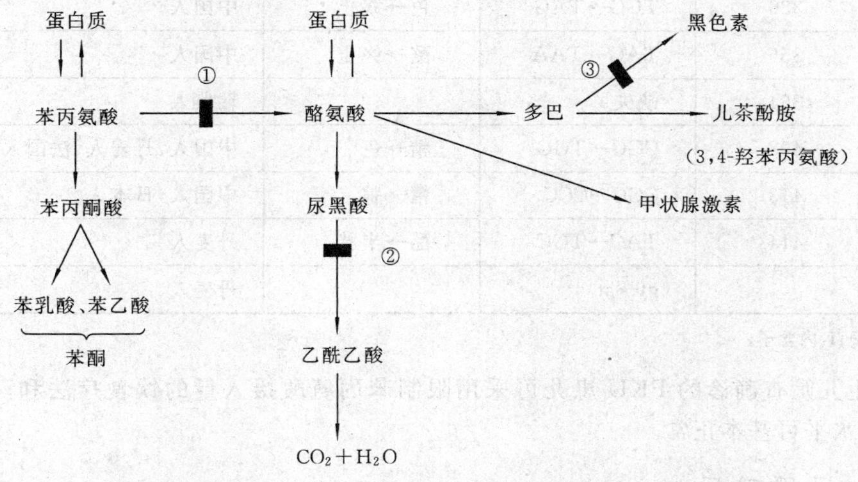

图 9-24　苯丙氨酸和酪氨酸代谢

①苯丙氨酸羟化酶缺乏导致苯丙酮尿症　②尿黑酸氧化酶缺乏导致尿黑酸尿症　③酪氨酸酶缺乏导致白化病

苯丙氨酸羟化酶基因定位于 12q24，cDNA 全长 90 kb，有 13 个外显子和 12 个内含子。该基因主要在肝脏中表达。迄今已发现 200 多种基因突变，其中约 60％为错义突变，其余为缺失、插入和移码突变。表 9-8 列出了苯丙氨酸羟化酶基因的部分突变类型。

表 9-8 苯丙酮尿症中苯丙氨酸羟化酶基因的部分突变类型

外显子/内含子	密码子序号	突　变	氨基酸改变	患者人群
E1	1	ATG→GTG	甲硫→缬	法裔加拿大人
E3		外显子缺失		也门犹太人
E3	111	CGA→TGA	精→终止	中国人
I4		ag→aa		中国人
E5	158	AGG→CAG	精→谷胺	德国人,瑞士人
E6	204	TAT→TGT	酪→半胱	中国人,日本人
E7	243	CGA→TGA	精→终止	匈牙利人
E7	243	CGA→CAA	精→谷胺	中国人
E7	252	CGG→TGG		法国人,意大利人
E7	261	CGA→CAA	精→谷胺	法国人,瑞士人
E7	272	GGA→TGA	甘→终止	瑞典人,挪威人
E7	280	GAA→AAA	谷→赖	阿尔及利亚人,法国人,丹麦人
E7	281	CCG→CTG	脯→亮	意大利人
E8	299	TTT→TGT	苯丙→半胱	瑞士人,匈牙利人
E9	311	CTG→CCG	亮→脯	德国人
E10	326	TGG→TAG	色→终止	中国人
E11	356	TAG→TAA	酪→终止	中国人
E11	364	缺失		瑞典人
E12	408	CGG→TGG	精→色	中国人,丹麦人,法国人
E12	413	CGC→CCC	精→脯	中国人,日本人
E12	414	TAC→TGC	酪→半胱	丹麦人
I12		gt→at		丹麦人

E:外显子;I:内含子。

经新生儿筛查确诊的PKU患儿可采用限制苯丙氨酸摄入量的饮食疗法和药物辅助治疗,其智力水平可基本正常。

(二) 尿黑酸尿症

尿黑酸尿症(alkaptonuria)(MIM203500)是Garrod于20世纪初首先研究的一种代谢缺陷病之一,该病以黑尿和脊柱、大关节的退行性关节炎为特征。尿刚排出时实际上是无色的,但与空气接触后,其中大量的尿黑酸被氧化,尿液迅速变成黑色。内源性尿黑酸自身氧化形成的产物沉淀于软骨和胶原组织,使上腭出现蓝色或黑色的色素斑块,并且大关节和脊柱椎间盘发生退行性改变。

本病为常染色体隐性遗传，基因定位于 3q25-q26。

（三）白化病

白化病(albinism)是 Garrod 于 20 世纪初首先研究的一种代谢缺陷病之一，发病率为 1/20000～1/10000。白化病可分为眼皮肤白化病Ⅰ(MIM 203100)、眼皮肤白化病Ⅱ(MIM 203200)和眼白化病(MIM 300500)三大类。

眼皮肤白化病患者在白种人群中表现为皮肤呈乳白色，毛发淡黄；在黑人患者，皮肤可出现黑色痣。患者瞳孔淡红、虹膜淡红或浅灰、视网膜无色素等(图 9-25)。该病多为常染色体隐性遗传，酪氨酸酶基因定位于 11q14-q21。眼皮肤白化病Ⅱ型也称酪氨酸酶阳性眼皮肤白化病，是最常见的白化病类型。基因定位于 15q11.2-q12，也称 P 基因。

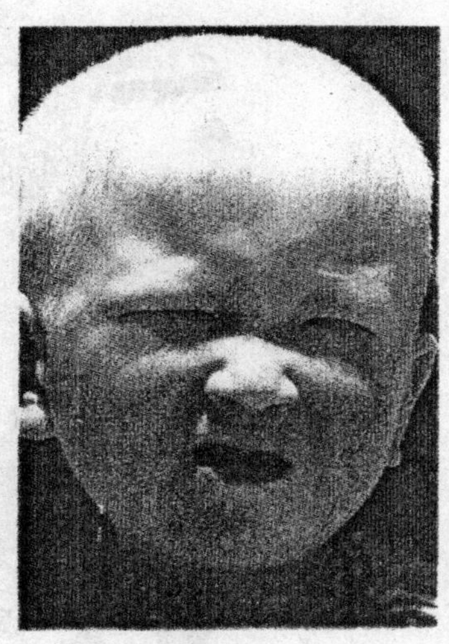

图 9-25　眼皮肤白化病Ⅰ型

眼白化病患者毛发和皮肤正常，眼色素缺乏，主要为 X-连锁隐性遗传，基因定位于Xp22.3。

二、糖代谢病

糖代谢病是由于糖类合成或分解过程中酶遗传性缺乏所引起的疾病。

（一）半乳糖血症

半乳糖血症(galactosemia)可分为半乳糖血症经典型(MIM230400)、半乳糖血症Ⅱ型(MIM230200)和半乳糖血症Ⅲ型(MIM230350)。

半乳糖血症经典型是半乳糖-1-磷酸尿苷转移酶遗传性缺乏引起的。由于此酶缺乏，半乳糖-1-磷酸在脑、肝、肾等器官内积累而致病。半乳糖在晶状体内积累，在醛糖还原酶的作用下转变成半乳糖醇，使晶状体变性混浊，形成白内障。患儿出生后用乳类喂养数日，即出现呕吐或腹泻，一周后逐渐出现肝大、黄疸、腹水和白内障(图 9-26)。如不控制乳类摄入，数月后出现明显智力低下，大多数于新生儿期因感染而死亡。本病呈常染色体隐性遗传，新生儿发病率约为 1/60000～1/40000。半乳糖-1-磷酸尿苷转移酶基因定位于 9q13。

半乳糖血症Ⅱ型为半乳糖激酶缺乏，病情较半乳糖血症经典型轻。半乳糖激酶基因定位于 17q24。半乳糖血症Ⅲ型为半乳糖尿苷 2-磷酸-4-异构酶缺乏，该酶基因定位于 1p36-p35。半乳糖血症Ⅱ型、Ⅲ型均为常染色体隐性遗传，其发病率较低。

（二）糖原贮积症

糖原贮积症(glycogen storage disease，GSD)是一组由糖原分解过程中酶缺乏引起的疾病。糖原是由许多葡萄糖组成的带分支的大分子多糖，主要存在于肝脏和肌肉中。糖原的分解过程是涉及多种酶的复杂酶促反应，其中任何一种酶的缺乏均可致病。目前糖原贮积症可分为 13 型(表 9-9)，此类疾病的发病机制可以糖原贮积症Ⅰ型(von Gierke 病)(MIM 232200)为例说明。本病是由于肝内葡萄糖-6-磷酸酶缺乏引起的，在新生儿和婴儿早期，有易激怒、苍

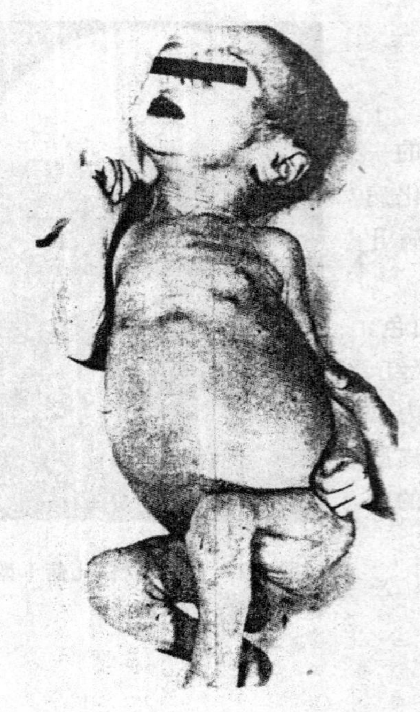

图 9-26 未经治疗的半乳糖血症经典型患儿(示消瘦和腹水)

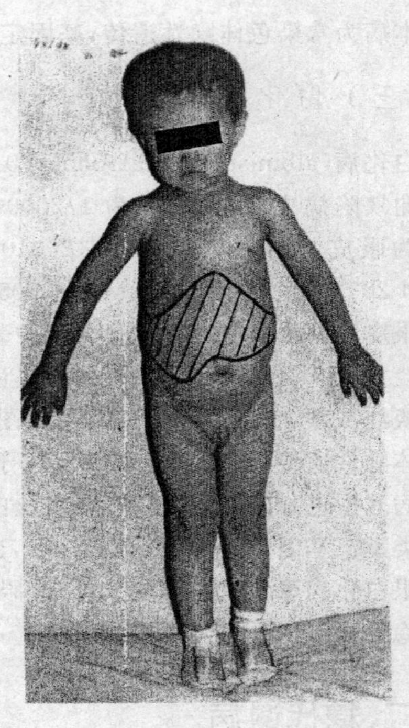

图 9-27 糖原贮积症Ⅰ型患儿(示肝肿大)

白、发绀、喂养困难和低血糖抽搐、肝大等症状和体征(图 9-27)。患儿 5～6 岁后以出血、感染为主要症状。本病为常染色体隐性遗传,葡萄糖-6-磷酸酶基因定位于 17 号染色体。

表 9-9 糖原贮积症的分型

型别	病　　名	酶　缺　乏	基因定位	累及器官和主要临床症状
0		UDPG-糖原转移酶		肝、肌肉;空腹低血糖,进食后血糖持续增高
Ⅰ	Von Gierke	葡萄糖-6-磷酸酶	17 号染色体	肝、肾、胃肠黏膜;肝、肾肿大,低血糖,酸中毒
Ⅱ	Pompe	溶酶体 α-1,4-葡萄糖苷酶	17q23	全身性或肌肉;心脏扩大,呼吸衰竭
Ⅲ	Forbes	淀粉-1,6-葡萄糖苷酶(脱支酶)		全身性、肝、肌肉;肝大,中等低血糖和酸中毒
Ⅳ	Anderson	淀粉-1,4→1,6-转葡萄糖苷酶(分支酶)	11p13	全身性;肝硬化
Ⅴ	McArdle	肌磷酸化酶		肌肉;运动时肌肉痉挛
Ⅵ	Hers	肝磷酸化酶	14q21-q22	肝、白细胞;肝大,中等低血糖和酸中毒

续表

型别	病　名	酶　缺　乏	基因定位	累及器官和主要临床症状
Ⅶ	Tarui	肌酸果糖激酶	1cen-q32	肌肉、红细胞；运动时肌肉痉挛
Ⅷ		磷酸己糖异构酶		肌肉、红细胞；肌肉虚弱
Ⅸ		肝磷酸化酶激酶	Xp22	肝、白细胞、肌肉；肝大
Ⅹ		肌磷酸化酶激酶	Xq13	肌肉；易疲劳、肌无力
Ⅺ		磷酸葡萄糖变位酶	Xq22.2-p22.1	肝、肌肉；肝大
Ⅻ		3′,4′-cAMP 依赖性激酶		肝、肌肉；肌糖原升高

三、脂类代谢病

本节所讨论的脂类代谢病是指脂类分解代谢过程中特异性酶缺乏，导致其相应脂类底物在内脏、脑部和血管中累积，从而使上述器官、系统功能紊乱而致病，总称为脂类贮积症（lipidosis）。

（一）高雪氏（Gaucher）病

按起病年龄、病程缓急和有无神经系统症状，本病可分为三型。其共同特征是葡萄糖神经酰胺（葡萄脑苷脂）在患者全身脏器和组织内贮积，主要为骨髓和网状内皮细胞有 Gaucher 细胞（特殊贮脂细胞）（图 9-28），以及肝、脾大（图 9-29）等。本病是由于溶酶体内的葡萄糖神经酰胺酶的缺乏或活性不足，导致葡萄糖神经酰胺在脏器和组织内大量贮积（为正常人的 200～400 倍）。Ⅱ型（MIM 230900）患者该酶几乎完全缺如，Ⅰ型（MIM 230800）患者该酶最多为正常人的 15%，Ⅲ型（MIM 231000）较少见。

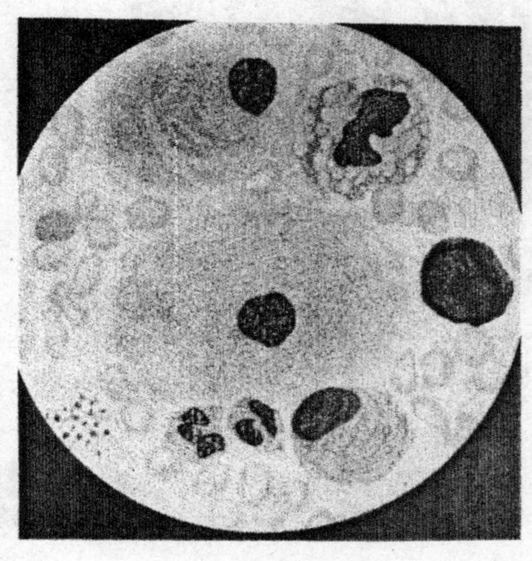

图 9-28　Gaucher 细胞

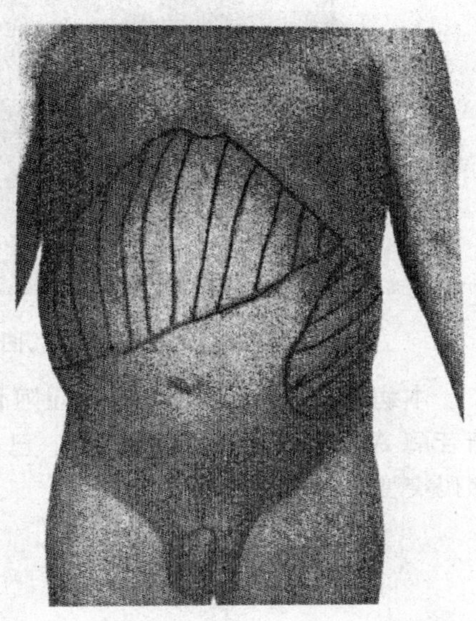

图 9-29　Gaucher 病患者（示肝、脾大）

本病为常染色体隐性遗传，在犹太人中发病率较高，致病基因定位于1q21。

(二) Tay-Sachs 病

Tay-Sachs病也称为GM_2神经节苷脂贮积症(GM_2 gangliosidosis)或家族性黑矇性白痴(familial amaurotic idiocy)(MIM 272800)。其发病机制是由于溶酶体氨基己糖苷酶A缺乏，患者GM_2神经节苷脂不能降解，在神经系统和其他组织中贮积，引起严重的神经系统损害。

本病多于出生3～6个月后发病，常见初发症状是听觉过敏，病程早期即可见视网膜黄斑变性，视网膜有樱桃红斑点，进行性失明(图9-30)。患儿肌张力低下，四肢呈蛙样姿态(图9-31)。

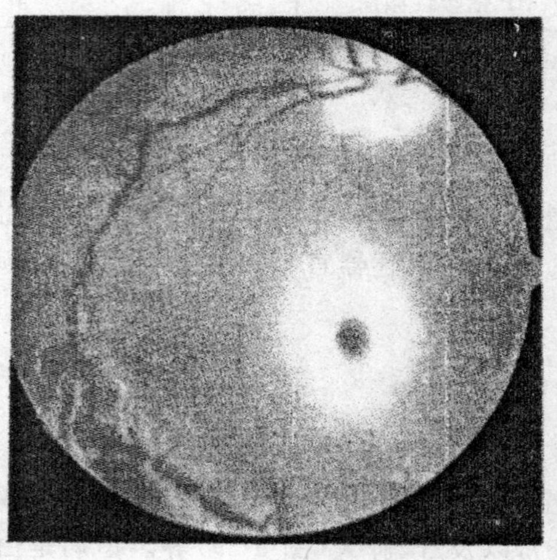

图9-30　Tay-Sachs病(示视网膜樱桃红斑点)

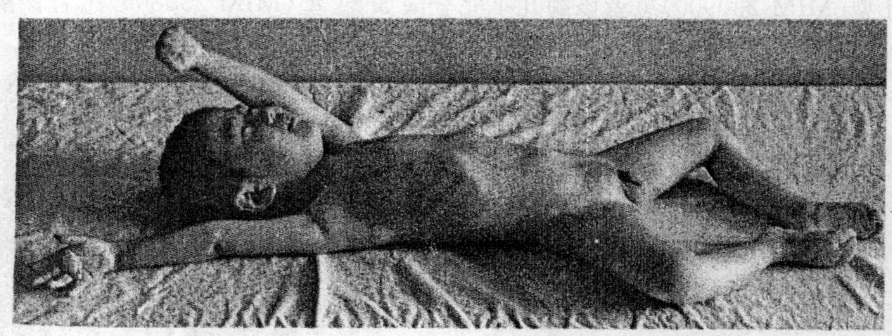

图9-31　Tay-Sachs病患儿

本病为常染色体隐性遗传，在阿什克奈兹族(Ashikenazi)犹太人中发病率最高。氨基己糖苷酶A基因定位于15q23-q24。已检出的氨基己糖苷酶A基因突变有核苷酸替换、缺失和移码突变。

(付四清)

第10章　肿瘤遗传学

由于营养不良和感染性疾病在世界许多地区得到较好的控制，于是癌症便成为危害健康的主要问题之一。尽管对于少数特殊类型癌症的治疗已获得显著的成功，但在过去的30多年中，癌症的死亡人数仍保持在较高水平。肿瘤(tumor)是一类疾病的总称，它们的基本特征是细胞增殖与凋亡失控，扩张性增生形成新生物(neoplasm)。肿瘤可分为良性肿瘤(benign tumor)和恶性肿瘤(malignant tumor)。恶性肿瘤统称为癌症(cancer)，几乎在所有类型的细胞中均可发生。根据组织学来源，癌症的起源可分为三种：癌(carcinoma)，起源于上皮细胞，大部分成人所患癌症属于此类；淋巴瘤，起源于脾和淋巴结等的淋巴细胞；肉瘤(sarcoma)，起源于间叶组织如结缔组织、骨和肌肉等。

肿瘤的发生是一个多步骤的复杂过程，既受环境因素的影响，也有遗传因素的作用。

环境因素中存着不少物理的、化学的和生物的致癌因子，在一定条件下可以诱发肿瘤。如化学致癌剂(如亚硝胺类、芳香烃类、烷化剂类等)、放射性物质和病毒等。

所有的恶性肿瘤都是基因突变的结果。尽管任何一个患者发生癌症通常不能归因于单一基因的异常，但从本质上讲，癌症是遗传性疾病或体细胞遗传病，简称为遗传病。在细胞癌变的过程中可能涉及的遗传学改变有：基因内的碱基替换、缺失、插入和基因扩增等；染色体的数目和结构异常，如非整倍体改变、易位等。细胞癌变过程中也可能涉及表遗传学改变，如DNA甲基化形式改变、组蛋白修饰和染色质改型等。已知一些肿瘤是按照孟德尔方式遗传的，而另一些肿瘤是遗传的"易感基因"和环境因素共同发挥作用；还有一些肿瘤是由于特定基因引发体细胞突变引起的，这种突变虽然不是遗传得来的，但发生于遗传物质。大量的表遗传学研究表明，肿瘤细胞的甲基化形式发生了异常改变，主要表现在基因组整体的低甲基化和特殊部位的高甲基化，并认为这种甲基化形式的破坏是癌细胞的重要特征，这些异常甲基化改变通过肿瘤抑制基因的沉默和原癌基因的活化，参与细胞的癌变过程。

作为医学遗传学的一个分支，肿瘤遗传学研究肿瘤特别是恶性肿瘤的遗传学病因、遗传因素和环境因素的相互作用在肿瘤发生中的意义，检测和分析癌变过程中与癌相关基因的遗传学、表遗传学改变及其机制。同普通遗传学一样，肿瘤遗传学也是多层次深入地研究其主题的。在群体这个层次上，它涉及种族、群体、家系直至双生儿(有时也涉及其他物种)。在个体层次上的研究涉及遗传性肿瘤、遗传性肿瘤综合征和易患肿瘤的遗传性综合征。细胞层次上的研究则是以细胞遗传学、细胞生物学和体细胞遗传学的方法对染色体的结构功能与癌变的关系进行分析。在分子水平这一层次上，研究癌基因及其产物、抑癌基因、DNA损失修复与某些癌症的关系等。

下面列举一些事实，从宏观上说明肿瘤发生中的遗传因素，然后再介绍肿瘤细胞的染色体和基因异常以及肿瘤发生的遗传机制。

第1节　肿瘤与遗传关系的宏观研究

一、肿瘤发病率的种族差异

流行病学研究表明,不同的种族和地区有着明显不同的癌发病率(表10-1)。这种不同不是由于社会、文化、经济和生存环境所致,而是细胞生长调控、基因组稳定性相关基因的突变以及可遗传表达改变积累的结果。因此,对癌变过程有重要影响的遗传易感性的不同,应是种族间癌发病率差异的重要原因。

表10-1　世界各地癌发病率的种族差异

癌症类型	相差倍数	高发地区	低发地区
黑色素瘤	155	澳大利亚 昆士兰	日本 大坂
鼻咽癌	100	中国 香港	美国 西南部
肝癌	49	中国 上海	加拿大新斯科舍
宫颈癌(女)	28	巴西 累西腓	以色列 非犹太人
食管癌	27	法国 卡尔瓦多斯	罗马尼亚 克卢日
胃癌	22	日本 长崎	科威特 科威特城
肺癌	19	美国 新奥尔良	印度 马德拉斯
膀胱癌	16	瑞士 巴塞尔	印度 那格浦尔
乳腺癌(女)	7	美国 夏威夷	以色列 非犹太人
白血病	5	加拿大 安大略	印度 那格浦尔

中国人鼻咽癌的发病率居世界各民族之首,即使移居国外也是如此。例如:在新加坡的中国人、马来西亚人和印度人鼻咽癌发病率的比例为13.3∶3.2∶0.4;移居到美国的华人鼻咽癌的发病率也比美国白人高34倍。黑人很少患Ewing瘤、睾丸癌、皮肤癌;日本妇女很少患乳腺癌,但松果体瘤的发病率却较高;等等。

二、肿瘤的家族聚集现象

(一)癌家族

癌家族(cancer family)是指一个家族中有多个成员患一种或几种解剖部位类似的恶性肿瘤,其特点为发病年龄较早,通常按常染色体显性方式遗传,以及某些肿瘤(如腺癌)的发病率很高等。Lynch将上述特点归纳为"癌家族综合征"。癌家族的研究工作始于1895年Warthin对G家族的调查研究,经过70多年间几代研究人员对该家族的五次调查,截至1976年,这一家族10个支系已有842名成员,有些支系已传至第7代。家族中共发现95名癌症患者,其中患结肠腺癌(48 人)和子宫内膜腺癌(18 人)者占多数。这 95 人中有 13 人所患肿瘤为多发性,19 人在 40 岁之前患癌症;95 名患者中有 72 人的双亲之一患癌症,男性与女性的人数分别为 47 和 48,接近 1∶1,符合常染色体显性遗传。图 10-1 所示为癌家族 G 部分系谱。

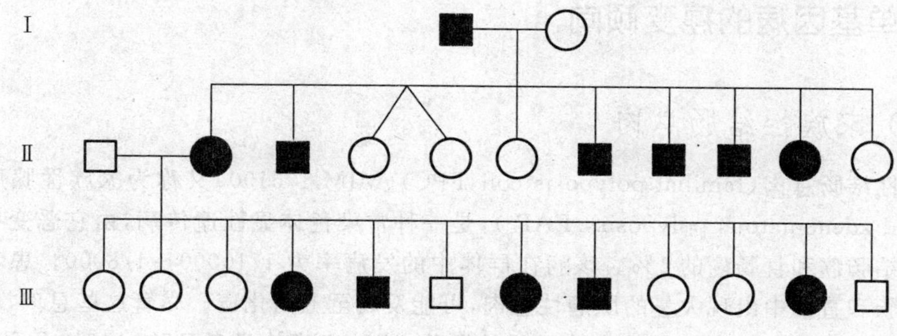

图 10-1　癌家族 G 部分系谱

(二)家族性癌

家族性癌(familial carcinoma)是指一个家族内多个成员患同一类型的癌。例如,12%～25%的结肠癌患者有肠癌家族史。家族性癌一般是人类较常见的癌(如乳腺癌、肠癌、胃癌等)。这类癌大多数是散发的,只有少数有家族聚集现象。此外,患者的一级亲属中的发病率通常高于一般人群 3～4 倍。在我国河南省和山西省的一些地区食管癌高发,例如在山西省阳城县的调查结果表明,该县食管癌患者集中在 8.19%的家庭中,有 2 例以上患者的多发家庭占 3.43%;10 年后随访多发家庭比率增加至 7.8%。我国学者还曾报道过一个 5 个世代 52 名成员的鼻咽癌家系和一个 3 代 14 人患肝癌的家系等。这些家系的调查有助于弄清肿瘤与遗传的关系,为癌症的预防和监控提供了重要信息。另外,研究人员在对 77 对患白血病的双生子的调查中发现,单卵双生者发病一致率非常高;在另一调查中发现,20 对单卵双生子均患同一部位的同样肿瘤。这些都说明遗传因素在肿瘤发病中的作用。

第 2 节　恶性肿瘤的遗传

某些较罕见的恶性肿瘤是具有遗传性的。这一方面表现在肿瘤细胞本身具有遗传的特性;另一方面有些恶性肿瘤是由于患恶性肿瘤的家族在其基因组中带有易感基因,从而使这些家庭成员在癌变前出现某些综合征,它们是按孟德尔方式遗传的,并有不同程度的恶变倾向,故也称为遗传性癌前病变。

一、染色体病的癌变倾向

染色体病患者的肿瘤发病率常高于正常群体数倍至数十倍。调查表明,唐氏综合征患者中白血病的发病率明显高于正常群体。例如:急性淋巴细胞白血病(acute lymphocyte leukemia, ALL),群体发病率约为 1/3000,而在唐氏综合征患者中高达 1/95;Klinefelter 综合征患者易继发乳腺癌或性腺母细胞瘤;Turner 综合征患者的条索状卵巢则易恶变为卵巢癌。这些都是由患者的原发病变发展形成的。

二、单基因病的癌变倾向

(一) 家族性结肠息肉

家族性结肠息肉(familial polyposis coli, FPC)(MIM 175100)又称为家族性腺瘤样息肉病(familial adenomatous polyposis, FAP),是一种常染色体显性遗传病,由它恶变导致的癌症占所有结肠癌和直肠癌的 1%。该病在群体中的发病率为 1/10000～1/8000。患者的主要特征是结肠和直肠中出现大量的腺瘤性息肉,可能发展至上消化道。尽管这些息肉没有症状,但它们的主要意义在于有发展成为结肠癌的风险,这种疾病的患者到 40 岁时,几乎 100%发生结肠癌。在成年早期进行全结肠切除可完全防止这种结果。由于家族性结肠息肉是一种常染色体显性遗传病,在恶性转化出现以前没有其他警告信号反映该病的存在,因此在对一名患者作出诊断后,医生应检查患者家族的其他成员,有风险的个体应在 20 岁前进行 DNA 检测,必要时可做结肠镜进行评价。

1991 年,研究人员从 5q21 克隆了家族性腺瘤样息肉病基因,即 APC 基因。该基因含有 15 个外显子,编码 2843 个氨基酸的蛋白质。一般认为,APC 基因具有肿瘤抑制基因的功能。它可能通过与细胞黏附有关的蛋白家族的相互作用而发挥功能,调节随后的信号向核内传导。结肠黏膜细胞 APC 基因表达的丧失产生克隆性良性肿瘤增殖,进而形成息肉。尽管这个单一事件本身并不能产生癌症,但它却可能是使细胞对其他遗传事件作用显著易感的开端,这些遗传事件的累积最终产生真正的结肠癌。这种机制也可能在散发性结肠癌中发挥作用,至少2/3 的散发性结肠癌病例出现 APC 突变。因此,APC 突变可能是结肠癌和直肠癌发生过程中早期的限速遗传事件,在许多情况下可能是起始损伤。

(二) Ⅰ型神经纤维瘤

Ⅰ型神经纤维瘤(neurofibromatosis, NF1)(MIM 162200)是一种常染色体显性遗传病,发病率为 1/3500。患者沿躯干的外周神经有多发的神经纤维瘤,皮肤上则可见多个浅棕色的"牛奶咖啡斑",腋窝有广泛的雀斑,3%～15%的患者肿瘤还有恶变为神经纤维肉瘤、皮肤鳞癌等的倾向。

NF1 基因定位于 17q11.2,长约 350 kb,由 60 个外显子组成,编码含 2818 个氨基酸的神经纤维蛋白。NF1 基因是一个肿瘤抑制基因,参与细胞周期调控。

(三) 基底细胞痣综合征

基底细胞痣综合征(basal cell nevus syndrome)(MIM 109400)是一种常染色体显性遗传病。患者表现为多发性基底细胞痣,青春期可发生癌变,有的患者还合并有髓母细胞瘤、卵巢纤维瘤、下颌骨纤维瘤和牙釉母细胞瘤等。

目前已知至少有 200 余种单基因决定的性状或疾病具有不同程度的易患肿瘤的倾向,这类疾病可称为遗传性癌前病变。

三、遗传性恶性肿瘤

（一）视网膜母细胞瘤

视网膜母细胞瘤（retinoblastoma，RB）（MIM 180200）是小儿最常见的眼内肿瘤，多见于婴幼儿，可分为遗传型和散发型。大约 40％的病例属于遗传型，呈常染色体显性遗传，并有以父系遗传为主的倾向。根据 Knudson 等的"二次突变"假说，患儿出生时全身细胞已有一次视网膜母细胞瘤基因的突变，再发生一次突变即可发生肿瘤，大多数在 2 岁内发病，且是双侧发病，可以有家族史。另有约 60％的病例属于散发型，是患者自身 RB1 基因两次体细胞突变的结果，一般在 2 岁后发病，并且大多数是单侧发病。图 10-2 所示为视网膜母细胞瘤的典型系谱。

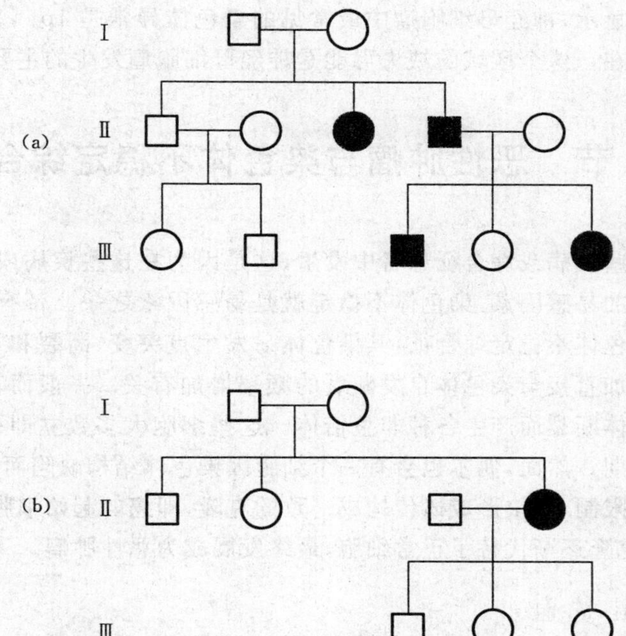

图 10-2　视网膜母细胞瘤的典型系谱

（a）家族性显性遗传方式。在这种情况下，肿瘤通常是双侧的，且发生年龄早

（b）散发性视网膜母细胞瘤。在这种情况下，一个家庭中只有一名成员受累，且肿瘤发生晚，常常是单侧的

高分辨显带技术证明遗传型视网膜母细胞瘤患者均有 13 号染色体异常，主要是其长臂 1 区 4 带的缺失。Friend 等通过进一步的研究从视网膜细胞中克隆了 RB1 基因的 cDNA。RB1 基因共有 27 个外显子，长 180 kb。RB1 蛋白由 928 个氨基酸组成，是一种磷酸化蛋白。

（二）肾母细胞瘤

肾母细胞瘤（nephroblastoma）（MIM 194070）即 Wilms 瘤，是中肾发育过程中肾胚细胞分化障碍并恶性变产生的婴幼儿常见实体瘤之一，发病率约为 1/10000。发病年龄大多在 6 岁以前,可分为遗传型和非遗传型。遗传型患者为双侧肾肿瘤的较多,发病年龄较早,呈常染色体显性遗传,有明显的家族聚集现象,约占患者的 38%;非遗传型患者约占患者的 62%,常为单侧发病,且发病年龄晚。

细胞遗传学分析发现,一些易患 Wilms 瘤的无虹膜症患者有 11 号染色体短臂 1 区(11p13)缺失,而在 Wilms 瘤细胞中也曾发现 11p13 的缺失,因而将肾母细胞瘤的致病基因(WT1)定位在 11p13。肾母细胞瘤发病的分子基础比较复杂,除 WT1 基因外,目前认为至少还有 11p15 上的 WT1 类似基因和 16q 上的基因在肾母细胞瘤的发生发展过程中有重要作用。

(三) 神经母细胞瘤

神经母细胞瘤(neuroblastoma)(MIM 256700)是一种儿童常见的恶性胚胎瘤,起源于神经嵴(neural crest),发病率约为 1/10000。神经母细胞瘤为常染色体显性遗传肿瘤。有的神经母细胞瘤还合并有神经纤维瘤、神经节瘤和嗜铬细胞瘤等。

细胞遗传学研究显示,神经母细胞瘤中最常见的染色体异常是 $1p^-$,目前认为在 1p36 区域可能有抑癌基因存在。这个区域的缺失可能是神经母细胞瘤发生的主要原因。

第 3 节　恶性肿瘤与染色体不稳定综合征

恶性肿瘤易在某些疾病或综合征患者中发生,这是因为在这些疾病或综合征患者的细胞内存在遗传上对肿瘤的易感因素,染色体不稳定就是易感因素之一。带有不稳定染色体的疾病或综合征统称为染色体不稳定综合征,其染色体易发生点突变、断裂和重排等,这些综合征中发生肿瘤的风险增加直接与染色体自发断裂的频率增加有关。一般而言,染色体不稳定可导致一些细胞因染色体断裂而产生各种非整倍体。这些细胞大多数立即死亡,有些能存活并经历几个细胞分裂周期。然而,偶尔也会有一个细胞因染色体结构缺陷而获得一种选择优势,细胞的分裂不再受到限制,很快形成遗传构成一致的克隆,即癌的起始细胞。由于它们无限制地生长,异常的细胞克隆逐渐代替了正常细胞,最终发展成为恶性肿瘤。

(一) Fanconi 贫血

Fanconi 贫血(Fanconi anaemia, FA)(MIM 227650)是儿童期全髓性病变,骨髓功能的丧失导致全血细胞减少,故又称为先天性血细胞减少症(congential pancytopenia)。人群中杂合子的发病率为 1/300,常在 10 岁以内发病。患者骨骼异常,尤其是大拇指或桡骨,常可见色素沉着,并常伴有先天性畸形。本病为常染色体隐性遗传。

患者的染色体自发断裂率明显增高,单体断裂、裂隙等染色单体畸变很多,双着丝粒体、断片、核内复制也很常见。约 10%的患者由 FA 转变为白血病,且死于白血病者比正常人群高约 20 倍。

一般认为,FA 发生的分子机制是双链 DNA 断裂修复障碍,FA 细胞 G_2/M 过渡受阻,G_2 期细胞累积。也有报道认为,FA 相关基因与细胞凋亡有关。FA 患者的种系突变包括碱基替换、缺失和插入等,许多突变的结果是产生截短的蛋白。

（二）Bloom 综合征

Bloom 综合征（MIM 210900）多见于 Ashkenazi 犹太人的后裔，是常染色体隐性遗传。患者出生体重低，生长迟缓，对日光敏感，故面部常有毛细血管扩张的蝴蝶斑损伤。患者外周血培养细胞有各种类型的染色体畸变和单体畸变，尤其是对称的四射体发生畸变；姐妹染色单体交换率也比正常人高 10 倍。本病患者患肿瘤的风险较正常人群约增加了 100 倍。由于 Bloom 综合征患者对所有肿瘤易感，因而它是研究癌症起始和促进的重要模型之一。患癌症的平均年龄为 25 岁，约 1/2 的患者至少患一种肿瘤，其中较多见的是急性非淋巴细胞白血病。

Bloom 综合征的致病基因被命名为 BLM，定位于 15q26.1。BLM 蛋白由 1417 个氨基酸组成，具有 3′～5′DNA 解螺旋酶活性，定位于细胞核内，在细胞的 S 期表达水平达到最高，并且持续到 G_2/M，而在 G_1 期急剧降低，有丝分裂期间呈高度磷酸化状态。BLM 蛋白与 DNA 复制、修复和细胞凋亡有关。BLM 的突变包括一些碱基的插入、缺失、错义突变或无义突变，产生截短的蛋白，使蛋白全部或部分滞留于细胞质，不能入核。

（三）毛细血管扩张性共济失调

毛细血管扩张性共济失调（ataxia telangiectasia，AT）（MIM 208900）是一种多见于儿童期的常染色体隐性遗传病，发病率为 1/100000～1/40000，主要表现为染色体不稳定、小脑进行性共济失调和免疫功能低下，患者常死于感染性疾病。AT 患者有明显的细胞遗传学改变，如染色体断裂、三射体、四射体和涉及 14 号染色体的改变等。患者的细胞对紫外线不敏感，但对 X 射线、γ 射线等电离辐射特别敏感，其 DNA 修复能力明显下降。约 20% 的 AT 患者在 20 岁前发生癌症，主要是淋巴瘤和淋巴细胞白血病。

AT 的致病基因为 AT 突变基因（AT mutated gene，ATM），定位于 11q22.3，含 66 个外显子，编码 3056 个氨基酸的蛋白质。ATM 蛋白包含一个 PI3K（磷脂酰肌醇-3-激酶）样结构域，当应答离子辐射时，ATM 蛋白通过磷酸化 P53、ABL 或 CHK1 等而调节细胞周期的阻滞。

（四）着色性干皮病

着色性干皮病（xeroderma pigmentosum，XP）（MIM 278700）患者被紫外线照射后，皮肤起初出现红斑水肿，继而色素沉着、干燥萎缩，故称为着色性干皮病。患者的暴露部位很容易发生皮肤癌，其他易患的肿瘤包括黑色素瘤、脑瘤、血管瘤和纤维瘤等。

XP 患者的细胞并没有自发的染色体异常，但在紫外线照射后姐妹染色单体交换、染色体畸变的发生率明显增加。使用遮阳伞和防晒霜减少紫外线辐射和避免日光照射可防止癌的发生。

XP 是一种核苷酸切除修复缺陷所致的疾病，已经发现 7 个基因与之相关。这 7 个基因均与 DNA 的切除修复相关，不同 XP 患者的临床表现与涉及的具体基因及突变类型有关。

第 4 节　染色体畸变与肿瘤

染色体畸变（chromosome aberration）是许多肿瘤的共同特征，包括染色体数目和结构异常。早在20世纪初,Boveri就提出染色体不平衡假说。该假说首次将染色体畸变与肿瘤的发生、发展联系在一起,认为染色体不平衡分布所引起的染色体数目异常是肿瘤发生的根本原因。在此后的几十年中,人们在许多类型的肿瘤中均发现了染色体畸变。1960年,Nowell和Hungerford首次在慢性粒细胞白血病(CML)患者的白细胞中发现了一个不寻常的小染色体,这个小染色体被命名为费城染色体(Ph染色体)。Ph染色体的发现在当时的医学界和遗传学界引起了极大的轰动。它不仅为揭示肿瘤与染色体畸变的关系提供了直接的证据,而且为白血病的诊断、预防和治疗提供了科学依据,因而具有重要的理论与实际意义。此后,一些与肿瘤相关的染色体异常陆续被发现。

肿瘤细胞的染色体常有许多共同的异常,但癌细胞群体又受内、外环境的影响而处于不断变化之中,因此这些细胞的核型常常不完全相同,而且在同一肿瘤的发展过程中,核型也可以不断演变。肿瘤细胞群通过淘汰和生长优势,逐渐形成的、占主导地位的细胞群体,称为干系(stem line)。干系的染色体数称为众数(modal number)。干系以外有时还有非主导细胞系,称为旁系(side line)。然而由于条件改变,旁系可以发展为干系。有的肿瘤没有明显的干系,有的则可以有两个或两个以上的干系。

一、肿瘤中染色体异常的类型

(一) 肿瘤的染色体数目异常

正常人体细胞为二倍体细胞,许多类型的肿瘤细胞中均可见染色体数目异常,包括整倍体和非整倍体或异倍体改变。较多见的是非整倍体改变,如超二倍体(hyperdiploid)、亚二倍体(hypodiploid)、高异倍体(hyperaneuploid)等。肿瘤细胞异倍体染色体数目的标准范围如表10-2所示。

大量的研究资料表明,肿瘤细胞的染色体数目变化是巨大的,一般的变化范围在25~250条之间,常集中在二倍体左右以及三倍体与四倍体之间,数目多的可高达1000条,甚至超过2000条。造成染色体数目变化的原因主要是由于细胞的正常分裂机制紊乱所致,如染色体不分离、核内复制等。例如,在骨髓增殖性疾病中,最常见的染色体异常是多一个拷贝的8号染色体。在实体瘤细胞中,染色体的数目多在二倍体左右或在三倍体与四倍体之间,如宫颈癌(表10-3)。

表10-2 肿瘤细胞异倍体染色体数目的标准范围

异倍体		染色体数目
二倍体范围	亚二倍体	35~45
	假二倍体	46
	超二倍体	47~57
三倍体范围	亚三倍体	58~68
	假三倍体	69
	超三倍体	70~80

续表

异倍体		染色体数目
四倍体范围	亚四倍体	81～91
	假四倍体	92
	超四倍体	93～103

表 10-3 宫颈癌的染色体变化

类型	例数	观察细胞数	二倍体范围细胞			三倍体范围细胞			四倍体范围细胞			＞104个染色体
			＜46	46	＞46	＜69	69	＞69	＜92	92	＞92	
非典型增生	26	775	113	462	81	16	0	15	26	7	46	9
原位癌	92	2601	207	483	445	115	9	317	492	71	327	135
浸润癌	78	1644	344	173	411	206	11	216	156	3	105	16

（二）肿瘤的染色体结构异常

肿瘤染色体的结构异常主要包括易位、倒位、缺失、插入、等臂染色体、双微体和均染区等。双微体（double minutes，DM）是非常小的成双的无着丝粒染色体断片。均染区(homogenously staining region，HSR)是染色体经过显带技术处理而表现为不显带纹并呈均一着色的均匀染色区域。通过对早幼粒细胞白血病和结肠癌细胞系的研究，已从 DM、HSR 中检出 *c-myc*，并扩增了数十倍，其他数十种肿瘤的细胞遗传学研究也有类似的情况。因此，可以认为 DM、HSR 的存在是癌基因扩增的表现。

在同一肿瘤内较多细胞出现的同一结构异常的染色体称为标记染色体(marker chromosome)。标记染色体分为两种：一种是非特异性的，它只见于少数肿瘤细胞，对整个肿瘤来说不具有代表性；另一种是特异性的，它经常出现在某一类肿瘤中，对该肿瘤具有代表性。

二、白血病和淋巴瘤的染色体异常

白血病和淋巴瘤是造血系统的恶性肿瘤。长期以来，人们在各类白血病和淋巴瘤中观察到多种类型的染色体畸变(表 10-4)，其中最具代表性的是在慢性粒细胞白血病(CML)中发现了 Ph 染色体。20 世纪 80 年代以后，癌基因和肿瘤抑制基因的不断发现，以及对它们结构和功能研究的不断深入，为人们阐明癌变的机制带来了希望；同时也将染色体畸变与肿瘤的发生有机地结合起来。染色体畸变如何导致肿瘤相关基因的结构异常和表达失控，成为肿瘤研究领域的热点。

表 10-4 白血病和淋巴瘤中常见的染色体改变

恶性肿瘤类型	染色体异常
白血病	
慢性粒细胞白血病(CML)	t(9;22)(q34;q11)

续表

恶性肿瘤类型	染色体异常
急性粒细胞白血病(AML)	
M1	t(9;22)(q34;q11)
M2	t(8;21)(q22;q22)
M3	t(15;17)(q22;q22)
M4(有异常的嗜酸性粒细胞)	inv(16)(p13q22)
M5a	t(9;11)(p22;q23)
慢性淋巴细胞白血病	t(11;14)(q13;q32);12 三体
急性淋巴细胞白血病	t(9;22)(q34;q11);t(4;11)(q21;q23)
急性 B 细胞白血病	t(8;14)(q24;q32);t(2;8)(p12;q24); t(8;22)(q24;q11)
急性 T 细胞白血病	inv(14)(q11q32);t(14;14)(q11;q32);t(8;14)(q24;q11); t(10;14)(q24;q11); t(11;14)(p13;q11)
淋巴瘤	
Burkitt 淋巴瘤	t(8;14)(q24;q32);t(2;8)(p12;q24);t(8;22)(q24;q11)

(一) Ph 染色体

Nowell 和 Hungerford 于 1960 年发现慢性粒细胞白血病(CML)患者的血液中有一个小于 G 组的 $22q^-$ 染色体,由于首先在美国费城(Philadelphia)发现,故命名为 Ph 染色体。最初认为是 22 号染色体的长臂缺失所致,后经显带证明是 9 号和 22 号染色体长臂易位的结果(图 10-3)。易位使 9 号染色体长臂(9q34)上的原癌基因 *c-abl* 和 22 号染色体(22q11)上的 *bcr*(break point cluster region)基因重新组合成融合基因。后者具有增高了的酪氨酸激酶活性,这是慢性粒细胞白血病的发病原因。不同的患者,22 号染色体的断裂点限制在 *bcr* 基因的一个 5.8 kb 的区域内,9 号染色体的断裂点发生在 *c-abl* 基因 5′端 200 kb 的区域内。在一项包括 1129 例慢性粒细胞白血病患者的研究中,发现 1036 例(92%)有 9 号和 22 号染色体长臂易位;其他人具有不同的易位类型,但都涉及 9 号染色体。

Ph 染色体的重要临床意义在于:90%~95%的慢性粒细胞白血病病例都是 Ph 染色体呈阳性,因此它可以作为诊断的依据,也可以用以区别临床上相似但 Ph 染色体呈阴性的其他血液病(如骨髓纤维化等)。有时 Ph 染色体先于临床症状出现,故又可用于早期诊断。此外,已知 Ph 染色体呈阴性的慢性粒细胞白血病患者对治疗反应差,预后不佳。

(二) 8 号染色体三体

在急性粒细胞白血病(AML)中最常见的染色体数目异常是 8 号染色体三体,其次是7 号染色体单体和 5 号染色体单体。在 AML 亚型中也发现了多种染色体结构异常(表 10-4)。

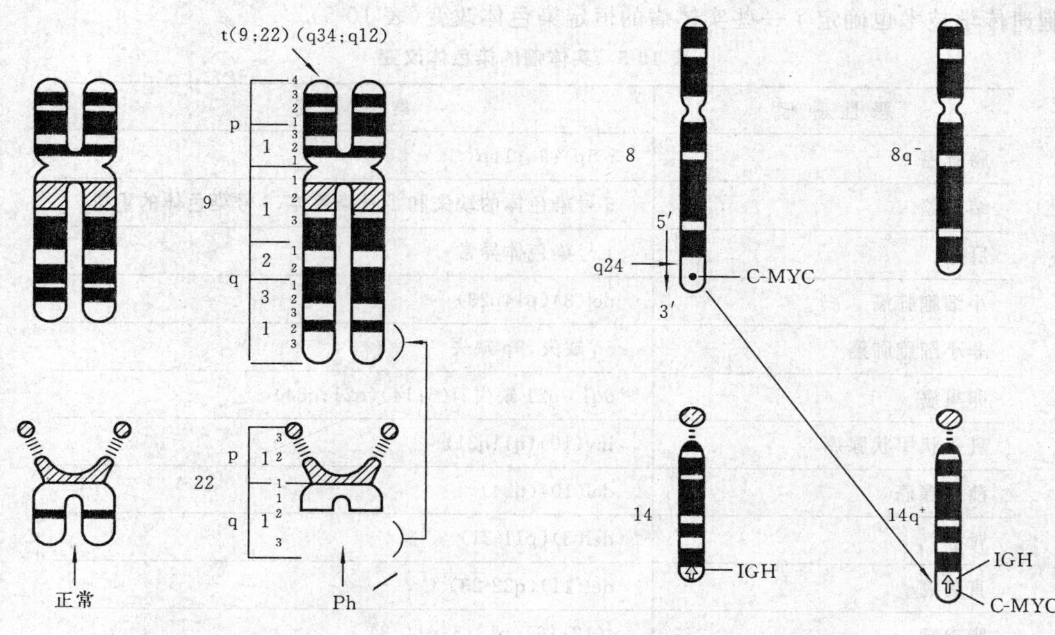

图 10-3 Ph 染色体的形成

图 10-4 14q$^+$ 染色体形成示意图

（三）14q$^+$ 染色体

在约 90%的 Burkitt 淋巴瘤(非洲儿童恶性淋巴瘤)病例中可以见到一个长臂增长的 14 号染色体(14q$^+$)，这是由于一条 8 号染色体长臂末端的一段(8q24)易位到了 14 号染色体长臂末端(14q32)，形成了 8q$^-$ 和 14q$^+$ 两个异常染色体(图 10-4)。这种易位使位于 8q24 处的原癌基因 MYC 移至位于 14q32 处的免疫球蛋白重链基因 IGH 的毗邻下游。约 10%的 Burkitt 淋巴瘤患者肿瘤细胞有 t(2;8)(p12;q24)或 t(8;22)(q24;q11)。2 号染色体和 22 号染色体分别带有免疫球蛋白轻链 κ 基因 IGK 和免疫球蛋白轻链 λ 基因 IGL。IGH、IGL、IGK 都因有增强子的作用而不断表达。这种不管环境条件如何始终不断表达的基因称为组成型基因(constitution gene)，其表达称为组成型表达(constitutive expression)。正常情况下，MYC 基因的启动子具有正、负调节作用，MYC 基因的表达被严格调节，仅在 B 淋巴细胞成熟的后期表达。易位后，MYC 基因受 IGH、IGL 或 IGK 增强子的影响，其表达脱调节(deregulation)，也成为组成型表达。不适当的超表达使细胞分化紊乱，导致细胞过度增殖，从而诱导肿瘤的发生。

较常见的标记染色体还有骨髓增生性疾病(MD)中的 5q$^-$、恶性淋巴瘤(ML)和急性淋巴细胞白血病(ALL)中的 6q$^-$、急变期慢性粒细胞白血病(CML)中的 i(17q)，以及真性红细胞增多症(PV)中的 20q$^-$ 等。

三、实体瘤的染色体异常

相对而言，白血病和淋巴瘤较实体瘤取材方便，易于观察和分析。因此，对实体瘤中恒定染色体异常的研究远远落后于对白血病和淋巴瘤恒定染色体异常的研究。另外，在一些实体瘤中，染色体异常很复杂，难以区分是原发的还是继发的改变。尽管如此，国际上利用改进的细胞遗传学技术也确定了一些实体瘤的恒定染色体改变(表 10-5)。

表 10-5 实体瘤的染色体改变

恶 性 肿 瘤	染色体改变
膀胱癌	i(5p);9q;11p
结肠癌	5 号染色体的缺失和 1 号染色体、6 号染色体的重排
肝癌	1 号染色体异常
小细胞肺癌	del(3)(p14p23)
非小细胞肺癌	5q 缺失,3p 缺失
卵巢癌	6q15-q21 缺失;t(6;14)(q21;q24)
乳头状甲状腺癌	inv(10)(q11q21)
前列腺癌	del(10)(q24)
肾癌	del(3)(p11-21)
直肠癌	del(11)(q22-23)
脂肉瘤	t(12;16)(p13.3;p11.2)
滑膜肉瘤	t(X;18)(p11.2;q11.2)
Ewing 瘤	t(11;22)(q24;q12)
甲状腺腺瘤	inv(11)(p15q13)
视网膜母细胞瘤	13 号染色体中间缺失(含 13q14);13 号染色体与 X 染色体、1 号染色体或 3 号染色体的易位
脑膜瘤-听觉神经纤维瘤	del(22)(q12)
横纹肌肉瘤	t(2;13)(q37;p14)

第 5 节 肿瘤相关基因

肿瘤起源于细胞增殖和分化调控的失常,或细胞与它的周围组织关系紊乱。前者表现为细胞持续增殖,不能及时分化和凋亡(apoptosis),于是形成肿瘤;后者表现为肿瘤细胞浸入周围正常组织和发生转移。癌的生成涉及多种基因和基因以外的变化,单独一种基因的突变不足以致癌,多种基因变化的积累才能引起控制细胞生长和分化的机制紊乱,使细胞的增生失控而癌变。在这些基因的变化中,最常发生的两类基因的异常变化是癌基因(oncogene)和抑癌基因(cancer suppressor gene)(也称肿瘤抑制基因(tumor suppressor gene)或抗癌基因(anti-oncogene))的变化。近些年来,DNA 错配修复基因的有关理论从另一角度阐述了细胞 DNA 修复功能的丧失而促进肿瘤的发生。

一、癌基因

癌基因是指能在体外引起细胞转化、在体内诱发肿瘤的基因。在正常情况下，这些基因处于静止或低表达的状态，不仅对细胞无害，而且对维持细胞的正常功能具有重要作用。当其受到致癌因素作用被活化并发生异常时，则可导致细胞癌变。来自病毒的称为病毒癌基因(*v-onc*)，来自细胞的称为细胞癌基因(*c-onc*)或原癌基因(proto-oncogene)，它们具有转化的潜能，可被激活成为癌基因。病毒侵袭细胞时，*c-onc* 基因转录的 RNA 与病毒基因组 RNA 整合，形成 *v-onc*。20 世纪 80 年代建立了鉴定人细胞癌基因的有效方法——DNA 转染法检测。用这种方法以及分析人癌细胞中染色体断裂点处的序列和人癌细胞中被大量扩增的序列等方法，迄今已鉴定了 200 多种人 *c-onc* 基因，是 *v-onc* 基因数量的好几倍。

(一) 原癌基因的功能和分类

已知的原癌基因有 200 多种，其中许多已定位于不同的染色体区带。这些基因与细胞的生长、增殖等基本功能有关。它们编码生长因子、生长因子受体和蛋白激酶，从而在生长信号的传递和细胞分裂中发挥作用，或者编码 DNA 结合蛋白而参与基因的表达或复制的调控。因此，可以按原癌基因产物的性质以及亚细胞定位将其分为若干类型。如以 SIS 为代表的生长因子类，以 KIT 为代表的生长因子受体类，以 SRC 基因家族为代表的酪氨酸激酶类，以 RAS 家族为代表的 G 蛋白类，以 MYC 为代表的核蛋白类，等等。原癌基因具有正常的生理功能，它参与正常细胞的发育分化过程。在通常情况下，其表达受到严格的控制，当其发生突变或被异常激活时，产生的癌蛋白在性质或数量上出现异常，就可能导致细胞发生恶性转化。

(二) 原癌基因的激活

原癌基因可以通过多种方式被激活而过度表达。

1. 病毒诱导

反转录病毒感染细胞后，其基因组所携带的长末端重复序列(long terminal repeat，LTR)内含较强的启动子和增强子，插入 *c-onc* 附近或内部，使之激活。如不含 *v-onc* 的鸡肉瘤病毒 DNA，在体外重组加上启动子后插入宿主细胞的 *c-onc* 位点，可导致白血病发生。

2. 基因扩增

已在许多肿瘤和已转化的细胞系中发现了细胞原癌基因的多个拷贝，这是原癌基因扩增的结果。基因扩增(gene amplification)是基因组中个别基因在特殊条件下复制多次使拷贝数增加，而其他基因无增加的现象。基因扩增在大多数情况下随后出现基因的过度表达(over-expression)。正常细胞基因扩增是基因表达调控的一种方式，也可以是细胞对环境因子作用的应激反应。病理条件下，基因扩增是致病因素引起的遗传学异常改变，或是基因组不稳定的结果。

基因扩增是人类肿瘤中癌基因过度表达的主要机制，它参与人类肿瘤的发生和演进。在肿瘤细胞尤其是胚胎神经组织肿瘤细胞中，有时见到的双微体(double minutes)和染色体上的均染区(homogenously staining region)，就是原癌基因 DNA 片段扩增的两种表现形式。据初步统计，在 10 多种人类常见肿瘤中，发现 20 多种与癌相关的基因扩增，其中临床意义比较明确的有乳腺癌、神经母细胞瘤、卵巢癌、小细胞肺癌和头颈部鳞癌等,其基因扩增与肿瘤的侵袭性行为和患者的不良预后相关。在另一些肿瘤如肝癌、胃癌、肉瘤和子宫内膜癌等肿瘤中,基因扩增发生在肿瘤的病理发生和演进过程中。表 10-6 列出了 MYC 等家族成员在某些肿瘤或肿瘤细胞系中被扩增。

表 10-6　人肿瘤中细胞原癌基因扩增举例

肿　　瘤	癌　基　因	扩增拷贝数
小细胞肺癌	MYC	～80
	MYCN	～50
	MYCL	～20
神经母细胞瘤	MYCN	～250
胶质母细胞瘤	EGFR	～50
乳腺癌	HER2	～30
	MYC	～50
	CCND1	～30

3. 染色体重排

已在许多血液系统恶性肿瘤和实体瘤中鉴定出由于染色体重排(chromosome rearrangement)导致的原癌基因激活。染色体重排后可形成新的融合基因(fusion gene),产生异常的融合蛋白而使细胞转化。例如,慢性粒细胞白血病中常见的 9 号染色体和 22 号染色体相互易位,形成了一种结构与功能异常的融合基因 BCR-ABL1。因此,原癌基因 ABL1 激活是由于染色体重排而形成了融合基因,最终导致其编码的蛋白由 P145 变为 P210。P145 的酪氨酸蛋白激酶活性较低,且受生长因子受体系统调节;P210 的酪氨酸蛋白激酶活性较高,且不受生长因子受体系统调节,促成细胞的恶性转化。据此研制的药物 STI-571(商品名 Gleevec)能抑制 P210 的激酶活性,诱导慢性粒细胞白血病细胞凋亡,是近年来治疗慢性粒细胞白血病的重大突破。类似的例子还有在急性早幼粒细胞白血病(APL)中发现的染色体重排等。

染色体重排也可改变基因的调节。原癌基因通过易位插到强力的启动子或增强子附近也可导致激活。Burkitt 淋巴瘤的 t(8;14)即 MYC 原癌基因由 8 号染色体易位到 14 号染色体的免疫球蛋白重链基因附近,易位使 MYC 置于免疫球蛋白重链基因的启动子控制下。免疫球蛋白基因是很活跃的基因,为了抵抗进入体内的各种抗原,它不断编码各种抗体蛋白,其启动子特别活跃,因而易位的 MYC 基因转录活性明显增高。增多的 myc 蛋白质使一些控制生长的基因活化,最终导致细胞恶变。

4. 点突变

体细胞内的原癌基因可以因点突变而成为癌基因,产生异常的基因产物;也可由于点突变使基因摆脱正常的调控而过度表达。现在知道,原癌基因 RAS 家族的常见激活方式是点突变,且突变位置集中在几个密码子上(表 10-7)。HRAS1、KRAS2、NRAS 三个基因家族成员在基因结构上非常相近,它们的蛋白产物都含 189 个氨基酸,分子量为 21 kD,所以它们的蛋白质产物都是 P21。从表 10-7 可看出它们的点突变集中在第 12 位、第 13 位、第 61 位密码子,上述位置的氨基酸可能是 P21 与其效应物 GTPase 激活蛋白(GAP)结合的部位。GAP 能刺激 P21 的 GTPase 活性，促进其由 GTP 形式（激活）转变为 GDP 形式（失活）。突变后，P21 对 GAP 的敏感性消失，使 P21 处于持续激活的状态，导致细胞生长失控。因此，上述位置对维持 P21 的三维构象及其功能是至关重要的。

表 10-7 原癌基因 RAS 家族的点突变

人原癌基因	人肿瘤	突 变
HRAS1	膀胱癌	Gly12→Val
	肺癌	Gly16→Leu
KRAS2	大肠癌	Gly12→Val
	肺癌	Gly12→Cys
		Gly12→Arg
		Gly12→Lys
NRAS	急性粒细胞白血病	Gly12→Asp
		Gly13→Val
		Gly13→Asp
	神经母细胞瘤	Gly61→Lys
	黑色素瘤	Gly61→Lys
	纤维肉瘤	Gly61→Lys
	肺癌	Gly61→Arg

恶性肿瘤的发生往往伴有数种癌基因的激活，它们分别作用于细胞的不同部位和（或）肿瘤发生的不同阶段。不同的癌基因可能在癌变的某个阶段起作用，图 10-5 说明了多个癌基因在癌发生过程中的协同作用。

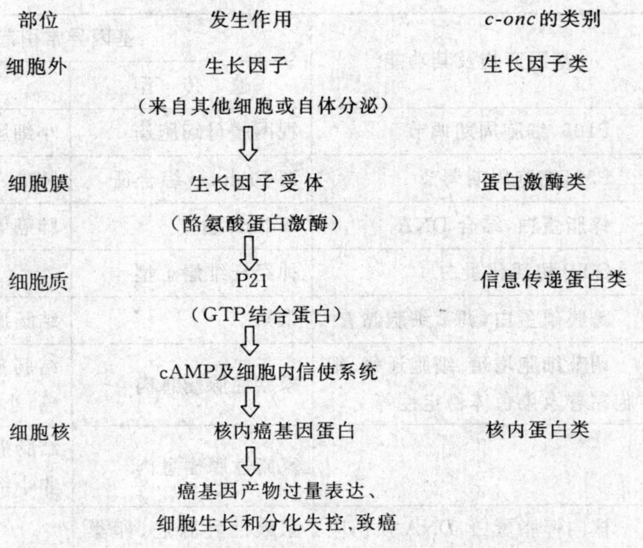

图 10-5 多个癌基因在癌发生中的协同作用

二、肿瘤抑制基因

肿瘤抑制基因又称为抑癌基因或抗癌基因(anti-oncogenes)。它们的功能是抑制细胞的生长和促进细胞的分化。当两个等位基因都因突变或缺失而丧失功能,即处于纯合失活状态时,细胞就会因正常抑制的解除而发生恶性转化。到目前为止已发现30多种肿瘤抑制基因,这个数目还在增多。许多学者将肿瘤抑制基因分成两组:把关基因(gatekeeper)和管护基因(caretaker)。把关基因这一组肿瘤抑制基因关系到细胞周期、细胞凋亡和DNA复制的调控,它们通过抑制细胞增殖或促进细胞凋亡,直接控制肿瘤的发生和演进,它们的失能是癌变遗传学途径的事件,是癌的限速因子。管护基因这一组肿瘤抑制基因关系到DNA修复和维护基因组的完整性。它们的失能并不直接作用于癌变遗传学途径,而是导致遗传学的不稳定,通过增加把关基因、原癌基因等癌相关基因的突变速率,进而促进肿瘤的发生和演进。这一组基因的产物具有识别、切除和修复DNA错配和各类损伤等能力,以维护基因组的完整性,故可将它们称为管护基因。

视网膜母细胞瘤的RB1基因是一个典型的例子。利用对家族进行遗传学分析及对大量肿瘤进行杂合性丢失(loss of heterozygosity, LOH)研究的优势,研究人员于1986年克隆了RB1基因,这是首次成功应用定位克隆方法的实例之一。RB1基因定位于13号染色体1区4带,全长约200 kb,有27个外显子,编码的蛋白P105含928个氨基酸。该蛋白是一种磷酸化蛋白,约85%的RB1蛋白存在于细胞核内,约10%在质膜上。RB1蛋白在60%以上已研究过的人类肿瘤中失活,其失活可通过多种不同的机制实现,包括基因突变导致直接丧失功能蛋白、RB1蛋白磷酸化,或者RB1蛋白与DNA肿瘤病毒的癌蛋白结合。研究较深入的几种肿瘤抑制基因如表10-8所示。

表10-8 肿瘤抑制基因及其产物

肿瘤抑制基因	染色体定位	基因产物及其功能	基因异常引起的肿瘤	
			遗传型	散发型
RB1	13q14.2	P105,细胞周期调节	视网膜母细胞瘤	小细胞肺癌等
P53	17p13.1	P53,细胞周期调节	Li-Frameni综合征	肺癌、乳腺癌等
WT1	11p13	锌脂蛋白,结合DNA	Willms瘤	肺癌等
NF1	17p11.2	GTP酶活化蛋白	神经纤维瘤Ⅰ型	—
DCC	18q21.3	跨膜磷蛋白,调节细胞黏着	未知	结肠癌、直肠癌
APC	5q21-22	调节细胞增殖、细胞迁移、细胞黏着及染色体稳定性等	家族性腺瘤息肉	结肠癌、直肠癌、食管癌、胃癌、小细胞肺癌等
MCC	5q21		家族性腺瘤息肉	结肠癌、直肠癌、小细胞肺癌、非小细胞肺癌等
BCRA1	17q21	核内锌脂蛋白,DNA损伤应答、转录调节等	家族性乳腺癌、卵巢癌	
BCRA2	13q12-13	与BCRA1活性相似	家族性乳腺癌	

恶性肿瘤的转移是一个多因子相互协调的多阶段过程。肿瘤细胞从原发部位脱落，经淋巴或血流而扩散到另一器官中发生转移肿瘤(癌)。研究发现，存在促进转移的转移基因(metastatic gene)和抑制转移的基因(metastasis suppressor gene)。一些编码细胞表面受体的基因可能与瘤细胞的转移有关。例如，整联蛋白(integrin)是一类细胞表面的膜受体糖蛋白，可将细胞外基质(ECM)与细胞骨架结合起来，影响细胞与ECM的黏附和细胞的信号传导，在肿瘤的侵袭转移中发挥作用。这些受体基因的突变和失去功能将有利于瘤细胞的转移。在抑癌基因的研究中，学者发现有的基因能抑制肿瘤细胞的转移，这些基因称为肿瘤转移抑制基因(tumor metastasis suppressor gene)。例如，在人和小鼠中已发现NM23基因的表达与乳腺癌等肿瘤的转移密切相关。NM23的基因产物可能在微管的聚合和分散、信号传导和(或)G蛋白的调节中起作用。NM23基因作为一个肿瘤转移抑制基因，其功能仍有待于深入研究。

第6节 肿瘤发生的遗传学说

一、肿瘤的单克隆起源假说

除少数例外，癌是原始的、单个细胞增殖的后代，即癌是单克隆起源。有许多证据证明肿瘤的这种克隆特性，其中包括白血病和淋巴瘤。分子水平分析表明所有的淋巴瘤都有相同的免疫球蛋白基因或T细胞受体基因重排，提示它们来源于单一起源的B细胞或T细胞。对女性肿瘤的研究发现，一些恶性肿瘤的所有癌细胞都含有相同失活的X染色体，表明它们是单一细胞起源。

二、两次突变假说

20世纪70年代初期，Alfred Knudson为解释遗传型视网膜母细胞瘤的发病机制提出了肿瘤抑制基因模型。他在分析双侧(遗传型)和单侧(非遗传型)视网膜母细胞瘤之间的关系时，提出了上述两种类型的视网膜母细胞瘤之间存在联系，并假设两种类型视网膜母细胞瘤都是由两个独立并连续的基因突变产生的，即两次突变引起的。遗传型视网膜母细胞瘤第一次突变发生在生殖细胞，第二次突变则随机发生在体细胞中。非遗传型视网膜母细胞瘤的发生则需要同一个细胞在出生后积累两次突变，因而概率很小。Alfred Knudson由此提出了两次突变假说，即一些细胞的恶性转化需要两次或两次以上的突变，第一次突变发生在生殖细胞或由父母遗传得来，为合子前突变，第二次突变则发生在体细胞本身。

20世纪80年代中期以后，一系列精心设计的实验证明Alfred Knudson假说非常精确。但该假说解释肿瘤发生中的各种遗传因素和环境因素的影响时略显粗糙，这是该假说不够完善的地方。

三、肿瘤的多步骤损伤学说

无论是机体自然发生的肿瘤，还是在实验条件下用致癌物诱发的肿瘤，其发生、发展都是一个受多因素作用,表现为多个肿瘤相关基因的变异,包括启动、促进和进展等多个阶段的复杂过程。从正常细胞到形成临床上可检测的肿瘤往往需要经过一个很长的变异时期,从个别由遗传因素或致癌因素作用引发的肿瘤相关基因的突变,到多个基因变异,转化为恶性表型必须经历很多变化,经过漫长的变异累积过程。Vogelstein 等通过对结肠肿瘤演进过程的大量研究,发现腺瘤中有 RAS 基因突变和抑癌基因 APC、DCC 丢失,在结肠癌中有 RAS 基因突变以及抑癌基因 APC、DCC 与 p53 丢失。他们据此提出,结肠肿瘤的发生可能是由于抑癌基因 APC 的杂合性丢失而引发的,APC 的缺失可以发生于生殖细胞或体细胞,从而导致良性肿瘤的发生增大,其中某一个细胞又发生 RAS 癌基因突变而导致进一步的克隆性发展。随后再发生的抑癌基因 DCC 和 p53 基因缺失促进了该良性肿瘤发展到恶性肿瘤。从腺瘤到结肠癌的演进过程中,还发现有 DNA 损伤修复的突变以及 DNA 甲基化状态的改变。因此,结肠癌的发生是一个多基因参与的多步骤过程(图 10-6)。

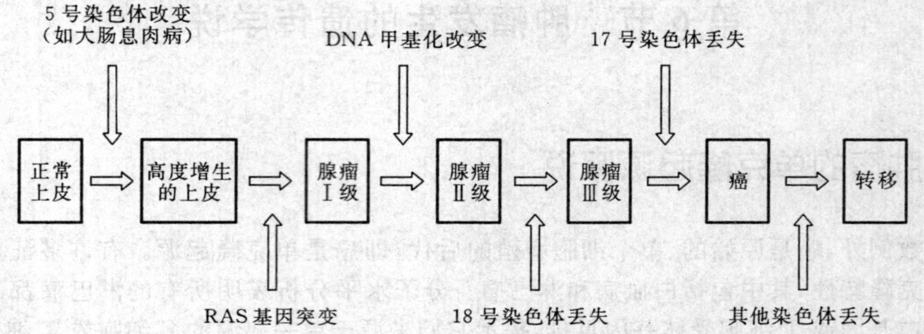

图 10-6 结肠、直肠肿瘤形成的模型

必须有一系列的遗传改变才能产生恶性细胞

最近几年的研究认为,肿瘤的发生不仅涉及遗传学改变,同时也包括表遗传学改变。许多研究发现,肿瘤细胞的甲基化形式发生改变,基因组全面的低甲基化和特殊部位的高甲基化,这种正常甲基化形式破坏是肿瘤发生的重要特征之一。表遗传学异常改变也可能通过 DNA 低甲基化等不同的途径增加基因组的不稳定性,或通过遗传印记基因的异常甲基化而引起人类的肿瘤发生。印记基因可通过下面主要途径参与肿瘤的形成:①在肿瘤抑制基因的两个等位基因中,其中一个已经由于被印记而沉默,另一个仍有正常功能,若随后发生一次杂合性丢失(LOH)等事件,使后者也沉默,这样该肿瘤抑制基因失能就启动癌变过程;②在促生长基因或原癌基因的两个等位基因中,一个由于印记而沉默,另一个正常表达,若印记的等位基因发生印记丢失(loss of imprinting, LOI),导致双等位基因表达,基因产物成倍增加,这样的过度表达能参与肿瘤的发生;③印记控制区(imprinting control region, ICR)是能调节多个印记基因表达的 DNA 片段,如发生突变等遗传学和表遗传学事件,则引起一组相关印记基因异常表达而导致癌变。现已发现多种印记基因通过上述途径参与人类肿瘤的发生。

(付四清)

第11章 基因定位

基因组是生物的生殖细胞中所含全部基因的总和。人类基因组具有极其复杂的结构，其编码蛋白质的结构基因大约有100000个，每个单倍体DNA含有3.2×10^9 bp，分布在22条常染色体和X、Y性染色体上。此外，线粒体DNA也带有一定的遗传信息量。基因定位是用一定的方法将基因确定到染色体的实际位置，这是现代遗传学的重要研究内容之一。将不同的基因确定于染色体的具体位置之后，即可绘制出基因图(gene map)。

人类染色体的基因图由以下两种基本方式制作。

1. 物理作图

物理作图是从DNA分子水平制作基因图。它表示不同基因(包括遗传标记)在染色体上的实际距离，是以碱基对为衡量标准的，所以物理图谱(physical map)最终是以精确的DNA碱基对顺序来表达的，从而说明基因的DNA分子结构。

2. 遗传作图

遗传作图(genetic mapping)是以研究家族的减数分裂，以了解两个基因分离趋势为基础来绘制基因座位间的距离，它表明基因之间的连锁关系和相对距离，并以重组率来计算和表示，以厘摩(centi-morgan，cM)为单位。两个遗传座位间1%的重组率即为1 cM。人类精细的遗传图水平可达1 cM，即100 kb(1 Mb)左右。

从细胞遗传学水平，用染色体显带等技术在光学显微镜下观察，将基因定位于不同染色体的具体区带，又称区域定位；而把基因只定位到某条染色体上称为染色体定位。这个水平上的基因图谱又称细胞遗传图。其分辨率可达1～5 Mb。

1961年，红绿色盲就是通过这种方法定位于X染色体上的。

1968年，Donahue依据系谱分析的原理，第一次将Duffy血型基因定位于第1号常染色体上。

伴随分子生物学和细胞分子遗传学的进展，基因定位的新方法不断出现，特别是体细胞杂交、分子杂交、DNA重组和DNA体外扩增(PCR)等技术出现与应用，产生了许多定位新技术，如脉冲场凝胶电泳、染色体显微摄影、染色体步移和酵母人工染色体(YAC)克隆等，使基因定位的研究工作得到迅速发展。

自1973年第一次国际人类基因组制图(human genome mapping，HGM)会议召开以来，每隔2～3年就举行一次会议。在第一次HGM会议上，人类基因定位只有31个，而今迅速进展到已定位的基因有4000多个，而且有一大批克隆基因和DNA遗传标记被定位(图11-1)。这些成果有力地推动了遗传咨询、基因诊断和基因治疗的进展，对医学理论和临床实践的发展起着十分重要的作用。

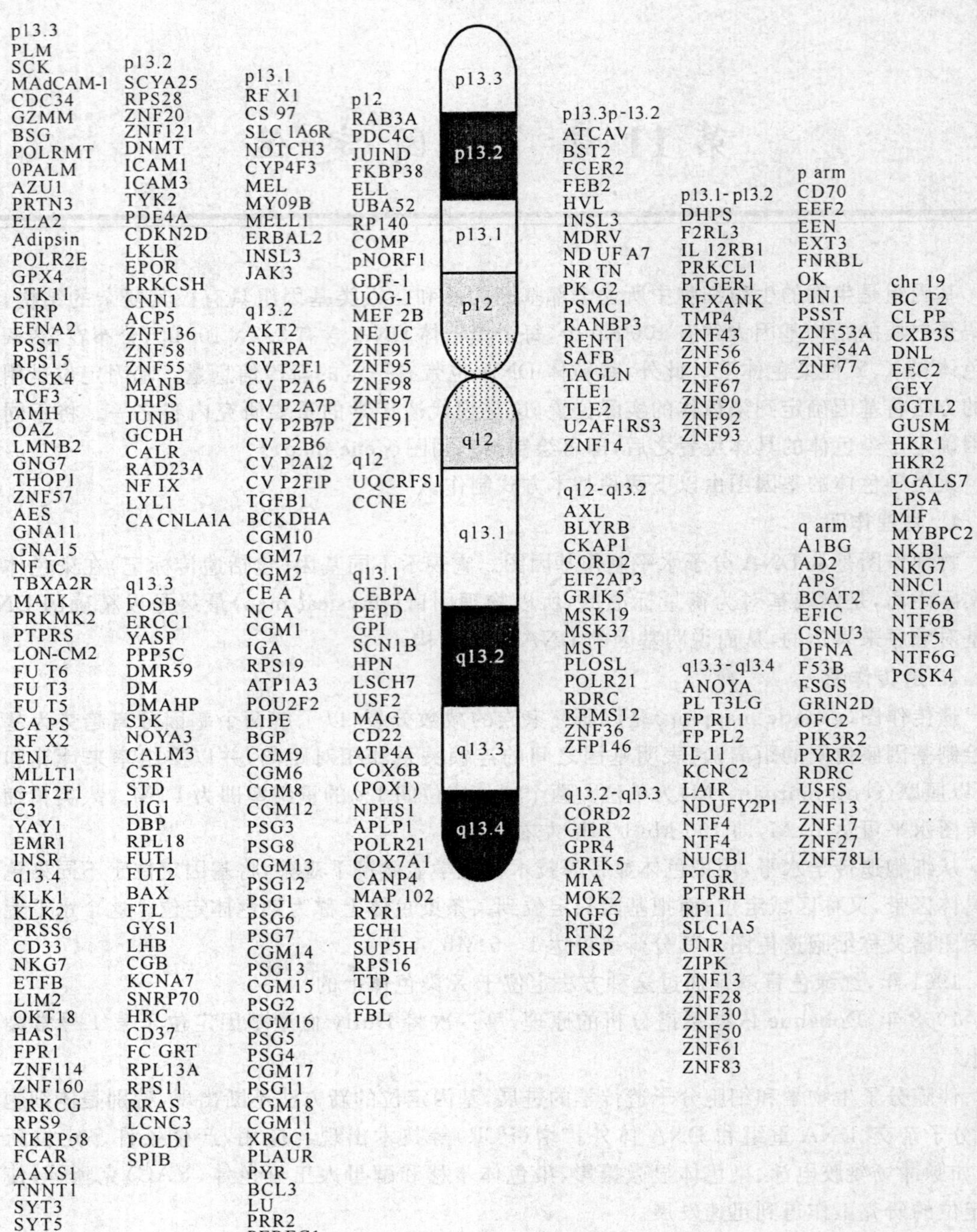

图 11-1　19 号染色体的基因定位

第 1 节　基因定位的方法

基因定位可从家系分析、细胞、染色体和分子水平等方面进行研究。

（一）体细胞杂交法

体细胞是生物体除生殖细胞以外的所有细胞。将从身体分离的体细胞做组织培养进行遗传学研究的学科称为体细胞遗传学(somatic genetics)。体外培养细胞可人为控制或改变环境条件，并可建立细胞株，长期保存，以进行各种正常和病理研究。

体细胞杂交(somatic cell hybridization)又称细胞融合(cell fusion)，是将来源不同的两种细胞融合成一个新细胞。大多数体细胞杂交是用人的细胞与小鼠、大鼠或仓鼠的体细胞进行杂交。这种新产生的融合细胞称为杂种细胞(hybrid cell)，含有双亲不同的染色体。

杂种细胞有一个重要的特点，就是在其繁殖传代过程中保留啮齿类一方的染色体，而人类染色体逐渐丢失，最后只剩一条或几条，其原因至今不明。这种仅保留少数甚至一条人类染色体的杂种细胞正是进行基因连锁分析和基因定位的有用材料。

由于人类细胞和鼠类细胞都有各自不同的生化和免疫学特征，Miller 等运用体细胞杂交并结合杂种细胞的特征，证明杂种细胞的存活需要胸苷激酶(TK)。但凡含有人第 17 号染色体的杂种细胞都因有 TK 活性而存活，反之则死亡。从而推断 TK 基因定位于第 17 号染色体上(图 11-2)。这是首例用细胞杂交法进行的基因定位。由此可见，研究基因定位时，由于有

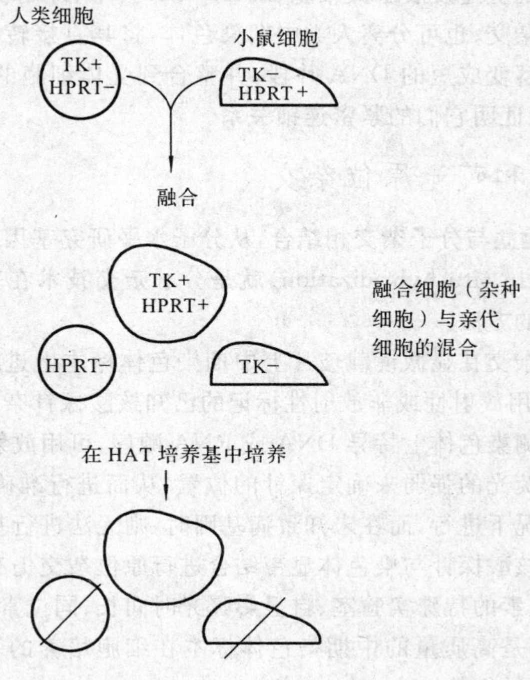

图 11-2　体细胞杂交基因定位示意图

杂种细胞这一工具,只需要集中精力于某一条染色体上,就可找到某一基因座位。

(二)克隆嵌板法

克隆嵌板法(clone panel method)是应用杂种细胞保留或丢失人类染色体有时有重叠现象而设计的一种简便有用的基因定位方法。如表 11-1 所示,选择 3 个都保留有 4 条人类染色体的杂种细胞克隆,但染色体各不相同。如果某一表型特征只出现于 A、C 克隆而不见于 B 克隆,就可决定该特征的基因只能在第 3 号染色体上,因为 A、C 克隆都有第 3 号染色体,而 B 克隆则无;其他亦可同理判断。这 3 个克隆可对 8 条($2^3=8$)染色体作出判断;如果是 5 个克隆($2^5=32$),就可对人类 22 条常染色体和 2 条性染色体作出判断。例如,半乳糖激酶(GK)、尿苷-磷酸激酶(UMPK)和氨基己糖苷酶 A(HEXA)的基因就是用此法分别定位于人的第 17 号、第 1 号和第 15 号染色体上的。此外,还可对杂种细胞进行特殊染色,来识别杂种细胞中人类和鼠类的染色体,以助于基因定位。

表 11-1　克隆嵌板示意

杂种克隆	保留的人类染色体							
	1	2	3	4	5	6	7	8
A	+	+	+	+	−	−	−	−
B	+	+	−	−	+	+	−	−
C	+	−	+	−	+	−	+	−

在体细胞杂交的基础上还发展了微细胞(micro cell)技术,即制备只含少数或一条人类染色体的微细胞进行细胞杂交;也可分离人类中期染色体,将其直接转移到鼠类细胞中,使人类染色体在受体细胞中裂解变成短的 DNA 片段,并整合到受体细胞的基因组中。如果两个基因同时整合进去,就可以证明它们的紧密连锁关系。

(三)原位杂交和荧光原位杂交

重组 DNA 技术的建立与分子杂交相结合,从分子水平研究基因定位,发展了一系列有效的方法。例如原位杂交(in situ hybridization)就是分子杂交技术在基因定位中的应用,也是一种直接进行基因定位的方法。

原位杂交的特点是杂交在显微镜载玻片上中期染色体标本上进行。所谓原位,即指标本上 DNA 原位变性,在利用放射性或非放射性标记的已知核酸探针杂交后,通过放射自显影或非放射性检测体系来检测染色体上特异 DNA 或 RNA 顺序,可用放射性颗粒在某条染色体的区带出现的最高频率或荧光的强弱来确定探针的位置,从而进行准确的基因定位。但原位杂交必须在已知探针的情况下进行,而在未知致病基因时,则无法进行基因定位。

放射性同位素标记核酸探针与染色体显带结合进行原位杂交仍有不少缺点和局限性。例如:需要使用放射性同位素的特殊实验室、自显影曝光时间长、同位素标记的探针不易保存、放射污染不利于健康,特别是高质量的中期染色体标本在细胞培养的基础上难以获得、观察费时、对间期核的研究难以进行等。

（四）连锁分析

基因定位的连锁分析是根据基因在染色体上呈直线排列，不同基因相互连锁成连锁群的原理，即应用被定位的基因与同一染色体上另一基因或遗传标记相连锁的特点进行定位。生殖细胞在减数分裂时发生交换，一对同源染色体上存在两个相邻的基因座位，距离较远，发生交换的机会较多，则出现基因重组；若两者距离较近，则重组机会较少。重组 DNA 和分子克隆技术的出现，导致许多遗传标记多态位点的发现。利用某个拟定位的基因是否与某个遗传存在连锁关系，以及连锁的紧密程度，就能将该基因定位到染色体的一定部位上。

染色体上两个位点从亲代传给子代时，若相距 1 cM，就有 1% 的重组机会。整个人类基因组为 3.2×10^9 bp，相应的约 3300 cM；每个染色体平均约 150 cM，1 cM 约为 1000 kb。因此，一个致病基因和标记位点紧密连锁，两者不需在同一条染色体的同一区段。一条染色体可以产生大量的 DNA 多态，只要提供足够的家系，按孟德尔方式遗传的疾病都可将其基因定位。

在人类基因组中还存在 50000～100000 个串联重复序列家族，它们均匀分布于基因组，平均 50 kb 有一个，这些都是很好的遗传标记，对突变的检测和基因定位研究起了重要作用。

此外，还可利用染色体自身结构及染色体畸变法进行缺失作图和基因剂量法等。总之，人们已不只是用单一技术进行基因定位，而是将细胞、染色体和分子水平技术结合起来，综合分析，互相印证，以达到快速、准确的目的。

第 2 节　基因定位的应用

基因定位和基因图对遗传学、医学和人类及生物进化的研究都有十分重要的意义。它可提供诊断遗传病和其他疾病的遗传信息，可以指导对这些疾病致病基因的克隆和对病症、病因的分析与认识，这些又取决于遗传图和物理图的相互依赖关系。通过多态位点标记进行连锁分析获得物理图的位置有助于遗传作图，同时，通过连锁分析（部分有减数分裂的交换）又能指导物理作图，使基因定位更为精细。

（一）连锁分析检测基因突变指导遗传病的诊断

通过遗传连锁图，可以在缺少任何生化或分子性质信息的情况下对遗传病进行诊断，例如应用 RFLP 进行的临床诊断（见第 14 章）。应当指出，由于多种遗传标记的定位，使 RFLP 的应用更加广泛。遗传图对疾病诊断最明显的价值是当某一基因已被定位于某染色体但尚未被克隆时，可依赖于运用一个或多个遗传标记进行连锁分析，利用它和该基因的重组关系进行基因诊断。

（二）连锁分析进行致病基因的鉴别与定位

已知疾病基因与遗传标记相关进行连锁分析以诊断疾病需要一定的条件：①有足够数量的家系来确定这种连锁；②有适当的、可提供信息的 DNA 标记。第一条通常较难满足，尤其是较罕见的疾病，患者通常在年幼时死亡。这时可采取两种方法来进行研究：一是利用少数的大家系，并从此家系成员中获得 DNA 信息，其优点是所有患者都是同一种遗传病，并由单一基因突变引起;二是收集大量的小家系。前者如慢性进行性舞蹈病,后者如囊性纤维化(CF)。实际上,当疾病基因与遗传标记之间的遗传学图距小于 20 cM 时,可用连锁分析找到连锁关系,但当两者遗传学图距超过此距离时就难以发现连锁关系。

(三)促进对癌基因和肿瘤抑制基因的定位与克隆

通过慢性粒细胞白血病 Ph 染色体的发现,人们了解到慢性粒细胞白血病是由于染色体 9 号和 22 号的易位引起,此外还发现 Burkitt 淋巴瘤染色体 t(8;14)。1982 年证实 *c-myc* 癌基因定位于 8q24,并对其基因分子的结构有了深入认识。现今已知 100 多种癌基因和约 10 种肿瘤抑制基因,而且关于肿瘤细胞遗传学异常的报道日益增多,到 1993 年 10 月,与染色体畸变相关的肿瘤达 239 种,其中结构畸变为 188 种,数目畸变为 51 种。上述充分说明基因定位和克隆与肿瘤的鉴别定位及深入研究有着密切关系。当然,基因定位与基因图的发展也推动了许多常见复杂病的遗传因素的研究。

(四)位置克隆与基因定位

基因定位的重要应用之一是据此进行基因克隆(gene cloning)。

致病基因克隆有以下两种基本策略。

1. 功能克隆

功能克隆(functional cloning)是利用疾病已知的遗传损伤而引起的生化功能如蛋白质氨基酸缺陷的信息进行基因定位,进而克隆该致病基因。已进行的基因克隆大都是预先测知疾病基因的编码蛋白质,利用其 mRNA 反转录成 cDNA,再用 cDNA 作探针,从人类基因组中“钓”出基因本身。然而,绝大多数遗传病的基因产物不明,无法用功能克隆策略进行基因克隆。

2. 位置克隆

位置克隆(positional cloning)是先进行基因定位作图,然后找来自该区的基因并进行克隆,在此之后再来明确该基因的功能。

遗传病致病基因运用位置克隆的成功例子很多,一典型例子是假肥大型肌营养不良(DMD)基因的克隆。学者们利用受累女性 X 染色体与常染色体 21 号的易位,以及男性患儿发生小的 Xp21.2 缺失并伴发 3 种其他 X-连锁隐性遗传病,再运用 RFLP 连锁分析将 DMD 基因定位于 Xp21。Ray 等利用 X 染色体与 21 号染色体基因易位,于 1986 年克隆了该基因的一部分,即 XJ 系列探针。同年,Kunkel 等利用男性患儿的 DNA,通过灵敏的技术提纯得到有 Xp21.2 缺失的片段,即后来被称为 pERT87 系列的探针。

关于基因定位,近年又兴起一种候选基因方法(candidate gene approach)。此法无须经过基因图和物理图的过程,而是根据某种遗传病和特定基因分别定位于染色体的同一区域,而后再发现并鉴定其基因突变,则可研究此致病基因。自 1992 年,用此法克隆的基因已有十几个,如 SOD1(肌萎缩性侧索硬化症)基因、RET(多发性内分泌促瘤 2A 型)基因等。

基因定位取得了巨大的成就,随着新的分子生物学技术的不断发展与完善,许多学者认为已经到了对人类基因组 3×10^9 bp、5 万～10 万个基因进行整体制图和测序的时候,以达到完善而系统地认识人类基因组的目的(具体内容参见第 12 章)。

(唐艳平)

第 12 章 人类基因组计划

第 1 节 人类基因组和人类基因组计划

人类基因组是人的所有遗传信息的总和。人类基因组包括两个相对独立而又相互关联的基因组:核基因组与线粒体基因组。一般无特别申明时,人类基因组是指核基因组。

人类核基因组的遗传信息包括 24 条不同的染色体,即 1～22 号常染色体,以及 X 染色体和 Y 染色体两种性染色体,组成这 24 条染色体的是 24 个线性 DNA 分子,包括决定人类所有性状的约 10 万个基因。

人类基因组计划(Human Genome Project,HGP)是一项国际性的研究课题,目的是描绘人类基因组图谱。该项目由美国能源部(DOE)和国立健康研究所(NIH)草拟和筹资,并在 1990 年正式启动。其目标是通过以美国为主的全球性的国际合作,在大约 15 年的时间里完成人类 24 条染色体的基因组作图和 DNA 全长序列分析,进行基因的鉴定和功能分析。人类基因组计划的产品将是一个人类遗传信息数据库,其最终目标就是确定人类基因组所携带的全部遗传信息,并确定、阐明和记录组成的人类基因组的全部 DNA 序列,完成人类基因组的整个遗传图谱和物理图谱。

这个计划也要求发展各种新技术和方法,训练科学家们利用这一新的工具最终提高人类的健康水平。此外,该计划预算的 5%用于分析这方面知识将会引起的伦理学、社会学和法律问题以及相应政策的制订。

可以将 HGP 比作一张 20 世纪生命的生物学周期表,因为它一改经典分子生物学零敲碎打地研究个别基因的习惯,而力求在细胞水平上解决基因组的问题,同时研究 10 万个基因及其产物,以建立对生命现象的整体认识。

第 2 节 HGP 研究在医学研究中的意义

(一) 特殊疾病基因的确定

人体的各种器官系统和组织常受到各种特殊疾病的侵袭,这些疾病对人类健康关系重大,但通过常规医疗手段无法进行诊断和治疗。通过认识这些疾病的基因序列以及确定发生了规律性改变的 DNA 片段,为这类疾病的诊断和治疗提供了可能。比如,Duchenne 型肌营养不良、慢性肉芽肿、视网膜母细胞瘤、亨廷顿舞蹈症和家族性早老痴呆症等疾病的基因诊断正期待于人类基因组计划的实施。

各种人类基因组图谱会使寻找与特定遗传性疾病有关的基因的工作变得容易。多种遗传多态性标记的精细遗传连锁图谱使与疾病有关的位点定位在染色体亚区上成为可能,并可筛选合适的相关基因作为某种特定疾病的候选基因,通过特定突变序列与基因组数据库中的DNA序列比对,可获知疾病的突变热点,有利于进一步的基因功能研究。

(二)有利于优生和产前诊断

人类对基因组的了解会推动对遗传性疾病的诊断和预防。随着分离出的疾病基因的增多,以DNA为基础的诊断会更为普遍。

通过基因检测,应用特定的DNA探针,可检测出疾病基因的携带者,进而可识别出带有遗传性疾病的胚胎细胞,可用于植入前的遗传学诊断。比如囊性纤维变性和镰状细胞贫血。

(三)加强对癌症的认识和治疗

分子遗传学研究表明,细胞分裂的失控是因为特定基因的异常造成的。遗传的缺陷通常会使人体对特定的癌症具有高的易感性。寻找与癌症相关的基因是当前医学研究的热点之一。人类基因组计划将会大大地促进这方面的研究。一旦确定了易感基因,就可以进行癌前或早期癌症的特殊监护和治疗。

尽管人类对癌症的认识已有很大的进步,但是仍然存在着许多问题。何种原癌基因表达的蛋白质参与细胞生长与分化的调节?原癌基因和抑癌基因的突变如何使细胞发展成肿瘤,进而转移扩散到其他器官?这些问题的解决将依赖于人类基因组计划的研究。

(四)有利于医学生物学的研究

(1) 确定人类基因组中的转座子(transposon)、逆座子(retroposon)和病毒残余序列的分布,了解有关病毒基因组浸染人类基因组的情况,可指导人类有效地利用病毒载体进行基因治疗。

(2) 对染色体和个体之间多样性的研究结果可被广泛用于基因诊断、亲子鉴定、组织配型、法医物证的研究中。

(3) 研究DNA的突变、重排和染色体断裂等,了解疾病的分子机制,为这些疾病的预后以及分子水平上的诊断、预防和治疗提供依据。

第3节 人类基因组研究的主要内容

(一)遗传图谱

遗传图谱(genetic map)又称连锁图(linkage map),是指基因或DNA标志在染色体上的相对位置与遗传距离。遗传距离通常由基因或DNA片断在染色体交换过程中分离的频率(单位为cM)来表示。1 cM表示每次减数分裂的重组频率为1%。频率越高表明两点之间距离越远,频率越低表示两点间距离越近。

遗传图谱的绘制需要应用多态性标志。最早的应用标志是应用限制性酶切片段长度多态性(restriction fragment length polymorphism,RFLP)进行遗传图谱的绘制。20世纪80年代后期,人们开始应用简短串联重复序列(short tandem repeat,STR)即微卫星(microsatellite,MS)标记绘制图谱。1994年底,美、法完成了以限制性酶切片段长度多态性及微卫星DNA为标志的遗传图谱,图谱包含了5826个位点,覆盖4000 cM,分辨率高达0.7 cM。最近,第三代的多态性标志,即单个核苷酸的多态性(single nucleotide polymorphism,SNP)标志又被大量使用,其意义已超出了遗传作图的范围,同时成为研究基因组多样性和识别、定位疾病相关基因的一种新手段。标记越细找到东西就越方便,在过去若干年里,标记已有几次从"粗"到"细"的演变。

第一代标记是经典的遗传标记,最初主要是利用蛋白质和免疫学的标记,如ABO血型位点标记、HLA位点标记。但由于已知多态的蛋白质很少,等位基因的数目有限且无法获得足够的信息量和检测技术的烦琐等因素,限制了人类基因组的遗传分析工作,这促使人们开始设法从DNA上寻找标记。

20世纪70年代中后期建立起来的限制性片段长度多态性方法在整个基因组中确定的位点数目达到105个以上,该系统一经建立就广泛应用到基因组的研究中。限制性酶切片段长度多态性最成功的运用是在亨廷顿舞蹈症的基因定位。然而,限制性酶切片段长度多态性可提供的信息量很有限,并且有时还需用放射性同位素标记的DNA片段为探针检测限制性酶切片段长度多态性,因而又存在着工作环境和费用等问题。

第二代标记称小卫星中心(minisatellite core)和微卫星标记(microsatellite marker),它们分别是1985年和1989年发现的。微卫星标记又称简短串联重复(short tandem repeat,STR),最重要的优点是高度多态性,提供的信息量相对很大;另外可用PCR技术使操作实现自动化。这一系统是目前在基因定位的研究中应用最多的标记系统。

简短串联重复的遗传学图距是以厘摩(cM)为单位的,是反映基因遗传效应的基因组图。简短串联重复作为遗传标记使人类基因组的遗传制图与连锁分析发生了革命性的变化。法国与美国合作,于1996年初已经建立了有6000多个以STR为主体的遗传标记,两个标记之间的平均距离为0.7 cM,即两个位点之间有0.7%的概率可以重组。

第三代标记是被称为单核苷酸多态性标记的遗传标记系统。人类群体有很大的遗传多样性,而在大多数基因位点上都会有若干个等位型(alleles)。对每一个核苷酸来说,在任何一代人群中大约每1×10^9个个体就会发生一次变异。由这种方式产生的单碱基变异就形成许多双等位型标记。这种标记在人类基因组中可达300万个,平均每1000个碱基对就有1个。因此,3~4个相邻的这种标记构成的单倍型(haplotype)就有8~16种,相当于1个微卫星标记形成的多态性。这种标记数目多,覆盖密度大,它的开发和应用摒弃了遗传标记分析技术的瓶颈——凝胶电泳,为DNA芯片技术应用于遗传作图提供了基础。

(二)物理图谱

物理图谱(physical map)是以已定位的DNA序列作为标志,以DNA实际长度(bp、kb、Mb)为图距进行基因作图。物理图谱反映的是DNA序列上两位点之间的实际距离,而遗传图谱则反映这两位点之间的连锁关系。

完整的物理图应包括人类基因组的不同载体DNA克隆片段重叠群图、大片段限制性内切酶切点图、DNA 片段(探针)或一段特异 DNA 序列(STS)的路标图,以及基因组中广泛存在的特征性序列等的标记图。人类基因组的细胞遗传学图最终在分子水平上与序列图统一。

根据物理图谱的原定目标,首先要获得分布于整个基因组的 3 万个序列标签位点(sequence tagged site, STS)。标签位点是指染色体定位明确,并且可用 PCR 扩增的单拷贝序列,每隔 100 kb 就有一个标志。然后,在此基础上构建能够覆盖每条染色体的大片段 DNA 连续克隆系。转录图(transcription map)是以表达序列标签(expressed sequence tag, EST)为标志绘制的图谱。人类基因组中的基因数目约为 10 万个,其转录产物 mRNA 正不断地被测序成 EST,在 EST 图谱的基础上,测序的结果就是 STS,经综合可参与组成人类基因组序列。

构建物理图谱的一个主要内容是把含有 STS 对应序列的 DNA 克隆片段连接成相互重叠的"片段重叠群"(contig)。以酵母人工染色体(YAC)作为"载体"载有人类 DNA 片段的文库已包含了构件总体覆盖率为 100%、具有高度代表性的"片段重叠群"。近几年又发展了可靠性更高的 BAC 库、PAC 库和 cosmid 库等。

(三) DNA 序列测定

人类基因组计划最终将测定出人类基因组的全部序列。这种序列测定不同于以往那种只对某一个特定的感兴趣的区域进行 DNA 序列分析的工作。它要求一种更高效的规模测序,并将测出的每一个 DNA 片段按其染色体位置进行准确的排列,从而得到人类基因组 DNA 序列碱基排列的全貌。这是一个很艰巨的任务,目前主要用自动测序方法来测定。2003 年 4 月通过国际合作,人类基因组的序列测定已基本完成。

(四) 基因的确定和分析

确定每一个基因,研究它的结构、特性和功能是人类基因组计划的另一个重要内容。通过对人类基因组全部 DNA 序列的测定,可以利用数据库比对找出分布在 DNA 两条互补链上所有可能编码蛋白质的基因。其中有一部分是人类已了解的基因,但更多的是我们尚不完全了解的"基因框架",即开放阅读框(ORF)。在 DNA 结构特征上,开放阅读框含有翻译的起始密码子,外显子,内含子的剪接信号、翻译终止信号及 3′端的 poly(A)加尾信号。人们可以根据中心法则预测某种开放阅读框编码的蛋白质的氨基酸序列,甚至这个蛋白质的空间结构和功能。但真正破译所有的开放阅读框的功能及其生物学意义还需要相当长的时间。目前的人类基因组研究只是为实现这一最终目标提供最基本的 DNA 序列以及基因的结构特征。

弄清人类基因组序列和结构后的下一步工作为"后基因组计划",其研究内容就是对基因组的功能进行探索,描绘出一张完整的基因图谱,该图谱能有效地反映在正常或受控条件下表达的全基因的时空图。通过这张图我们可以了解某一基因在不同时间、不同组织、不同水平的表达。有了"正常"的基因图谱,就奠定了构建特定生理条件下(如受外源的病原体、药物、食物、精神刺激等因素的影响)与"异常"病理情况下 cDNA 差异图的基础,以此为 21 世纪的基因医学绘制出指导的蓝图。

第 4 节　人类基因组研究的方法和策略

（一）大片段外源 DNA 克隆体系

1. 酵母人工染色体克隆体系

酵母人工染色体（YAC）克隆体系是 20 世纪 80 年代末发展起来的并于 1990 年底渐趋完善的大片段外源 DNA 克隆体系（图 12-1）。插入酵母人工染色体克隆体系载体的外源 DNA 片段为 200～2000 kb 甚至更多，宿主为酵母，能稳定复制。现在酵母人工染色体克隆体系已成为构建复杂基因组的有力手段。

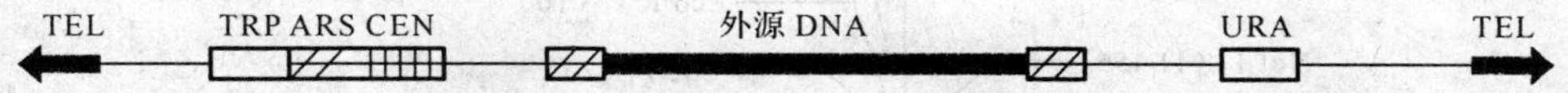

图 12-1　酵母人工染色体克隆体系示意图

2. 黏粒、P1 噬菌体和细菌人工染色体

黏粒（cosmid）是一种由质粒和 λ-phage 改建的载体（图 12-2），改建后只含 λ-phage 的复制起点、质粒的抗性标记及黏性末端，本身仅长 5 kb，可带大小为 33～44 kb 的外源 DNA，多用

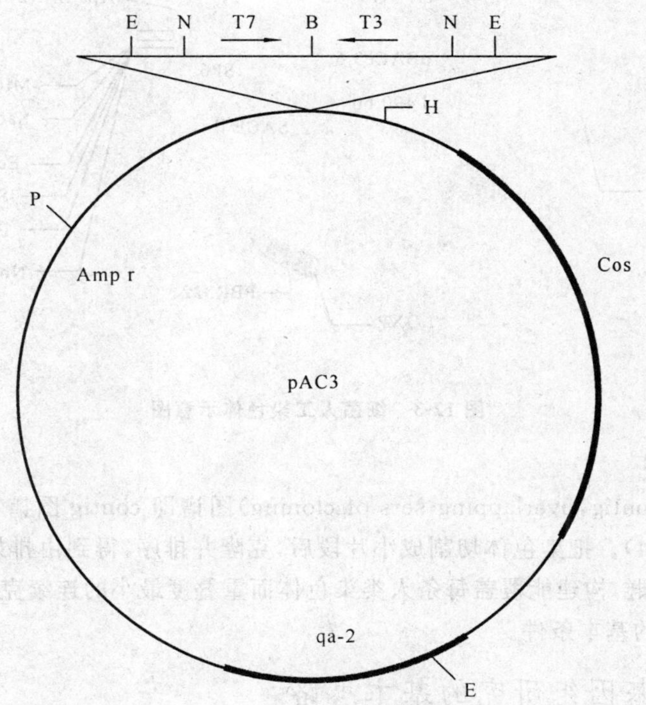

图 12-2　cosmid 示意图

于高等生物基因文库的构建。黏粒克隆的出现早于酵母人工染色体克隆体系,其主要特点是插入的外源片段比λ噬菌体克隆大一倍。因此在筛选基因文库时可以减少一半工作量。P1噬菌体(PAC)是噬菌体P1和大肠杆菌F因子系统结合,是从野生型P1噬菌体DNA改造而来的一种DNA载体克隆系统。被克隆至P1噬菌体载体内的DNA不易发生重排或缺失,是复杂基因组研究中的一个新的DNA系统。

细菌人工染色体(BAC)是以大肠杆菌F因子为基础构建的一种DNA载体(图12-3),携带片段大小为300 kb,一般用于DNA克隆的载体系统。其优点是具有较高的复制效率,每个细胞中,一个载体分子能繁殖多个拷贝;其缺点是有时出现插入片段在结构上不稳定。

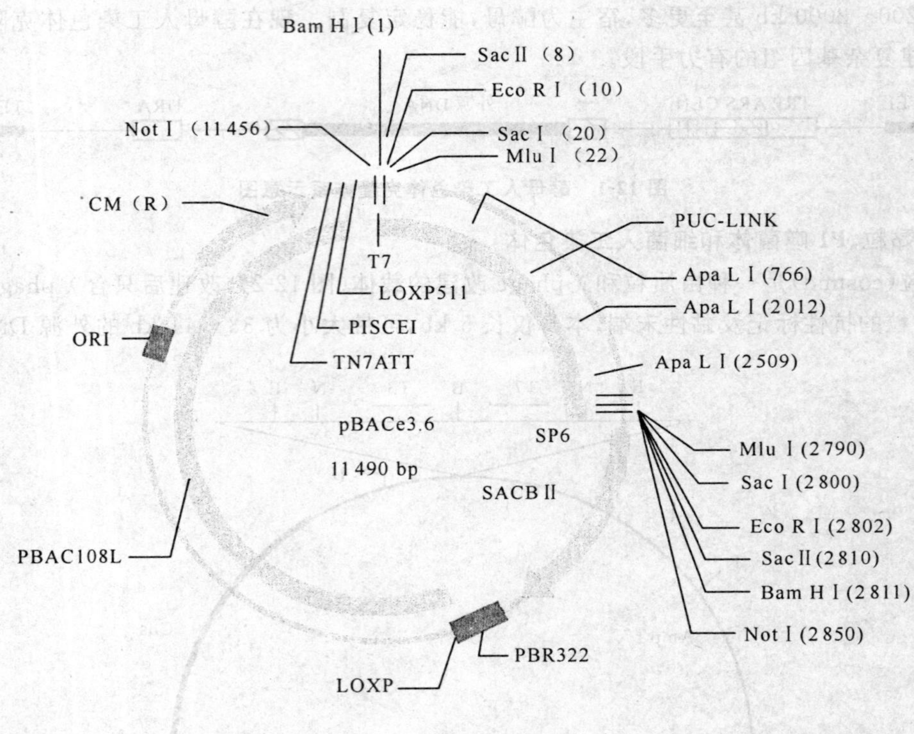

图12-3 细菌人工染色体示意图

3. 重叠克隆群

重叠克隆群(contig,overlapping sets of cloning)图谱即contig图谱,是最经典的高分辨率物理图谱(图12-4)。把染色体切割成小片段后,克隆并排序,得到由排好序的插入DNA片段克隆组成的重叠群,构建能覆盖每条人类染色体而重叠度最小的连续克隆系,是进行大规模基因组DNA测序的基本条件。

(二) 人类基因组研究的基本思路

(1) 建立含有在人类大片段DNA的重叠克隆群(contig),可用不同的重组载体如cosmid、YAC、PAC和BAC。

(2) 用高频分布、易于检索的DNA标志或者DNA指纹图谱建立克隆之间的联系,组成

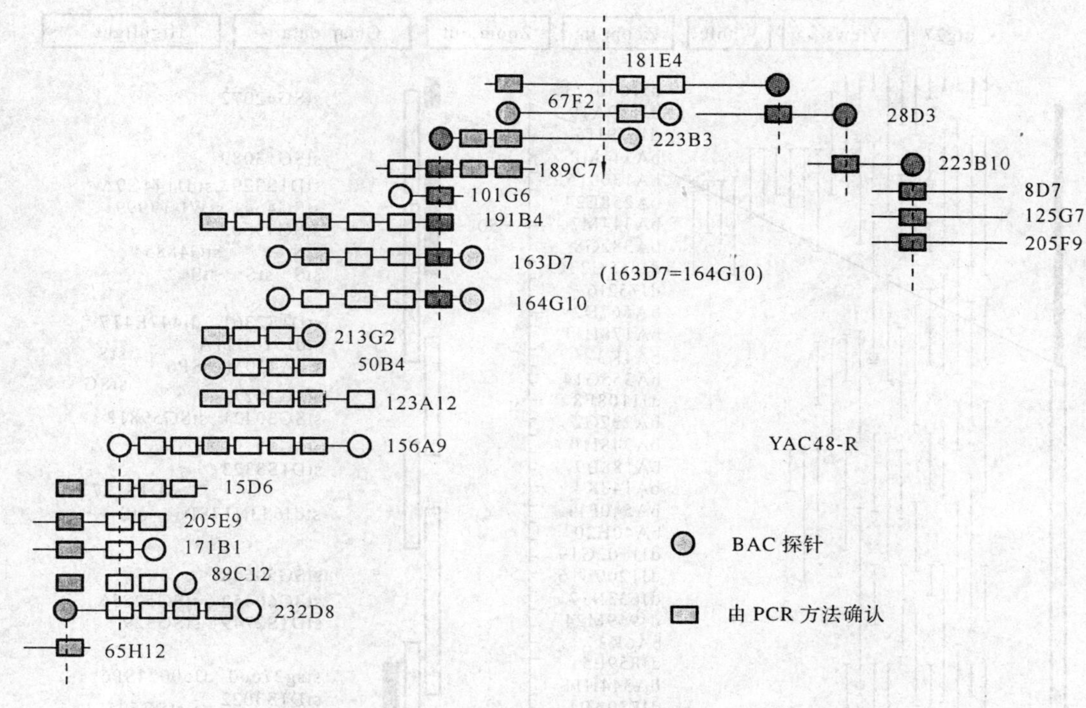

图 12-4　重叠克隆群示意图

排列有序的连续克隆系。最常使用的 DNA 标志有序列标签位点(sequence tagged site,STS)(图 12-5)和表达序列标签(expressed sequence tag,EST)。

(3) 将克隆群定位于染色体的不同区域,构成完全基因组物理图谱。

(4) 进行次级克隆和序列分析。

(三) 确定特定的基因

1. 通过 DNA 全序列分析确定基因

当人们完成了全部 DNA 测序工作后,可以利用计算机分析,找出分布在 DNA 两条互补链上的所有可能的 ORF 和孤儿基因(unigene),即尚未了解其功能和生物学意义的基因。再通过对孤儿基因的进一步分析来寻找其功能。可以通过以下几个途径来进行。

(1) 将孤儿基因的 DNA 序列与数据库中的数据进行比较,了解其是否表达以及表达的时空特异性,并根据这些提示去研究该基因的功能。

(2) 根据该基因编码蛋白质的氨基酸序列,分析其功能结构域及可能的空间结构,再结合染色体定位,研究与同样定位在该染色体区带上的遗传性状或疾病的联系,确定其功能。

(3) 在实验动物中寻找它的同源基因,进行基因敲除,观察实验动物的生物学改变,以了解该基因的功能。

人类基因组分析的一个重要内容是确定所有的单基因,通过研究单基因的结构、特性和功能,达到了解这些基因同人类健康、疾病和发育的内在关系。

2. 功能克隆

功能克隆是人类第一个基因克隆的策略。实际工作中不可能等到人类基因组 DNA 全部

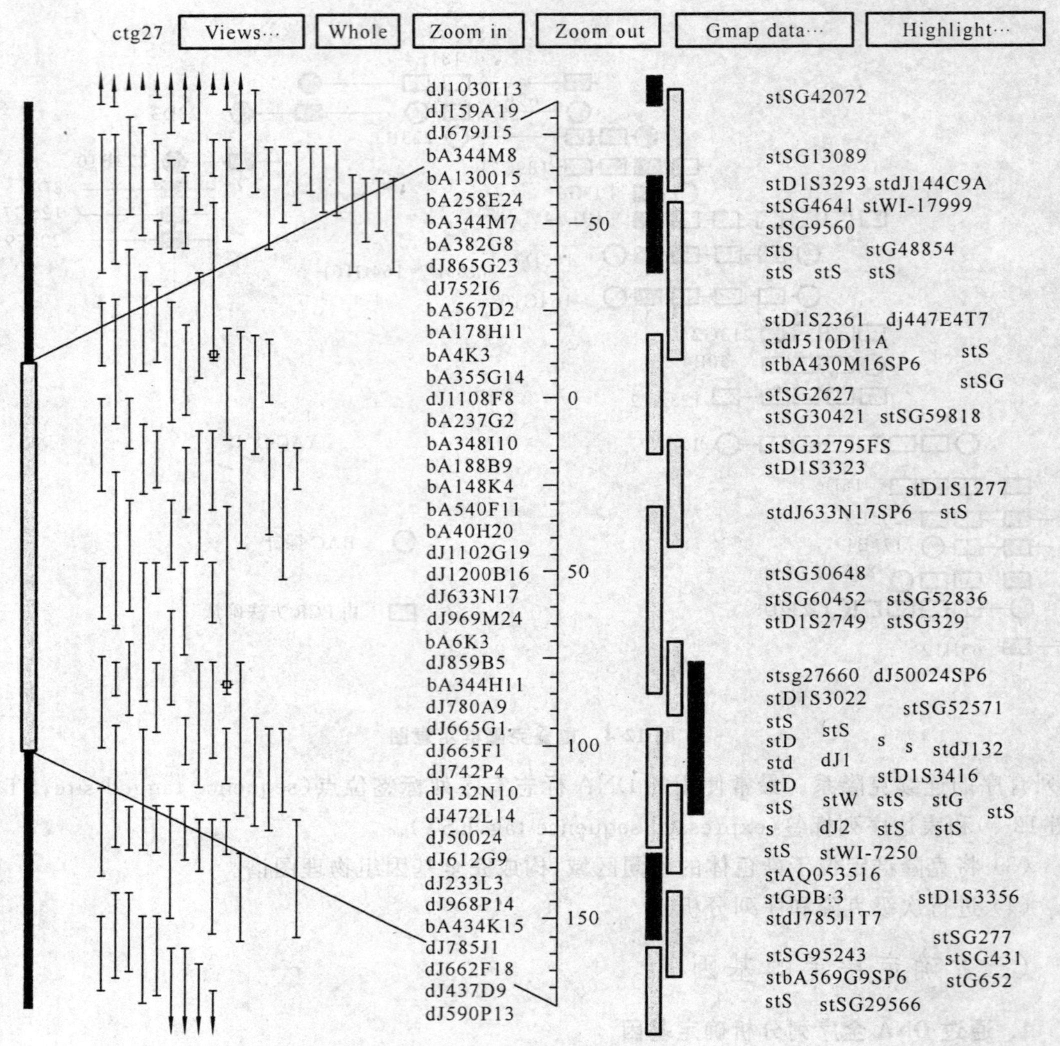

图 12-5 人类 ctg27 中的部分 STS 分布图

序列都测出之后，再去逐一了解每个基因的结构和功能。在实际研究中，研究者常常是先认识了一个基因，知道了它的功能之后，才去分离并测定其结构的。进行这一工作的步骤如下。

(1) 根据已知的生化缺陷特征确认与该功能有关的蛋白质。

(2) 分离纯化这一蛋白质并测定出部分氨基酸顺序。

(3) 根据遗传密码推测其可能的 mRNA 序列。

(4) 设计相应的核苷酸探针，杂交筛选 cDNA 或基因组 DNA 文库，最终获得整个编码区乃至全基因序列。

3. 定位克隆

由于许多基因遗传病的基因位点已经有了精确的染色体定位和相应的 DNA 标记，所以可以用定位克隆的策略分离这些基因。Duchenne 型肌营养不良、慢性肉芽肿、亨廷顿舞蹈病等几十个基因的克隆分离就依靠此种方法。此种方法的步骤如下。

（1）通过染色体缺失或平衡易位以及连锁分析，确定该基因在染色体上的位置，并将这个位置精确到2000 kb左右的范围内。

（2）利用距离该基因最近的DNA标志，筛选YAC库，采用染色体步移技术获得覆盖这个基因位点的一组连续的YAC克隆。

（3）在这个DNA区域内寻找基因，可采用筛选cDNA文库、外显子捕获（exon trapping）、物理捕获（physical trapping）等方法确定该区域内表达序列的手段和寻找保守序列，寻找基因。

4. 鉴定基因

首先通过对某个基因编码蛋白质的氨基酸序列进行分析，确定它属于哪一类蛋白质，可能具有哪些功能。

如果是一个遗传病相关基因，应分析患者群体中该基因是否存在DNA突变，以及这些突变是否为该类疾病的特异突变，同时考察有无种族特异性。

进一步可用动物模型来鉴定这个基因，如基因敲除（knock out）或敲入（knock in）动物检验。

鉴定一个基因往往需要众多科学家合作，如亨廷顿舞蹈病基因的克隆，就是由国际上多个高水平研究小组组成的团体共同努力完成的。

目前许多人体新基因及其功能被发现和研究，例如，IGF2R基因与智力发育相关，TBX5基因异常可导致心脏和上肢畸形等。美国科学家确定引发青光眼的直接原因是TIGR基因发生变异，此外还发现了结节状硬化症基因TSC1、新生儿癫痫病基因KCNQ2、胆固醇病基因NPC1、秃发基因、耳聋基因及与溃疡病有关的基因、反应迟缓基因等；与白血病、艾滋病和克雅氏症有关的基因也在进一步的研究中。人体新基因的研究将有助于了解各种遗传病、癌症、心脑血管疾病及神经病和精神病的发病机制，提供诊断和防治途径，有助于从人类基因组中去除有害基因，从根本上治疗这些疾病。

5. 人类基因组研究展望

（1）生命科学在工业和商业中的应用。由于基因组研究与制药、生物技术、农业、食品、化学、化妆品、环境、能源和计算机等工业部门密切相关，更重要的是基因组的研究可以转化为巨大的生产力，国际上一批大型制药公司和化学工业公司纷纷投入巨资进军基因组研究领域，形成了一个新的产业部门。

传统的农业和食品部门也出现了向生物技术和制药合并的趋势。Genzyme Transgenics公司培养出的基因工程羊能以较高的产量生产抗凝血酶Ⅲ。转基因动物生产的药物成本是大规模细胞培养法的1/10。一些公司还在研究、生产能抗骨质疏松的谷物，以及大规模生产和加工基因工程食品。

能源、采矿和环境工业也已在分子水平上向基因组研究汇合。例如，用产甲烷菌作为一种新能源；用抗辐射的细菌清除放射性物质的污染，并在转入特定基因后，在高辐射环境下清除多种有害化学物质的污染。

（2）功能基因组学。人类基因组计划的整体研究在顺利实现遗传图和物理图的制作后，结构基因组学已完成染色体的完整核酸序列图，紧接着功能基因组学已提上议事日程。人类基因组计划已开始进入由结构基因组学向功能基因组学过渡、转化的过程。在功能基因组学研究中，可能的核心问题有基因组的表达及其调控、基因组的多样性、模式生物体基因组研究等。

一个细胞的基因转录表达水平能够精确而特异地反映其类型、发育阶段以及反应状态，是功能基因组学的主要内容之一。研究基因转录表达可以获得全基因组表达的数据，解析控制整个生物个体发育过程或反应通路的基因表达的机制，如基因互作的效应、基因表达在时间和空间上的多效性等。

蛋白质组学研究是从整体水平上研究蛋白质的水平和修饰状态。目前正在发展标准化和自动化的二维蛋白质凝胶电泳的工作体系。首先用一个自动系统来提取人类细胞的蛋白质，继而用色谱仪进行部分分离，将每区段中的蛋白质裂解，再用质谱仪分析，并在蛋白质数据库中通过特征分析来认识产生的多肽。蛋白质组研究的另一个重要内容是建立蛋白质相互关系的目录。生物大分子之间的相互作用构成了生命活动的基础。组装基因组各成分间的详尽作图已在T7噬菌体(55个基因)获得成功。如何在模式生物(如酵母等)和人类基因组的研究中建立自动方法，认识不同的生化通路，仍是值得探讨的问题。

生物信息学已大量应用于基因的发现和预测。利用生物信息学去发现基因的蛋白质产物的功能更为重要。模式生物体中越来越多的蛋白质构建编码单位被识别，无疑为基因和蛋白质同源关系的搜寻和家族的分类提供了极其宝贵的信息。同时，生物信息学的算法、程序也在不断改善，使得研究者不仅能够从一级结构，也能从估计结构上发现同源关系。但是，利用计算机模拟所获得的理论数据，还需要经过实验的验证和修正。人类基因组序列(HGP)的世界性规模和序列信息的爆炸性增长，如此大量信息的合理应用与发展，一开始就要求它与信息高速公路和数据库技术同步发展。国际上的四个最大的生物信息中心，即美国的国家生物技术信息中心(National Center for Biotechnological Information，NCBI)、基因组序列数据库(Gene Sequence Data Bank，GSDB)、欧洲分子生物学实验室(European Molecular Biology Laboratory，EMBL)、日本DNA数据库(DNA Data Bank of Japan，DDBJ)已就此建立了源自数百种生物的基因组DNA序列的大型数据库。它发布在互联网上，可与全世界基因组研究实验室通过网点、电子邮件联系，或直接与服务器、数据库联系，促成了生物信息学的形成。例如在大多数电脑中均可使用的Entrez系统，是一个容易操作的、综合性的数据库与重查系统。界面中核酸是指来自四大中心已报道的DNA基因序列、EST序列、STS序列、专利序列，不仅与其编码的蛋白质氨基酸序列库相联系，还与该序列数据的NCBI的生物学分类相联系；此外，这四个中心的数据库又与医学文献数据库(MEDLINE)相联系，可从美国国家图书馆4000多种生物医学杂志、120万篇文献中找出相应的文献。这一数据库的内容不断更新，任何人或机构均可自由地通过网络进行利用，大大促进了HGP的发展。

基因组研究多样性地研究不同群体和个体在生物学性状以及在对疾病的易感性与抗性上的差别，反映了进化过程中基因组与内、外部环境相互作用的结果。开展人类基因组多样性的系统研究，无论对于了解人类的起源和进化，还是对于生物医学，均会产生重大的影响。

在人类基因组的研究中，模式生物体的研究占有极其重要的地位。尽管模式生物体基因组的结构相对简单，但是它们的核心细胞过程和生化通路在很大程度上是保守的。以大肠杆菌、酵母、线虫、果蝇、小鼠等作为模式生物，特别是使用基因敲除的方法，便于对其进行大规模功能基因组学研究，观察基因表达被阻断后在细胞和整体所产生的表型变化。

通过功能基因组学的研究，人类最终将能够了解哪些进化机制已经确实发生，并考虑进化过程还能够有哪些新的潜能。一种新的解答发育问题的方法可能是，将蛋白质功能域和调控顺序重新组合，建立新的基因网络和形态发生通路。也就是说，未来的生物科学不仅能够认识生物体是如何构成和进化的，而且更为诱人的是产生构建新的生物体的可能潜力。

第 5 节 人类基因组研究的社会、法律及伦理问题

人类基因组计划给人类带来的益处是无可争议的，但是人们从开始实施这一计划起，就在考虑人类为获取这些益处所应制订的规范，并考虑到该计划对社会生活的诸多方面将带来的影响。

（一）遗传信息是人类共享的财富

人类基因组计划将会产生一些有潜在商业价值的新信息和材料，这些新信息和材料就像编码那些尚未发现的激素、生长因子或免疫介质一样，它们的商业价值也存在保护参与者贡献的智力和知识产权、所有权的问题。是否有可能对人类基因组的序列实行版权保护，由谁来执行，政策中某一中心机构是否享有计划所产生的 DNA 克隆这样的新材料的专利？这些复杂的问题应该由全世界的科学家、律师和政策决定者共同来研究。在前一段时间，这些问题在科学界引起了激烈的讨论，且基本上达成共识：人类基因组序列是全人类共同的财富，不应对它的使用进行限制。

人类基因组序列是全世界科学家共同合作开发的成果，其研究进展和数据应以最快的速度公之于世，供大家免费使用。

（二）合理、谨慎地解释遗传信息的医学意义

人类基因组作图和测序工作将提供大量有关人类疾病的遗传学基础的新知识，不谨慎地解释有关基因与疾病相关的信息，将对基因携带者带来灾难。

若无清楚的说明，人们很容易错误地解释临床疾病和特定遗传标志间的统计学上的相关性，从而作出该标志可用来诊断某种疾病的结论。遗传性对疾病的易感性、倾向性或患病的危险等概念是可变的，且时常令人感到模棱两可。如果过于强调预防疾病的措施，将迫使一些人受到不必要的社会学和心理学压力。

（三）遗传学隐私权将是激烈争论的宪法问题

许多人最担心的问题是隐藏在人类基因组中的秘密被公开化，从而很可能对个人带来一系列不利的后果。如工厂或保险公司有可能提出对雇用的人或投保人进行遗传检验申请。

对这些做法展开讨论和建立健全社会政策的活动将成为社会关心和讨论的焦点问题，主要的议题是保障个人的自主权、遗传信息的所有权以及对基因图谱为基础的医学预测方法的解释。实际上，这一伦理学问题与用人组织进行生物医学分析所涉及的问题相似，即必须保障提供者的隐私权和人身自由；就计划的大部分内容而言，做到这一点并不难。随着计划实施的发展，我们应注意尊重人格和反对遗传歧视。

对于因人类基因组计划而产生的伦理、社会、法律等难题，应该通过伦理观念的改变和法律的约束来解决，同时也赋予了遗传学家和医学工作者一定的责任和义务。

（唐艳平）

第 13 章　表观遗传学

“龙生龙，凤生凤，老鼠生仔会打洞”，这是大家所熟识的遗传现象。可是公驴母马生成骡，公马母驴生駃騠，两者相差竟如此之大；在人类胚胎发育中，拥有父源两套染色体的受精卵发育成葡萄胎，而拥有母源两套染色体的受精卵发育成卵巢畸胎瘤；同卵双生的两人具有完全相同的基因组，在同样的环境中长大后，他们在性格、健康等方面会有较大的差异，这些现象都不符合经典遗传学理论预期的情况。孟德尔理论表明，来自双亲的一对同源染色体或等位基因，在功能上是等同的，共同影响一对相对性状的形成。然而，当同一染色体或同一等位基因发生改变时，由不同性别的亲本传给子代会引起不同的表型。比如人类 15 号染色体长臂一个片段(q11—q13)缺失，若缺失来自父源，则可发生 Prader-Willi 综合征；若源自母系则发生 Angleman 综合征。在多细胞生物中绝大多数体细胞具有相同的基因组，维持正常功能仅需要数千个基因，它们只占基因组的一小部分。这样，在胚胎发育、细胞周期和应答环境改变等生命活动中，根据一定的时、空条件，如何选择一组基因获能而另一组基因失能呢？已知人体只有 3 万～4万个基因，仅是果蝇的 2 倍多，很难想象这 3 万～4 万个基因是如何调控人类发育和生存的全过程的，它们又是怎样调控人类各种遗传性状的？人与猿编码基因约相差 1%，这提示人与猿的差异主要不在 DNA 本身，可能在于基因的调节上。那么，基因如何调节才使得人类比猿变为更高级、更完善的生物？上述这些问题，随着进入基因组学时代，人们对基因及其功能有了进一步的认识，尤其在涉及生命过程中许多重大的问题，如转录调节、染色质结构、基因组完整性、肿瘤发生、一些遗传性疾病、胚胎发育以及克隆技术等都有了新的认识和发现，由此一门崭新的学科——表观遗传学(epigenetics)，便应运而生。

Epigenetics 这一名词的中文译法有多种，常见的有译成“表遗传学”、“表观遗传学”、“后生遗传学”、“外因遗传学”、“表型遗传修饰”、“拟遗传学”、“外区遗传学”等，本书采用了“表观遗传学”这一译法。表观遗传学的“表”字译自“epi”前缀，既有表面作用之意，又有表达之意。它作为现代遗传学词汇，首先由 Waddington 于 1939 年提出，是研究基因型产生表现型过程的。Waddington 提出在细胞分化过程中整套基因保持不变，之所以能分化成为不同类型的细胞(在人类有 200 多种)在于基因表达型式的差异。1980 年以来，Holliday 对表观遗传学进行了一系列探讨，他认为可以从两个层面上来研究高等动物基因的特性，一是基因在生物世代间的传递机制；二是在从卵受精到成体发育过程中基因的作用方式。目前人们比较接受 Wolffe (1999)更为精确的定义：表观遗传学是研究没有 DNA 序列变化的、可遗传的表达改变。换句话说，表观遗传学是研究未涉及 DNA 序列改变又可通过细胞有丝分裂或减数分裂传代的基因功能的改变。这表明人类基因组中有两类遗传信息：一类是传统意义上的遗传学信息，即 3×10^9 核苷酸提供的合成生命所必需的所有蛋白质模板的信息；一类是表观遗传学信息，它提供了何时、何地和如何应用遗传学信息的指令，以确保基因适当的表达或关闭，例如人类珠蛋白基因的时空表达，何时表达哪种珠蛋白链的基因以满足胚胎期、胎儿期和成人期的血红蛋白的需要，是有一定数的。

高等生物的发育，实质上是一个有序的细胞类型增多和功能特化的过程。细胞分化和功能特化依赖于基因的选择性表达。特定细胞的基因表达状况(即表达谱)在细胞生长及有丝分裂过程中保持相对稳定，呈现克隆遗传(clonal inheritance)的特点。决定细胞结构与功能特性的基因表达谱的产生是通过调控染色质化学修饰的变化实现的。表观遗传学的研究内容包括染色质重塑、DNA 甲基化、组蛋白修饰、X 染色体失活、非编码 RNA 调控等，任何一方面的异常都将影响染色质结构和基因表达，导致复杂综合征、多因素疾病以及癌症等。

第 1 节　染色质重塑

核小体结构的存在为染色质包装提供了便利，但 DNA 与组蛋白八聚体紧密结合却为基因的表达设置了障碍，要打破这一障碍获得有活性的染色质结构，可通过染色质重塑来实现。这种在能量驱动下，从无转录活性的染色质构型改变为有转录活性的染色质构型的过程称为染色质重塑(chromatin remodeling)。染色质重塑的发生和组蛋白 N 端尾巴修饰密切相关，尤其是对组蛋白 H3 和 H4 的修饰。修饰直接影响核小体的结构，并为其他蛋白提供了和 DNA 作用的结合位点。染色质重塑和组蛋白修饰均由各自特异的复合物来完成，两者发生的先后顺序与启动子序列的特异性有关；后与启动子结合的复合物有助于维持两个复合物与启动子的稳定结合，且两复合物又可相互加强对方的功能。染色质重塑复合物、组蛋白修饰酶的突变均和转录调控、DNA 甲基化、DNA 重组、细胞周期、DNA 的复制和修复的异常相关，这些异常可以引起生长发育畸形，智力发育迟缓，甚至导致癌症。

一、核小体定位

核小体是染色质的基本单位，由 146 bp 的 DNA 片段紧密缠绕在组蛋白八聚体上所形成的一个复合体结构，2 个相邻的核小体由 DNA 片段连接，多个核小体的顺次连接形成染色质。核小体与 DNA 的相互作用是一个动态的作用过程，核小体的位置并不是恒定不变的。在多数情况下，没有核小体结合的 DNA 区域易于各种调节蛋白的接近与结合。因此人们推测核小体的定位与基因的转录之间存在某种内在联系。

核小体在基因组 DNA 分子上的精确位置称为核小体定位。可分为描述 DNA 特定位点与核小体核心相对线性位置的平移定位，以及描述 DNA 双螺旋与组蛋白八聚体相对方向的旋转定位。通过对大片段 DNA 研究，目前学者发现核小体定位有两种基本机制：①在组蛋白核心颗粒上结合的 DNA 不是随机的，在一定情况下它是由内在的 DNA 序列决定的内在定位机制；②在确定的核小体后，以一定的长度特性装配下一个核小体的外在定位机制。

核小体在基因组上的结合位置并非随机分布的，而是由 DNA 本身所携带的核小体定位信息所编码的。对大量基因组序列的分析显示，某些特定结构的 DNA 序列可以作为核小体定位的信号：①一些简单序列如 AA、AAA 可以形成弯曲的 DNA 结构，可能是核小体的基本定位信号。②$(CA)_n$或$(GC)_n$趋向于形成 Z-DNA 结构，而 PyPu 区域 DNA 容易形成三股螺旋，这样的结构具有排斥核小体的能力。上述不同的 DNA 结构特征赋予 DNA 分子对核小体组蛋白颗粒不同的亲和力,无论亲和或排斥都是核小体定位的定位特性。

通常认为核小体的定位时机是在核小体与DNA的相互选择过程中,即DNA复制和转录中。DNA复制与核小体加入是一个偶联的事件,核小体解体和重建过程中没有新的定位机制。在转录过程中,DNA修复和重组过程中核小体可能发生重新定位。

核小体定位的意义在于:①指导遗传物质的正确包装。核小体的规则性分布对于染色质包装为二级结构螺旋管至关重要。②影响染色质的功能。核小体的定位使得一些DNA片段被封闭,而另一些DAN片段暴露,从而调节基因组的功能状态。

二、染色质重塑

人类许多重要生命过程的发生依赖于功能大分子与DNA的相互作用。机体内存在着使核小体稳定性发生变化的调节机制以适应不同需要。通常把染色质和单个核小体内发生的任何可检测到的变化称为染色质重塑。

在真核生物中,基因转录的起始和染色质的结构之间有着密切的联系。染色质重塑复合物(chromosome remodeling complex)通过改变染色质结构,调控基因表达,进而影响细胞的生物学功能。根据作用原理的不同,染色质重塑复合物一般分为两类:一类是借助ATP水解产生的能量改变核小体的位置,使核小体发生重排,这一类染色质重塑复合物有SWI/SNF(mating type switch/sucrose non-fermenting)、RSC(remodels the structure of chromatin)等,它们都有一个共同的结构特征,即都包含一个ATPase催化亚基。这些复合物不仅在基因转录起始阶段有重要作用,而且在转录延伸、DNA复制起始和DNA损伤修复过程中也起到了一定的作用;另一类染色质重塑复合物则是通过对组蛋白尾部特定氨基酸进行共价修饰,导致组蛋白和DNA结合发生松动,进而对目标基因表达进行调控。其修饰类型包括甲基化、乙酰化、磷酸化、泛素化等。这一类的染色质重塑复合物如SAGA(Spt-Ada2Gcn5-acetyltransferase)的Gcn5亚基负责对H3和H2B组蛋白尾部的赖氨酸进行乙酰化;NuA4(nucleosomalacety ltransferase of histone H4)的Esa1亚基负责对H4和H2A组蛋白尾部的赖氨酸进行乙酰化。

下面介绍其中几种。

1. SWI/SNF复合物

SWI/SNF复合物是20世纪90年代初在酿酒酵母中发现的酵母交配型转换/蔗糖不发酵复合物(yeast mating type switch/sucrose non-fermenting,SWI/SNF)。它可对酵母HO基因及SUC2基因表达起正调控作用。其突变导致酵母的生长缓慢,但可以被染色质结构蛋白,如组蛋白、高迁移率组相关蛋白基因的突变所补偿。说明该复合物的功能可能在于影响染色质结构的稳定性。研究证实SWI/SNF复合物参与染色质重塑。DNase Ⅰ消化分析实验中,核小体DNA由于其在组蛋白上的缠绕状态,可被DNase Ⅰ周期性消化产生10 bp梯度图谱。当体系中加入SWI/SNF复合物及ATP时,这种酶切图谱即被打乱。证明在SWI/SNF复合物的作用下,核小体相位发生了改变。SWI/SNF复合物在哺乳动物中起核受体辅助因子的作用,并可对细胞生长、珠蛋白基因表达进行调控。

有关SWI/SNF引起的ATP依赖的染色质重塑机制目前有以下几种模型:①SWI/SNF可能引起组蛋白H2A-H2B二聚体同核小体的解离或重排;②引起组蛋白八聚体的构象变化;

③SWI/SNF 利用 ATP 水解的能量使组蛋白与 DNA 解聚，复合物本身沿 DNA 链移动；④SWI/SNF 与核小体直接结合，利用 ATP 水解的能量改变 DNA 的缠绕方式或把 DNA 从八聚体表面削下而不影响组蛋白八聚体的结构。在 ATP 和 SWI/SNF 存在的情况下，多核小体重塑表现为组蛋白八聚体在 DNA 上不断转位的动态过程，而单核小体重塑则表现为组蛋白八聚体滞留在 DNA 两端。

2. RSC 复合物

染色质结构重塑(re-model the structure of chromatin，RSC)复合物是从啤酒酵母中纯化并鉴定出来的。其大小约 1×10^3 kD，由 16 条多肽组成。RSC 也能以 ATP 依赖的方式影响核小体中 DNA-组蛋白相互作用，但它在酵母中的含量至少比 SWI/SNF 丰富 10 倍，且两者标靶基因不同。因此，RSC 复合物可能具有比 SWI/SNF 更为广泛的功能，除了参与转录过程的调控，还可能在 DNA 复制或染色体组织中起作用。

3. NURF 复合物

核小体重塑因子（nucleosome remodeling factor，NURF）来自果蝇胚胎，可以和 GAGA 因子一起改变果蝇 hsp70 处的染色质结构。它由 4 个亚基组成，分子量约 0.5×10^3 kD，其中的 ISWI（imitation switch）亚基与 SWI2/SNF2 类似，具有 ATPase 活性。NURF、RSC、SWI/SNF都可催化转录因子在单个核小体上的结合，但 NURF 的 ATP 酶活性只能被核小体激活，而 RSC、SWI/SNF 的活性可由核小体或自由 DNA 所激活。

对核心组蛋白尾部的修饰，尤其是乙酰化修饰，与染色质结构变化密切相关。组蛋白乙酰化与基因活化以及 DNA 复制相关，组蛋白的去乙酰化和基因的失活相关。乙酰化转移酶(HATs)主要是在组蛋白 H3、H4 的 N 端尾上的赖氨酸加上乙酰基，去乙酰化酶(HDACs)则相反，不同位置的修饰均需要特定的酶来完成。乙酰化酶家族可作为辅激活因子调控转录，调节细胞周期，参与 DNA 损伤修复，还可作为 DNA 结合蛋白。去乙酰化酶家族则和染色体易位、转录调控、基因沉默、细胞周期、细胞分化和增殖以及细胞凋亡相关。

4. SAGA 复合体

染色质重塑复合体 SAGA 是一个分子量为 1.8MD 的多功能蛋白复合体。它包含以下几类蛋白：转录接头(adaptor)蛋白 Ada1、Ada2、Ada3、Ada5PSpt20、Gcn5；Spt 蛋白 Spt3、Spt7、Spt8；TBP 相关的蛋白 TAF5、TAF6、TAF9、TAF10、TAF12；Tra1 蛋白；其他蛋白 Sgf29、Sgf73、Sgf11、Sus1、Chd1、Ubp8。Gcn5 具有乙酰化和结合乙酰化组蛋白的功能，它必须与 Ada2 和 Ada3 蛋白一起才能乙酰化核小体的组蛋白。SAGA 复合体主要参与了压力诱导型基因的表达，如在氨基酸饥饿的情况下，SAGA 被招募到 His3、His4 等氨基酸合成酶基因的启动子上，导致细胞内氨基酸合成酶大量增加。基因芯片和生物信息学分析表明，SAGA 所调控的基因启动子上大多数有明显的 TATA box，酿酒酵母启动子上有 TATA box 的基因占全基因组的 10%左右，而具有 TATA box 的基因又大部分是压力诱导型基因。

目前，已发现有多个基因的启动子可同时受这两类染色质重塑复合物的调控，如 GAL1、ARG1 基因，SWI/SNF 和 SAGA 都能结合在其启动子区域，对染色质进行重塑，使 GAL1、ARG1 基因起始转录。

第2节 DNA甲基化

DNA甲基化是表观遗传学研究的主要内容之一，它属于一种共价化学修饰。在甲基转移酶的催化下，DNA的CG两个核苷酸的胞嘧啶被选择性地添加甲基基团，通常发生在5胞嘧啶位置上，具有调节基因表达和保护DNA位点不受特定限制酶降解的作用。在人类基因组中存在着一些长度为300～3000 bp富含CpG二核苷酸的区域，主要存在于基因的5′区域，这些结构被称为CpG岛。正常状态下，CpG岛的未甲基化状态是基因转录所必需的，而其异常甲基化可导致基因转录受抑制。人类的基因约50%含有CpG岛，富含CG序列，位于编码序列附近，且包含多个转录因子结合位点，因此通常作为基因的启动子，调节基因转录。人类大部分正常CpG岛在保护状态下处于非甲基化状态，只有在不发生转录活性的常染色体基因的启动子区域和女性X染色体的转录沉默基因(这种基因是无活性的)中才存在完全甲基化的CpG岛。

一、DNA甲基化酶

基因组中DNA的甲基化模式是通过DNA甲基转移酶实现的。DNA甲基化酶分为2类，即维持DNA甲基化转移酶(Dnmt1或维持甲基化酶)和从头甲基化酶。根据序列的同源性和功能，真核生物DNA甲基化转移酶又分为4类：Dnmt1/MET1、Dnmt2、CMTs和Dnmt3。Dnmt1/MET1类酶参与CG序列甲基化的维持。CMTs类酶仅发现在植物中，主要特征是它的催化区Ⅰ和Ⅳ包埋染色体的主区，并且特异性地维持CG序列的甲基化。Dnmt3类酶在小鼠、人类和斑马鱼中得到鉴定，Dnmt3a和Dnmt3b在未分化的胚胎干细胞中高度表达，但在体细胞中表达水平很低。它们的主要作用是从头甲基化，但对维持甲基化也起到一定的作用，并且负责重复序列的甲基化。

二、DNA甲基化的类型和机制

DNA甲基化反应分为2种类型。一种是2条链均未甲基化的DNA被甲基化，称为从头甲基化(denovo methylation)；另一种是双链DNA的其中一条链已存在甲基化，另一条未甲基化的链被甲基化，这种类型称为保留甲基化(maintenance methylation)。

由于Dnmt1和Dnmt3基因家族没有针对CpG二核苷酸序列的特异性，人们因此提出了DNA甲基化转移酶发现靶位点的机制。首先，甲基化转移酶并不是同等地接近所有染色体区域。具有染色体重构和DNA螺旋酶活性的蛋白质能调节哺乳动物细胞内DNA甲基化，如SNF2家族2个成员ATRX和Lsh；其次，附件因子(蛋白质、RNA等)能召集DNA甲基化转移酶到特定基因组序列或染色体结构中，如pRB蛋白等能够与Dnmt1作用，在S期晚期将它召集到高度甲基化的异染色质区。

DNA甲基化(methylation)是真核细胞正常而普遍的修饰方式，也是哺乳动物基因表达调控的主要表观遗传学形式。DNA甲基化后核苷酸顺序及其组成虽未发生改变，但基因表达受影响。尽管甲基化修饰有多种方式，被修饰位点的碱基可以是腺嘌呤的N-6位、胞嘧啶的N-4位、鸟嘌呤的N-7位和胞嘧啶的C-5位，它们分别由不同的DNA甲基化酶催化，但大多发生在基因启动子区CpG岛上。DNA甲基化时，胞嘧啶从DNA双螺旋上突出，进入能与酶结合的裂隙中，在胞嘧啶甲基转移酶催化下，把活性的甲基从S-腺苷甲硫氨酸转移至胞嘧啶5位上，形成5-甲基胞嘧啶(5MC)。基因启动子区的甲基化可导致转录沉寂。

哺乳类动物一生中DNA甲基化水平有着显著变化：在受精卵最初几次卵裂中，去甲基化酶清除DNA分子上几乎所有从亲代遗传下来的甲基化标记；在胚胎植入子宫时，一种新的甲基化遍布整个基因组，构建性甲基化酶使DNA重新建立一个新的甲基化模式，一旦细胞内新的甲基化模式建成，将通过维持甲基化酶以"甲基化维持"的形式将新的DNA甲基化模式传递给所有子细胞DNA分子上。这就解释了基因印记不是一种突变，也不是一种永久的变化。印记是可逆的，它只持续于个体的一生中，在下一代个体的配子形成时，旧的基因印记消除并又发生新的基因印记。由此可见，遗传印记的分子机制之一可能就是DNA甲基化。在遗传印记与肿瘤的研究中也发现肿瘤抑制基因P16，甲基化使之失活，去甲基化可使之恢复该基因本来的特性。而异常甲基化可能是肿瘤发生的重要原因之一。说明DNA甲基化的修饰有着广泛的作用。

甲基化的DNA可以发生去甲基化。DNA的去甲基化由基因内部的片段及与其结合的因子所调控。有两种假说可以解释DNA去甲基化的分子机制。一种假说与DNA半保留复制联系在一起，为被动去甲基化。如果甲基化的DNA经半保留复制后不被甲基化，其DNA则处于半甲基化状态，半甲基化的DNA如再次发生DNA半保留复制，而DNA甲基化活性仍被抑制，则有50%细胞处于半甲基化状态。第二种假说与半保留复制无关，为主动过程。DNA去甲基化由DNA去甲基化酶催化。DNA去甲基化是在DNA糖苷酶的作用下脱掉甲基化碱基的反应，等同于被损伤的DNA在糖苷酶及无碱基核酸酶酶切偶联催化下的修复反应。5-甲基胞嘧啶糖基化酶是体内侯选去甲基化酶。此外，甲基化CpG结合蛋白如MBD2等也具有去甲基化酶的活性。

细胞发育过程中，各种表观遗传学现象之间不是孤立存在而是密切联系的。DNA甲基化同组蛋白甲基化共同调控基因表达的现象最早在链孢霉(*Neurospora crassa*)中得到证实，进一步的生化研究结果表明，DNA甲基化是受组蛋白甲基化调节的。对哺乳动物的研究发现，DNA甲基化是建立和维持其他表观遗传学现象的基础，比如DNA甲基化位点可以募集诸如组蛋白去乙酰化酶等具有抑制功能的复合物，同时除掉该位点附近的组蛋白乙酰化标记。也有研究认为，DNA甲基化是受组蛋白修饰调控的，有报道称组蛋白修饰H3K9me能够促进DNA甲基化的进程。

第3节 组蛋白修饰

组蛋白是核小体的重要结构组分，每个核小体包括一个八聚体的组蛋白(两分子的H2A-H2B二聚体，两分子的H3和两分子的H4)以及缠绕其上1.75圈的长约146 bp的DNA，核小体之间以40～60 bp的DNA连接，组蛋白H1与之结合。八聚体的三维结构为球状，而组蛋白亚基的氨基端则游离出来，称为氨基端尾巴(或组蛋白尾巴)。氨基端尾巴上的许多残基可以被共价修饰,不同位点上的不同修饰可形成大量特殊信号,类似各种不同的密码,供其他蛋白质识别,并影响一系列相关蛋白质的活动,最终调控真核生物基因表达,这就是“组蛋白密码”学说。简单地说,组蛋白密码就是通过对组蛋白进行共价修饰来调控基因表达的过程,进而产生多种生物学效应。

一、组蛋白修饰的类型及生物学效应

组蛋白上能发生共价修饰的氨基酸残基称为修饰位点。修饰位点一般位于4种常见组蛋白(H2A、H2B、H3和H4,尤其是H3和H4)的游离氨基端尾巴上,常见的修饰种类包括组蛋白乙酰化、甲基化、泛素化、磷酸化,以及研究较少的SUMO(small ubiquitin-related modifier)化、生物素化等。其中,组蛋白甲基化最容易发生在H3K(表示H3上的Lys)和H3R上;泛素化(ubiquitylation)一般发生在H2A和H2B的氨基端残基上,H2AK119(表示H2A上第119位Lys)和H2BK120、H2BK123是泛素化的相对保守位点;乙酰化在4种组蛋白上都可发生,其中尤以Lys的乙酰化为常见;磷酸化则较少,已知的修饰位点有H3T3、H3S10和H3S28等。

组蛋白修饰最基本的作用是调控基因表达。如组蛋白甲基化多导致基因沉默,去甲基化则相反;乙酰化一般使转录激活,而去乙酰化则相反。当然,也可在此基础上产生复杂的生物学效应。如组蛋白去乙酰化酶HDAC可影响免疫系统;H3K4me3、H3K9me2能够调控记忆的形成,而且H3K甲基化与X染色体失活、基因组印记和异染色质形成有关;H3乙酰化通过多种机制调控依赖ATP的染色质重塑,并参与炎症反应;H2A、H2B泛素化则与DNA损害反应有关;而H3S28磷酸化与H3K27乙酰化可激活转录并拮抗聚梳基因*polycomb*沉默。另外,磷酸化不仅是某些信号转导通路的重要中间步骤,而且常与其他类型的修饰互相作用,共同参与细胞分裂、影响细胞周期,因而组蛋白磷酸化也逐渐受到研究人员的重视。

二、蛋白复合体

共价修饰组蛋白的蛋白质一般以复合体的形式发挥作用。蛋白复合体在组蛋白密码的形成中至关重要,它至少需要拥有两种功能,即转移酶活性和识别功能。前者修饰组蛋白,形成某种“密码”;后者则扮演“密码破译”的角色。如果将组蛋白修饰与经典DNA信息转录作一个类比,蛋白复合体就像是tRNA。它的转移酶活性携带组蛋白修饰信息,而它的特殊结构域则如同反密码子起到识别作用。所以,对蛋白复合体结构的深入研究将可能在破解组蛋白密码中发挥至关重要的作用。

蛋白复合体往往只是某单一亚基发挥酶活性来转移或者脱去甲基、乙酰基等基团,其他亚基则发挥辅助因子作用。依据修饰类型不同可对常见蛋白复合体进行如下分类:乙酰化酶与去乙酰化酶、甲基化酶与去甲基化酶、泛素化酶与去泛素化酶、磷酸化酶等。

如果将组蛋白修饰称为“组蛋白密码”,那么蛋白复合体的特殊结构域就可以称为解读者(readers)。蛋白复合体的识别作用是通过它的特殊结构域实现的。特殊结构域是指蛋白质的空间结构上距离较近的氨基酸残基所形成的特殊结构,它可以通过疏水作用或静电作用等方式与被共价修饰的组蛋白发生相互作用。这种相互作用也被称为结构域的“识别”功能。

结构域的识别功能使组蛋白修饰之间的级联得以形成。在信号因子的刺激下,蛋白复合体对组蛋白进行定点的共价修饰,这种修饰可以被另一种酶复合体的特异结构域所识别并结合,引发新一轮的修饰或者去修饰,以此类推,各种修饰相互作用形成一种级联系统将信号放大(而去修饰则意味着信号的终止)。级联是组蛋白修饰最鲜明的特点,是组蛋白密码的核心,也是小小一个氨基酸残基的共价修饰能产生复杂生物学效应的基础。总的来讲,单一的蛋白复合体可以在组蛋白、核小体、核小体与核小体之间这三个不同层次上发挥作用。一个经典的例子是 H3K9 甲基化修饰引起的基因沉默。在信号因子的作用下,组蛋白甲基转移酶 Su(var)3-9 对 H3K9 进行甲基化修饰,H3K9 甲基化可被异染色质蛋白 1(HP-1)的 chromo 结构域所识别并结合形成(Var)3-9/HP-1 复合体,复合体可以控制 cyclinE 启动子,抑制基因转录。而 Su(var)3-9/HP-1 首先要被 RB 蛋白招募,才能发挥作用。

三、组蛋白的乙酰化和去乙酰化

组蛋白是碱性蛋白质,通常带正电荷,能与带负电荷的 DNA 分子结合,从而遮蔽了 DNA 分子,妨碍了转录。组蛋白乙酰化是最早被发现的与转录有关的组蛋白修饰方式,它的发生是由于组蛋白乙酰基转移酶(histone acetyl transferases,HATs)将乙酰 CoA 的乙酰基转移到组蛋白 N 末端上特定赖氨酸残基的 ε-氨基基团。常见的保守乙酰化修饰大多在组蛋白 H3 的 K9、K14、K18、K23 和 H4 的 K5、K8、K12、K16 等位点上。

目前发现的真核细胞的组蛋白乙酰化酶有多种类型,根据结构特点的不同,乙酰化酶分为三大家族:GNAT(Gcn5 相关 N 乙酰化转移酶)、MYST(MOZ、Ybf2/Sas3、Sas2 和 Tip60)和 P300/CBP(CREB 结合蛋白)。

通常情况下,组蛋白乙酰化修饰通过打开染色质使基因的表达增强。相应基因调节区的乙酰化程度不足将会引起基因沉默。乙酰化可能通过电荷机制来达到调节基因表达,而甲基化可能通过疏水作用。组蛋白的乙酰化可以阻遏染色质的折叠,因为乙酰化可能中和赖氨酸上的正电荷。这时 DNA 分子本身所带有的负电荷有利于 DNA 构象的展开,核小体的结构变得松弛。这种松弛的结构促进了转录因子和协同转录因子与 DNA 分子的接触,因此组蛋白乙酰化可以激活特定基因的转录过程。如 H4K16 乙酰化就可以导致部分染色质的非折叠。H4K16 乙酰化被发现可以减少 H4 尾部形成 α 螺旋的倾向,调解其他分子与 K16 的相互作用,更重要的是,H4K16 乙酰化可以通过减少特异的离子键和长距离的静电相互作用,使其他分子与 H4 尾部结合的稳定性降低。

组蛋白去乙酰化酶(histone deacetylases,HDAC)催化了组蛋白的去乙酰化,它们通常与一些辅抑制因子形成大的转录抑制复合物。HDAC 分三个家族:与酵母 Rpd3 同源的Ⅰ类,包括 HDAC1、HDAC2、HDAC3、HDAC8;与酵母 Hdal 同源的Ⅱ类,包括 HDAC4、HDAC5、HDAC6、HDAC7、HDAC9、HDAC10;与酵母 Sir2 同源的Ⅲ类是 SIRT1～SIRT7。Ⅰ类 HDAC 主要通过与 Sin3、Mi2、NCoR/SMRT 等因子形成相关的转录抑制复合物,除去修饰组蛋白的乙酰基,使组蛋白尾端带正电荷的赖氨酸残基更加暴露,而带正电荷的组蛋白尾部与 DNA 之间的相互作用限制了核小体在 DNA 上的移动,使启动子不易接近转录调控元件,从而导致基因特异性的转录抑制。

有学者提出,调控 HAC 和 HDAC 的机制主要分为三类,即调节酶量、调节酶活性、调节与特异性转录因子相互作用,而调节表达量是简单易行的调节方式。如组蛋白过乙酰化可诱导 Hdac1 基因 mRNA 的转录水平,这表明体内组蛋白乙酰化水平受到一定的反馈调节。另外,HATs 和 HDACs 的酶活性还能通过改变它们的亚细胞定位或者与特定转录因子相互作用的能力来进行调节。而组蛋白去乙酰化酶抑制剂(HDI)可以通过抑制 HDAC 活性提高组蛋白乙酰化水平。由此可见,组蛋白相同残基乙酰化和去乙酰化之间的调节主要是通过对 HAT 和 HDAC 的调节实现的。

四、组蛋白的甲基化

组蛋白甲基化是指在组蛋白 N 末端尾部发生的甲基化修饰,是在组蛋白甲基转移酶(histone methl transferase,HMTs)的作用下,将 S-腺苷甲硫氨酸上的甲基转移到靶蛋白赖氨酸残基末端的氨基或是精氨酸残基末端的胍基的过程。组蛋白甲基转移酶是由一类含有 SET 结构域的蛋白质组成,可分为组蛋白精氨酸甲基转移酶(HRMTs)和组蛋白赖氨酸甲基转移酶(HKMTs)两个家族。HRMTs 分为两型,即Ⅰ型催化精氨酸发生单甲基化和不对称的双甲基化,Ⅱ型催化精氨酸发生单甲基化和对称的双甲基化。HKMTs 分为含有赖氨酸特异性 SET 区的 HMTs 以及不含赖氨酸特异性 SET 区的 HMTs 两大类。赖氨酸残基能够发生单、双、三甲基化,赖氨酸甲基化是基因表达调控较为稳定的修饰,作用也较复杂。精氨酸残基能够发生单、双甲基化。反应最初产生单甲基化精氨酸,也可连续两次催化得到双甲基化精氨酸。

近年来,人们逐渐鉴定出了一系列组蛋白甲基化修饰位点。组蛋白赖氨酸甲基化修饰通常发生在组蛋白 H3 赖氨酸 4 位、9 位、27 位、36 位、79 位残基(H3K4、H3K9、H3K27、H3K36、H3K79),以及组蛋白 H4 赖氨酸 20 位残基(H4K20)上。通常认为 H3K4、H3K36、H3K79 的甲基化修饰介导基因转录活化,而 H3K9、H3K27、H4K20 的甲基化修饰介导转录抑制。精氨酸甲基化修饰通常发生在组蛋白 H3 精氨酸 2 位、8 位、17 位、26 位残基(H3R2、H3R8、H3R17、H3R26),及组蛋白 H4 精氨酸 3 位残基(H4R3)上。

下面介绍几种赖氨酸甲基化。

(1) H3K4 甲基化通常被认为是基因的活化信号,主要分布在常染色质区转录活化基因的启动子区,在转录起始和延伸过程中都发挥了重要的作用。目前发现的可以催化 H3K4 位点甲基化的酶主要为 MLL(mixed lineage leukemia)家族蛋白,包括 MLL1、MLL2、MLL3、MLL4、SETlA、SET1B 以及 ASH1。现有的研究发现,可与甲基化 H3K4 修饰结合的效应蛋白主要有 TAF3、ING(inhibitor of growth)家族、CHD1、BPTF、WDR5、JMJD2A 和 BHC80。识别 H3K4 甲基化的效应分子可以直接参与基因转录过程,促使基因表达上调。TAF3 是转录因子 TFIID 复合体中的一个亚基。在转录起始过程中,TAF3 可以通过 PHD domain 与 H3K4me3 结合,进而帮助 TFIID 间接结合至 H3K4me3 位点,引发转录起始。H3K4 效应分子还可以通过改变临近区域组蛋白甲基化状态从而调节基因转录。组蛋白甲基转移酶 MLL 通过与 WDR5、ASH2、RbBP5 组成的亚复合体共同形成 MLL 复合体而发挥作用。这个复合体中的 WDR5 可以识别 H3K4me2,将其组蛋白侧链暴露出来,并招募 MLL 组蛋白甲基转移酶至该位点,从而促进 H3K4me2 进一步甲基化为 H3K4me3。

(2) H3K9 甲基化修饰通常与基因转录抑制及异染色质形成有关。现有研究发现,可以催化 H3K9 发生甲基化的酶主要有 SUV39H1,SUV39H2,G9a,ESET/SETDBl 以及 EuHMTase/GLP。可以与甲基化 H3K9 结合的蛋白主要有 HP1(heterochromatin binding protein 1)和 UHRF 1(ubiquitin-like,containing PHD,RING finger domains 1)。HP1 的主要生物学功能在于维持染色体结构的完整性,调控基因转录并参与异染色质的形成。HP1 可招募 DNMT1、DNMT3A DNA 甲基转移酶至 H3K9 甲基化位点,使 DNA 发生甲基化,从而使基因转录受到抑制。在人类细胞中,Rb 可以与 SUV39H1 和 HP1 结合,提高使 cyclin E 基因启动子区的 H3K9 甲基化水平,抑制 cyclin E 的表达。此外,在内毒素耐受 THP 1 细胞中,G9a 结合在 TNFα 基因的启动子区,G9a 作为组蛋白甲基转移酶可以催化 H3K9 发生二甲基化,HPI 与 H3K9me2 结合后可招募 DNMTa/3b,从而使 DNA 甲基化,TNFα 转录受到抑制。

(3) H3K27 甲基化修饰主要存在于具有 polycomb response elements(PREs)的常染色质、中心粒异染色质区以及失活的 X 染色体上,与转录抑制相关。可催化 H3K27 发生甲基化的酶为 EZH2。可以与甲基化 H3K27 结合的效应分子是 Polycomb。Polycomb repressive complex(PRC)家族的主要成员有 PRC1 和 PRC2,Polycomb 主要存在于 PRC1 复合体中。PRC1 中的 Polycomb 亚基与 H3K27me3 有较高的亲和力,提示二者可能结合。在人类细胞中,下调 H3K27 去甲基化酶 UTX 后导致 Hox 基因启动子区 H3K27me2/me3 水平升高,并伴随着 PRC1 招募增多。另外,PRC1 与沉默基因染色质上的 H3K27me3 相互作用可能有助于核小体内部环状结构的产生。这种环状结构可以使 PRC2 等复合物通过 PRC1 与目的基因相接触。通过这种接触,PRC1 可以催化 H2A 发生泛素化修饰,PRC2 可以催化目的基因邻近区域的组蛋白 H3K27 位点发生甲基化修饰,阻止 RNA 聚合酶的前进,进而抑制转录延伸。同时,这种接触也有助于 H3K27me3 在沉默基因中的播散。

五、组蛋白的磷酸化

组蛋白磷酸化修饰是指在磷酸激酶等相关酶的作用下,ATP 水解后的磷酸基团与组蛋白 N 末端的丝氨酸或苏氨酸残基的结合。组蛋白的磷酸化修饰也是一种常见的基因转录调控方式,主要发生在组蛋白 H3 的第 10 位丝氨酸和第 28 位丝氨酸上,这两个位点都存在于一个相同的保守序列(-ARKS-)中,它们的磷酸化与基因转录的起始和有丝分裂期染色质的凝集有关。在哺乳动物中,催化组蛋白 H3 第 10 位丝氨酸磷酸化的蛋白激酶有 Rsk-2 和 Msk1,其生物钟的控制与光诱导产生的下丘脑神经元细胞中组蛋白 H3 第 10 个丝氨酸的磷酸化有关。在细胞因子引发的炎症反应过程中,NF-κB 调控的启动子(如 IκBα 启动子)组蛋白 H3 也是磷酸化的,与之有关的磷酸激酶 IKKa 被鉴定为一种新的 H3S10 激酶。可以看出,组蛋白 H3 第 10 位丝氨酸是有丝分裂和基因转录调控过程中磷酸化激酶作用的主要靶点,通过磷酸化修饰可能改变了组蛋白的电荷,进而改变组蛋白与 DNA 结合的特性,从而调控基因的转录活性。

组蛋白的磷酸化可能会改变组蛋白与 DNA 的结合的稳定性,在细胞信号、有丝分裂、细胞死亡、DNA 损伤修复、DNA 复制、转录和重组过程中发挥重要作用。比如,组蛋白 H3S10 在 G2 期初始阶段会发生磷酸化,从而进一步影响基因转录的起始和有丝分裂期染色体浓缩时形态结构的改变。H3 磷酸化(S10,S28,T3 和 T11)的缺乏使得减数分裂 Ⅰ 期和减数分裂 Ⅱ 期的 X 染色体的着丝粒失活,造成减数分裂期 X 染色体的不分离。H3S28 的磷酸化还可以调节依赖于 RNA 聚合酶 Ⅲ 的转录。

组蛋白磷酸化与甲基化、乙酰化、泛素化之间存在关联。这些修饰能够通过协同和拮抗机制影响基因的表达。组蛋白 H3S10 的磷酸化促进 H3K9 及 H3K14 的乙酰化，但是抑制 H3K9 的甲基化。H3S28 磷酸化能够诱导邻近的 K27 产生甲基化-乙酰化开关机制。H2AXSer139 和 Ser16(一个新的磷酸化位点)的磷酸化能够减少 H2AX 的泛素化，并且抑制细胞转化。

六、组蛋白的泛素化

泛素是高度保守的、含 76 个氨基酸的蛋白质，它在真核生物体内广泛存在。组蛋白的泛素化修饰就是组蛋白的赖氨酸残基位点与泛素分子的羧基末端相互结合的过程。组蛋白 H2A 在 1975 年被首次发现有泛素化修饰。组蛋白 H2A 和 H2B 都可以发生泛素化修饰，H2A 泛素化位点在羧基末端的 K119，H2B 泛素化位点在羧基末端的 K120 或 K123。H1 和 H3 也可以泛素化，但其具体位点尚未明确。

组蛋白的泛素化修饰是指在组蛋白上连接泛素蛋白(ubiquitin)，是一个由多种酶参与的反应过程，包括泛素活化酶 E1，泛素结合酶 E2，泛素连接酶 E3，其通常属于单泛素化修饰。在哺乳动物细胞中，组蛋白 H2A 羧基末端普遍存在泛素化现象，Bmi/Ringl A 蛋白具有 RING Finger 结构和 E3 的活性，特异性地催化 H2AK1 19 位的泛素化修饰。同时有学者发现辅激活因子 TAFⅡ250 也具有泛素酶的活性，能催化组蛋白 H1 与泛素蛋白的结合。因此，TAF Ⅱ250 具有三种组蛋白修饰酶的活性：组蛋白乙酰基转移酶的活性，其底物是核心组蛋白；磷酸激酶的活性，能磷酸化自身和基本转录因子 TF 11 F；泛素结合酶活性，其底物是连接子组蛋白 H1。因而，组蛋白的泛素化也是基因转录调控中非常重要的一环。

H2B 泛素化能够干扰染色质的凝集，使得染色质处于“开放”的状态。组蛋白的泛素化还可能通过其他组蛋白修饰影响基因表达，组蛋白泛素化可以促使 H3K4、H3K79 甲基化，而 H3K4 和 H3K79 甲基化通过阻止 Sir 蛋白作用活跃的常染色质区域，从而限制 Sir 蛋白对染色质作用来维持基因沉默。

七、组蛋白的 SUMO 化

SUMO(small ubiquitin-related modifier)是一种泛素类似修饰物，能共价结合于组蛋白尾的赖氨酸残基上，此过程类似于泛素化。在 ATP 存在的情况下，经 SUMO 活化酶 E1，SUMO 结合酶 E2，SUMO 连接酶 E3 的作用，最终与组蛋白底物偶联。组蛋白 H4 的 SUMO 化，可促进招募组蛋白去乙酰化酶(HDAC)和异染色质蛋白 HP1 介导的基因转录抑制。SUMO 结合酶 E2(Ubc9)存在于 SWI、HDAC 形成的复合物中，可能对异染色质的形成起到了直接的作用。

总之，组蛋白的各种化学修饰间存在相互作用：一方面表现为同种组蛋白的一个残基的化学修饰能够促进或抑制其他残基的修饰，并存在相互影响；另一方面，组蛋白的同一氨基酸的不同修饰间也存在协同或拮抗作用。

第 4 节　X 染色体失活

在哺乳动物中，雌性和雄性个体具有相同数目的常染色体，各有一对性染色体，但 X 染色体的数目不同，这类动物需要以一种方式来解决 X 染色体剂量的差异。在雌性哺乳动物中，两条 X 染色体中有一个是失活的，称为 X 染色体的剂量补偿(dosage compensation)。已经证明胚胎或胚外组织伴性基因表达剂量的失衡是致死性的。哺乳动物采用剂量补偿机制来平衡两性间伴性基因的剂量。这种剂量补偿机制在不同发育阶段不同分化特征的细胞又有所区别，首先是附植前囊胚期滋养外胚层及随后的原始内胚层父源 X 染色体的印记失活，然后是附植后原肠期胚胎细胞的 X 染色体随机失活。

X 染色体失活(X-chromosome inactivation)的现象首先是 Barr 于 1949 年在对雌猫神经核的观察中发现的。1961 年，Mary Lyon 通过小鼠 X 染色体连锁的毛色基因表达的遗传学实验，提出了染色体失活的假说，即 Lyon 假说(其要点见第 2 章)。该假说能解释一些现象，但对 Turner 综合征(核型 45,X)及多雌综合征(47,XXX;48,XXXX 等)患者的各种异常不能解释。进一步的研究表明，人类 X 染色体上大约有 15%的基因逃脱了失活。

X 染色体失活是由 X 失活中心(X-inactivation center,XIC)顺式控制，包括一系列复杂的过程，如启动(initiation)、扩展(spreading)、计数(counting)、选择(choice)、维持(maintenance)等。X 染色体失活一旦建立则保持稳定，其所有子细胞均失活同一条 X 染色体。

一、X 染色体失活中心

X 染色体失活中心(XIC)是 X 染色体失活的主控开关座位，携带 XIC 的 X 染色体可以顺式启动失活。人的 XIC 定位于 Xq13.3，是一个约 1Mb 的编码序列，包含一些 X 失活相关单元，至少包括如下 4 个已知基因：

(1) Xist(X inactive-specific transcript)。长约 17kb，至少含 8 个外显子，产生一个非翻译 Xist RNA，由即将失活的 X 染色体转录，在活性 X 染色体上其转录受到抑制。该基因上游存在两个启动子 P1、P2，用以在即将失活 X 染色体上转录生成稳定聚集的 Xist RNA，还有一个可能的启动子 P0 用以产生不稳定的 Xist RNA。Xist 转录产物是诱导 X 染色体失活的初始信号，覆盖于即将失活 X 染色体的有限关键位点，然后招募沉默复合物并向两侧扩展，引起 X 染色体沉默的启动与传播。

(2) Xce(X-chromosome controlling element)。位于 Xist 下游，主要影响失活 X 染色体的选择。Xce 纯合子表现为正常的随机失活，相反杂合子则表现为非随机失活，说明不同的 Xce 等位基因在决定哪一条 X 染色体失活上似乎有不同的强度。

(3) Tsix。起始于 Xist 下游 15kb 的一个顺式调控元件，编码长度约 40kb 的 RNA，是 Xist 的反义链。Tsix 仅在 X 失活启动时调节 Xist 的活性。

(4) DXPas34。DXPas34 座位是一个 3kb 的 CpG 富集区，Tsix 转录的重要起始位点位于 DXPas34 内。

二、X染色体失活的过程与分子机制

X染色体的失活首先涉及一种计数和选择机制，指导特定条件下哪条X染色体失活。所谓“计数”，即保持每个二倍体中仅有一条X染色体有活性，其余全部失活。对成年二倍体细胞而言，失活X染色体的数量遵循 $N-1$ 规则（N 为X染色体数），以人细胞为例：46，XY失活0条；46，XX失活1条；47，XXX失活2条；48，XXXX失活3条，从而使二倍体细胞中仅有1条X染色体保持活性。X染色体计数与选择受双向多因子调节，并与基因组印记有关，其机制还有待于进一步研究。XIC扮演着初始计数和选择的角色，1998年研究人员将精细的计数区域定位于Xist 3’端至第6外显子之间的65kb区域。影响选择的染色质区域则比较复杂，并与计数有明显区别。在小鼠细胞中，选择主要由Xce控制，其在XIC中有3个座位。基因突变试验显示Xist和Tsix都与选择有关。

随机X染色体失活启动之前，Xist表达处于较低水平，呈非稳定状态。分化信号刺激后，XistRNA开始招募启动沉默相关因子，这些相关因子随后又被其他的外源沉默信号所替代和增强，如组蛋白的甲基化（约在分化信号刺激后1天产生）、去乙酰化（4天）、异常组蛋白变异体（macroH2A）聚集（7～9天）、CpG岛甲基化（这是一个较迟的过程，约在分化信号刺激后21天）等，从而形成稳定的失活状态，这一失活状态可以在有丝分裂中得以传递和维持。

失活X染色体的结构与正常染色体不同，其分子机制包括：组蛋白H4低乙酰化、管家基因CpG岛甲基化、组蛋白macroH2A1的富集、S期复制滞后及Xist的覆盖等。

第5节　非编码RNA调控

一、RNA干扰概述

RNA干扰（RNA interference，RNAi）是细胞内通过双链RNA分子在mRNA水平诱导特异性序列的基因沉默。1990年研究人员进行转基因植物有关研究时偶然发现，将全长或部分基因导入植物细胞后，某些内源性基因不能表达，但这些基因的转录并无任何影响，并将这种现象称为基因转录后沉默（post-transcriptional gene silencing，PTGS）。

1998年，研究人员将dsRNA注入线虫（C. *elegans*）后，可特异性高效地抑制特定基因的表达，并将这种由dsRNA引发的特定基因表达受抑现象称为RNA干扰作用（RNA interference，RNAi），这是有关生物界RNAi存在的首次报道。动物中双链RNA诱导的RNAi与植物中的共抑制和真菌中的压制现象都是高度保守的相似机制，它们具有相同的起源，是生物界中的普遍现象。细胞为保护自身基因免受损害（如病毒入侵或转座子插入编码基因引起突变）而采取的一种重要的调控机制，使入侵的外源基因失活，却不影响其他基因的表达。

2000年以来，RNAi的分子机制逐步被揭示。较早被揭示的小分子调控RNA为siRNA和miRNA，二者有一些共同之处，如大小均为22bp左右；需要多种同类酶和蛋白质因子参与；在转录后水平负调控基因表达。二者也存在一定的差别，如siRNA可能是内源性的或外源性的，而miRNA则都是内源性的；siRNA引发mRNA的降解，而miRNA主要抑制转录后的翻译。

由于使用RNAi技术可以特异性剔除或关闭特定基因的表达，所以该技术已被广泛用于探索基因功能和传染性、恶性肿瘤等疾病的基因治疗。

二、siRNA

小干扰RNA(small interfering RNA，siRNA)为长21～25bp的特殊双链结构，因其序列与靶mRNA具有同源性而发挥作用。在siRNA介导的RNAi途径中，细胞中dsRNA先在Dicer酶催化作用下被切割为21～25核苷酸长的siRNAs。Dicer酶一般含有具催化活性的RNA聚合酶Ⅲ结构域和双链RNA结合结构域(dsRNA-binding domain，dsRBD)。siRNA双链可以与一个核酶复合物结合形成RNA诱导沉默复合物(RNA-induced silencing complex，RISC)并被激活。在ATP供能的情况下，激活的RISC将siRNA的双链分开，RISC中的一个核心组分核酸内切酶Argonaute(Ago)负责催化siRNA其中一条链去寻找互补的mRNA链，然后对mRNA其进行切割。Ago家族蛋白具有PAZ和PIWI两个主要结构域，其中PAZ是RISC中siRNAs的结合位点，PIWI结构域负责完成mRNA切割作用，在PIWI结构域中还存在一个可以直接与Dicer结合的区域。切割过程首先是反义链与同源mRNA先配对结合，然后RISC在距离siRNA 3′端12个碱基的位置将mRNA切断。

三、miRNA

微小RNA(microRNA，miRNA)是指长度为21～25nt的小分子单链RNA，位于基因组的非编码区，可在翻译水平上对基因表达进行调节。该家族中的大多数成员在进化上高度保守。第一个被鉴定的miRNA是1993年Lee等在研究线虫(*C. elegans*)发育缺陷时发现的lin-4和let-7，它们通过部分序列互补结合到目的mRNA靶的3′非编码区(3′UTRs)，以一种未知方式诱发蛋白质翻译抑制，这样通过调控一组关键mRNAs的翻译调控线虫发育进程。随着miRNA研究不断深入，发现miRNA在其他种系中都能找到同源体。迄今已发现的miRNA有数百个。

miRNA基因以单拷贝、多拷贝或基因簇等多种形式存在于基因组中，大约60% miRNA单独表达，15% miRNA以基因簇的形式表达，而25% miRNA位于基因的内含子中，与基因同时被转录。动物miRNA成熟需要经历2个过程，首先是初期miRNA复合体(pri-miRNA)被加工成70个核苷酸前体(pre-miRNA)，然后pre-miRNA在Dicer酶、ATP和解旋酶的共同作用下分裂成21～25nt的成熟miRNA。成熟的miRNA从miRNA：miRNA＊双体中分离，被选择性地组合进核糖核酸沉默诱导复合体(RISC)并进行靶基因识别，miRNA＊会被迅速降解。动物miRNA作为转录抑制因子，通过序列完全或不完全的匹配，识别、结合靶基因的3′UTR，通过抑制蛋白质的翻译发挥它的生物学功能，这种调控一般不会影响靶基因mRNA的稳定性。

对于miRNA来说，Dicer和RISC是必不可少的，Dicer是产生成熟miRNA的工具，而RISC是miRNA实现功能的载体。miRNA基因的表达具有特定模式：阶段特异性和组织特异性，在不同组织中表达有不同类型的 miRNA，在生物发育的不同阶段里有不同的 miRNA 表达。如 lin-4 及 let-7 在线虫发育过程中为阶段特异性表达，另外有一些 miRNA 基因的表达为组织特异性，如 Mir-1 专一地表达于人类的心肌组织，在其他组织中检测不到；mir-1 的表达只在小鼠的胚胎形成阶段。这也就是说多细胞动物中每一种细胞在每一个发育阶段都有一个特定的 miRNA 表达谱，其中包括表达量的差别。

第6节　表观遗传学与疾病

随着 DNA 甲基化、组蛋白修饰和染色质重塑(remodeling)等在基因表达调节中作用的逐渐阐明，表观遗传学对遗传学发展产生了一定的影响。目前一些学者认为，基因的成分应包括 DNA 和组蛋白及其修饰，这样基因乃至整个基因组通过 DNA 序列的精确复制，保证了遗传信息的稳定性和连续性，使蛋白质结构和功能维持相对稳定；同时，通过 DNA 和组蛋白修饰和染色质重塑等表观遗传学改变，使基因组能根据机体自身的遗传学和表观遗传学信息及内外环境，在适当的时间和空间以适宜的方式表达，最终形成遗传性状。表观遗传学使人们认识到：对基因组而言，不仅仅是序列包含遗传信息，而且其修饰也可以记载遗传信息。在基因组中除了 DNA 序列以外，还有许多调控基因的信息，它们虽然本身不改变基因的序列，但是可以通过基因修饰，蛋白质与蛋白质、DNA 和其他分子的相互作用，而影响和调节基因的功能和特性，并且通过细胞分裂和增殖周期影响遗传。

遗传学和表观遗传学信息的编码和遗传方式不同：遗传学信息储存于 DNA 的序列中，而表观遗传学信息是 DNA 甲基化型式和组蛋白密码等；相对于以研究质变为主的传统遗传学，表观遗传学是研究以基因表达水平为主的量变遗传学，而且在自然界通常不是蛋白质序列，而是基因表达水平决定变异的表型。表观突变(epimutation)能被遗传，并具有重要的表型效应，它的许多特点不同于基因突变：①表观突变及其回复突变的频率高于基因突变及其回复突变；②表观突变常是可逆的，这为疾病的表观遗传学治疗提供了理论基础，这类药物的开发亦取得了进展；③表观遗传学改变多发生在启动子区，而遗传突变多发生在编码区等。

遗传学和表观遗传学有共同的理论基础，即主张遗传连续性和体质的不连续性；在生命过程中遗传学信息提供了合成包括表观遗传学修饰蛋白在内的各种蛋白质的蓝图，而表观遗传学信息调控着适当的一组表达基因及其表达的程度。因此，只有两者彼此协同，生命过程才能按序正常地进行，否则就会出现异常，例如编码表观遗传学修饰蛋白的基因发生突变，就会因表观遗传学修饰异常而患相关疾病；由于 DNA 高甲基化，与 DNA 修复相关基因被灭活，则可引起基因突变频率显著增加等。由此可见，遗传学和表观遗传学既有区别，又彼此影响、相辅相成，共同确保细胞的正常功能。

癌症是由控制细胞生长增殖机制的失常而引起的疾病。癌症的发生不仅跟多个基因突变的累积有关，也和表观遗传学有密切关系。首先，人们发现基因被激活或失活，并不一定要通过 DNA 序列改变，表观遗传调控失常也可和基因突变一样造成致癌后果。例如，很多患者没有 VHL 基因编码区的突变，但该基因启动子呈现高度甲基化，同样可以完全抑制 VHL 基因的表达而致癌。其次，迅速发展起来的测序技术使得人们有可能测定同一种癌症的多个样本的全外显子序列甚至全基因组序列，从而更全面、彻底地发现致癌原因。通过测序人们发现了多个表观遗传调控因子在血液系统恶性肿瘤(包括各种白血病)、肺癌、乳腺癌、前列腺癌、肝癌、结直肠癌、胃癌、卵巢癌、淋巴瘤等多种癌症中以很高的比率出现。例如,组蛋白甲基化酶 MLL2 的突变在高达 89%的滤泡性淋巴瘤和近 30%的弥散性大 B 细胞淋巴瘤患者样本中被检测到。

表观遗传在癌症发生发展中的作用可体现在下面几方面:①表观遗传通过影响基因表达,激活癌基因或抑制抑癌基因,例如表观遗传对 VHL、P16 和 Myc 等基因的调控;②表观遗传调控异常会导致染色质结构不稳定,从而引发染色体数目异常、大片段缺失或扩增以及 DNA 修复机制紊乱;③表观遗传可能影响细胞增殖或凋亡,例如 Brgl/Brm 缺失后,RB 不再诱导细胞凋亡;④表观遗传可能影响重要信号传导通路,如 WNT、Hedgehog、TGFβ、细胞表面受体及许多激素受体等,这些信号通路在个体发育中具有关键作用,在癌变过程中也扮演重要角色;⑤表观遗传也能影响癌症侵袭和转移,例如 LSD1 可以显著影响乳腺癌的侵袭和转移能力,SWI/SNF 也被证明与肿瘤转移有关。如今,肿瘤表观遗传学已成为一个新兴的热门研究领域,相比 DNA 序列变化,表观遗传具有高度的可逆性和易于调控性,为癌症预防、诊断、预后分析及治疗提供了全新的思路和广阔前景。

2009 年,Mencia 等在两个不相关的西班牙显性渐进性耳聋家系中分别发现编码 miR-96 的基因——MIR96 的突变会导致人和小鼠渐进性听力损失。该基因定位于 7q32,此位点已被命名为 DFNA50。他们发现的 MIR96 基因的 2 个点突变(+13G>A 和+14c>A)改变了成熟 miR-96 种子区的第 5 和第 6 个核苷酸,显著影响了成熟 miR-96 的生物功能,并加速了 miRNA 的降解。这是国际上首次在人类孟德尔遗传病中发现 miRNA 突变,临床遗传学杂志对此专门发表了评论文章。

(付四清)

第 14 章　临床遗传学

临床遗传学(clinical genetics)是医学遗传学的重要组成部分,它是研究临床各种遗传病的诊断、产前诊断、预防、遗传咨询和治疗的学科。

第 1 节　遗传病的诊断

遗传病的诊断与一般疾病的诊断相比,既有相同的方法,也有遗传学的特殊诊断方法,如家系分析、染色体检查、携带者的检出等。遗传病的诊断是一项复杂的工作,它需要各个学科的密切配合。按照诊断进行的时间,目前临床上的遗传病诊断主要包括临症诊断或现症患者诊断(symptomatic diagnosis)、症状前诊断(presymptomatic diagnosis)和产前诊断(prenatal diagnosis)。

一、临症诊断

临症诊断是医务工作者根据已出现症状的患者的各种临床表现进行分析和确诊,是遗传病临床诊断的主要内容。

(一) 病史、症状和体征

1. 病史

一些遗传病有家族聚集现象,因此,病史的采集除一般病史外,还应着重询问患者的家族史、婚姻史和生育史等。

2. 症状和体征

遗传病既有与其他疾病相同的症状和体征,又有其本身特异性症候群,为诊断提供初步线索。例如:智力发育不全并伴有特殊腐臭尿液,提示为苯丙酮尿症;智力低下并伴有眼距宽、眼裂小、外眼角上斜等体征,要考虑先天愚型;智力发育不全并伴有生长发育迟缓以及五官、四肢、内脏等方面的畸形,提示可能为常染色体病;若有性腺发育不全或生殖能力下降、继发性闭经、行为异常等,可怀疑为性染色体病等。

由于多数遗传病具有遗传异质性,仅凭症状和体征是很难作出病因诊断的,因此,需要进行实验室检验和辅助器械检查才能明确诊断。

(二) 系谱分析

准确而有效的系谱记录家族史对遗传病的诊断是非常重要的,最好的方法是绘制系谱。

系谱分析有助于区分单基因病和多基因病，以及属于哪一种遗传方式；也有助于区分某些表型相似的遗传病。进行系谱分析应注意系谱的系统性、完整性和可靠性。在分析显性遗传病时，应注意对已知有延迟显性的年轻患者，由于外显不全而呈现隔代遗传的现象，不可误认为是隐性遗传等。此外，在系谱分析中要注意遗传异质性、拟表型等现象。

（三）细胞遗传学检查

1. 染色体检查

染色体检查亦称核型分析(karyotype analysis)，是确诊染色体病的主要方法。随着显带技术的应用以及高分辨率染色体显带技术的出现和改进，能更准确地判断和发现更多的染色体数目和结构异常综合征，还可以发现新的微畸变综合征。染色体检查标本的主要来源有外周血、骨髓、绒毛、羊水中胎儿脱落细胞和脐血、皮肤等各种组织。

染色体检查的适应证主要包括下列几个方面：有明显的智力发育不全、生长发育迟缓或伴有其他先天畸形者；夫妇之一有染色体异常，如平衡易位、嵌合体等；家族中已出现染色体畸变或先天畸形的个体；多发性流产妇女及其丈夫；原发性闭经和女性不育症；无精子症男子和男性不育症；有两性内外生殖器畸形者；35 岁以上的高龄孕妇等。

对疑为两性畸形或性染色体数目异常的疾病诊断或产前诊断，可进行性染色体检查。性染色体检查标本可取口腔上皮细胞、女性阴道的上皮细胞，也可取绒毛和羊水中的胎儿脱落细胞涂片等。例如：X 染色体数目计数分析适用于 X 染色体异常而引起的性染色体畸变综合征的检出，如 Turner 综合征 X 染色体为阴性，Klinefelter 综合征 X 染色体为阳性；Y 染色体数目计数分析适用于具有 1 个或 1 个以上 Y 染色体的个体，如正常男子只有 1 个 Y 小体，而 XYY 男性有 2 个 Y 小体。

2. 染色体荧光原位杂交

应用标记的特异性 DNA 探针与玻片上的染色体或间期核的 DNA、RNA 杂交，在这些核酸不改变其结构和分布格局的情况下，研究核酸片段的位置、相互关系，因此称为原位杂交。用生物素、地高辛等标记的 DNA 探针进行原位杂交后，用荧光染料（罗丹明、DAPI、FITC 等）标记的生物素亲和蛋白和抗亲和蛋白的抗体进行免疫检测和放大，使探针杂交的区域发出荧光。这种原位杂交称为荧光原位杂交(fluorescence in-situ hybridization，FISH)。FISH 可用于对非整倍体的检测，如单体型和三体型患者；也可对各种结构畸变如染色体微小缺失、插入、倒位等进行检测。该技术具有快速、灵敏度高、特异性强等优点，已广泛应用于基因定位和基因制图等领域中。

（四）生物化学检查

单基因病往往表现为酶和蛋白质的质和(或)量的改变或缺如，从而累及一些器官的发育和正常的代谢，并在临床上表现出一系列症状。因此，酶和蛋白质的定性、定量分析可反映基因突变，相关的生化检查是遗传病诊断中的重要辅助手段，由于主要采用生化手段，故称之为生物化学检查。例如，用于分析蛋白质变性的方法主要有电泳技术、肽链和氨基酸顺序分析。另外，测定代谢中间产物也有助于诊断代谢病，例如，对怀疑为苯丙酮尿症的患者，可检测其血清苯丙氨酸或尿中苯乙酸浓度。

目前已知的 230 多种遗传性代谢病中，多数为酶缺陷病，少数为非酶缺陷病。临床上常用的生物化学检测方法是检测酶的缺陷(表 14-1)和代谢中间产物。血和尿液由于容易采集,加之方法的不断改进,一直被检测者采用,目前已制成滤纸片和利用显色反应进行检测。

表 14-1 常见的通过酶活性检测而诊断的遗传性代谢病

疾 病	缺 陷 的 酶	采 样 组 织
白化病	酪氨酸酶	毛囊
半乳糖血症	半乳糖-1-磷酸尿苷转移酶	红细胞
黑蒙性痴呆	氨基己糖酶	白细胞
Gaucher 病	β-葡萄糖苷酶	皮肤成纤维细胞
腺苷脱氨酶缺乏症	腺苷脱氨酶	红细胞
糖原贮积病Ⅰ型	葡萄糖-6-磷酸酶	肠黏膜
糖原贮积病Ⅱ型	α-1,4-葡萄糖苷酶	皮肤成纤维细胞
糖原贮积病Ⅲ型	红细胞脱支酶	红细胞
糖原贮积病Ⅳ型	支化酶	白细胞、皮肤成纤维细胞
糖原贮积病Ⅵ型	肝磷酸化酶	白细胞
精氨酸琥珀酸尿症	精氨酸代琥珀酸裂解酶	红细胞
胱硫醚尿症	胱硫醚酶	肝、白细胞、皮肤成纤维细胞
组氨酸血症	组氨酸酶	指(趾)甲屑
苯丙酮尿症	苯丙氨酸羟化酶	肝
酪氨酸血症Ⅰ	对羟基苯丙氨酸羟化酶	肝、肾
酪氨酸血症Ⅱ	酪氨酸氨基转移酶	肝
高苯丙氨酸血症	二氢蝶啶还原酶	皮肤成纤维细胞
瓜氨酸血症	精氨酰琥珀酸合成酶	皮肤成纤维细胞
Duchenne 型肌营养不良	肌酸磷酸激酶	血清

(五)基因诊断

基因诊断(gene diagnosis)又称为分子诊断,通过对受检者的某一特定基因(DNA)或其转录产物(mRNA)进行分析而对遗传病作出诊断的技术。自从 1978 年,美籍华裔科学家简悦威(Yuet Wai Kan)首次应用限制性酶切片段长度多态性(RFLP)技术检测出胎儿镰状细胞贫血(β^S)以来,基因诊断技术得到了空前高速的发展。它的问世使遗传病诊断从传统的表型诊断步入了基因型诊断的新阶段,是现代分子生物学和分子遗传学在理论和技术上与医学结合的典范,代表了诊断学领域的一次革命。

基因诊断不受取材的细胞类型和发病年龄的限制,也不受基因表达的时空限制,因此,可对那些有表达阶段性和(或)组织特异性的基因作出诊断,可用于产前诊断和症状前的诊断。常用的基因诊断技术有核酸分子杂交、聚合酶链反应(PCR)及相关技术、DNA 多态性连锁分析等。

1. 核酸分子杂交

核酸分子杂交是应用已知带有某种标记的核酸单链作为探针，在一定条件下，与待测样品的核酸片段进行杂交，从而确定两者的同源程度，鉴定靶序列是否存在、靶序列分子大小以及进行靶序列的相对定量。分子杂交所用的探针可为基因组探针(genomic probe)，或是从相应的基因转录获得了 mRNA，再通过反转录得到的 cDNA 探针(cDNA probe)，也可以是体外人工合成的与基因序列互补的寡核苷酸探针。这些探针都需经过某种方法进行标记，以便于杂交结果的分析。

(1) Southern 印迹杂交。Southern 印迹杂交是最经典和应用最广泛的杂交方法，是将电泳分离得到的待测 DNA 片段结合到一定的固相支持物上，然后与存在于液相中标记的核酸探针进行杂交。利用 Southern 印迹杂交可进行酶谱分析、基因突变分析、限制性酶切片段长度多态性(RFLP)连锁分析等。

(2) 斑点杂交。斑点杂交是直接将被测 DNA 或 RNA 样品固定于小孔径硝酸纤维素膜或尼龙膜上，再与经标记的探针进行杂交。根据杂交图谱可知目的基因是否存在，根据杂交条带的放射性强度或光密度可估计待测基因的数量。

2. 聚合酶链反应及相关技术

PCR 技术能快速、特异地在体外扩增目的基因或 DNA 片段，现已成为基因诊断的主要方法，特别是多重 PCR 的应用，使对一些已知致病基因的遗传病得以进行基因诊断，对于像鳞皮病、DMD 等基因缺失的单基因病能有效、准确地检出。另外，PCR 常能结合其他技术进行基因诊断。

(1) PCR/等位基因特异性寡核苷酸探针杂交。当基因的突变部位和性质已完全明了时，可以合成等位基因特异的寡核苷酸探针(allele-specific oligonucleotide, ASO)，用同位素或非同位素标记进行诊断。探针通常是长 20 bp 左右的核苷酸。用于检测点突变时，一般需要合成两种探针并严格控制杂交条件。一种探针与正常基因序列完全一致，能与正常基因序列稳定杂交，但不能与突变基因序列杂交；另一种探针与突变基因序列一致，能与突变基因序列稳定杂交，但不能与正常基因序列稳定杂交，这样，就可以把只有一个碱基发生了突变的基因区别开来。PCR 结合 ASO 进行基因诊断时，先将可能含有突变点的基因有关片段进行体外扩增，然后再与 ASO 探针作点杂交，这样大大简化了方法，节约了时间，而且只要极少量的基因组 DNA 就可进行。

对于突变类型已知的一些遗传病，如珠蛋白生成障碍性贫血、苯丙酮尿症等，应用 PCR 扩增的 DNA 片段直接与相应寡核苷酸探针杂交(PCR/ASO)，即可明确诊断突变的纯合子和杂合子。

(2) PCR/RFLP 连锁分析。在人群中，DNA 多态性可以改变限制酶的切割位点，产生 DNA 的 RFLP。RFLP 反映了常见的个体间 DNA 核苷酸的可遗传性变异，它按孟德尔方式遗传。在某一特定的家庭中，如果致病基因与特定的多态性片段紧密连锁，就可利用这一多态性片段作为遗传标记，来判断家庭成员或胎儿的基因组中是否携带该致病基因。

当 DNA 多态性位点附近的 DNA 序列已知时，应用 PCR 可以简便地知道家庭成员中这些多态性位点的存在或丢失。通过连锁分析，即可对有遗传病风险的胎儿进行产前诊断和携带者检出。

(3) 可变数目串联重复序列和短串联重复序列多态性分析。在人类基因组中存在一类

DNA 重复序列家族，其中有许多以一系列串联重复排列为特征，其重复单位为 7～70 bp 的核苷酸序列，称为小卫星 DNA 或可变数目串联重复序列(variable number tandem repeats，VNTR)；另一类重复序列是微卫星 DNA 或短串联重复序列(short tandem repeat，STR)，其基本序列长 1～6 bp，如$(TA)_n$、$(CGG)_n$ 等，重复次数在人群中是高度变异的。

STR、VNTR 具有高度的变异性，按照孟德尔方式遗传，因此是很好的遗传标记。由于它们类型众多且在基因组中分布广泛，因而在基因连锁诊断中有重要的应用价值。特别是 STR，可设计 STR 两侧 DNA 引物，进行 PCR 扩增，就可通过聚丙烯酰胺凝胶电泳分辨 STR 重复数(图 14-1)，由此进行连锁分析，可对一些突变类型不明的遗传病如血友病 A、Duchenne 型肌营养不良等进行基因诊断和产前诊断。

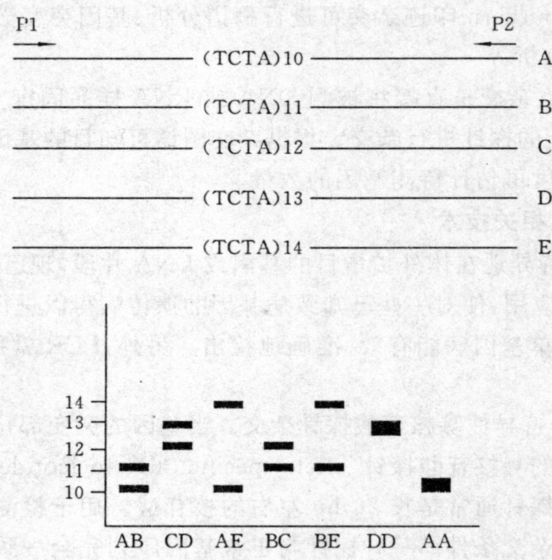

图 14-1　一个 STR 多态性

由于大多数 VNTR 的重复区可长达数千 bp，标准 PCR 很难扩增到如此长度，因此，VNTR通常需用 DNA 印迹分析。而 STR 可用 PCR 分析，具有高度多态性，更适合于大规模 DNA 分型。

(4) PCR/单链构象多态性诊断法。单链构象多态性(single strand conformation polymorphism，SSCP)是指单链 DNA 由于碱基序列的不同可引起构象差异，这种差异将造成相同长度的单链 DNA 电泳迁移率不同，从而可用于 DNA 中单个碱基的替代、微小缺失或插入的检测。PCR 结合 SSCP 检测基因突变时，通常在疑有突变的 DNA 片段附近设计一对引物进行 PCR 扩增，然后将扩增物用甲酰胺等变性，并在聚丙烯酰胺凝胶中电泳，正常的 DNA 单链与基因突变的 DNA 单链显现出不同的带型，从而判断某个体是否存在特异的突变。PCR 结合 SSCP 的主要优点是能经济、快速、灵敏地检测出有无点突变或多态性，并可同时检测多个样本，但该技术不能确定突变的部位和性质。如欲阐明突变的碱基性质，则需作序列分析。另外，随着 DNA 片段长度的增加，突变的检出率逐渐降低。

(5) PCR 产物变性梯度凝胶电泳分析。变性梯度凝胶电泳(denaturing gradient gel electrophoresis，DGGE)分析 PCR 产物，如果突变发生在最先解链的 DNA 区域，检出率可达

100%,检测片段可达1 kb,最适范围为100～600 bp。基本原理是:当双链DNA在变性梯度凝胶中进行到与DNA变性温度一致的凝胶位置时,DNA发生部分解链,电泳迁移率下降;当解链的DNA链中有一个碱基改变时,会在不同的时间发生解链,因影响电泳速度变化的程度而被分离。由于本法是利用温度和梯度凝胶迁移率来检测,需要一套专用的电泳装置,合成的PCR引物最好在5′末端加一段长40～50 bp的GC夹,以利于检测发生于高熔点区的突变。该法一经建立,操作较简便,适合于大样本的检测筛选。

(6) 变性高效液相色谱分析。变性高效液相色谱(denaturing high-performance liquid chromatograph, DHPLC)是近年来开发出的一种进行DNA分析的新技术,其原理是基于离子对反向液相色谱分析(ion-pair reversed phase high performance liquid chromatography, IPRP-HPLC)。在DNA部分变性的温度条件下,变异型和野生型的PCR产物分别形成同源双链和异源双链。由于异源双链与同源双链熔解温度(melting temperature, T_m)的差异,使色谱固定相保留它们的能力有所不同,这样根据柱上的保留时间可以分辨异源双链与同源双链(图14-2),从而识别变异型。此技术具有快速、敏感、准确且经济的特点,可用于临床遗传病的基因诊断。

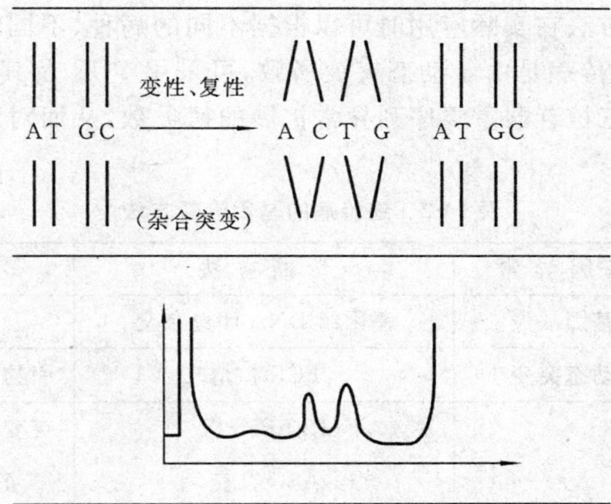

图14-2　通过变性和复性产生的异源和同源双链及其对应的DHPLC检测结果示意图

3. DNA序列测定

DNA序列测定是诊断已知和未知突变基因最直接可靠的方法。PCR技术的应用,使DNA测序从过去的克隆后测序进入扩增产物直接测序的新阶段。更新的DNA自动测序仪采用4种不同颜色的荧光标记4种双脱氧核苷酸,测序操作已实现了自动化。DNA序列测定可对其他各种方法的诊断结果进一步验证,它是DNA序列分析的"金标准"。但对于待测基因较大、突变位点不固定或基因未知的情况,直接测序则难度较大或不可行。

4. DNA芯片

DNA芯片(DNA chip)是生物芯片的一种。它是把成千上万的寡核苷酸或DNA样品密集有序地排列于固相支持物(如玻片、硅片、尼龙膜等)上,通过激光共聚焦荧光显微镜获取信息,电脑软件分析处理资料,可对上千种甚至更多基因的表达水平、突变和多态性进行快速、准确的检测。

5. 连锁分析

遗传病的基因诊断一般需要知道致病基因或相关基因，但是，很多遗传病的致病基因并不清楚，或者基因较大，跨度达数百到数千 kb，而且基因突变种类多、分布广，采用直接检测突变的方法比较困难或复杂，在不要求知道基因的具体突变时，可采用连锁分析进行检测。

连锁是指同一染色体上相互靠近的基因一起遗传，而不是独立分配。连锁分析是通过基因与 DNA 标记之间是否紧密连锁来分析患者是否携带致病基因。在连锁分析时，常用 DNA 多态性作为标记，如 RFLP、STR、SNP 等。多态性位点在基因连锁分析中的应用价值取决于它与致病突变之间连锁的紧密程度及其杂合度。连锁越紧密，所得结果越可靠；杂合度越高，应用价值越大。衡量的标准是多态性信息量(polymorphism information content，PIC)。PIC 是指某一家系可以利用多态性作为遗传标记进行基因连锁分析的概率，就群体而言，它是指在群体中利用这些多态性位点连锁分析进行基因诊断的诊断率。在有些情况下，只分析一个多态性座位尚不能将家系中的致病基因所在染色体与正常染色体区分开，必须分析多个座位的状态，以便获得足够的信息。一条染色体上两个或两个以上的多态性座位状态的组合称为单体型(haplotype)。

上述各种基因诊断方法在实际应用时可以根据不同的病种、不同的突变类型作合理选择(表 14-2)。例如，如果遗传病是由于动态突变所致，可采用 PCR 及其相关技术和 DNA 印迹杂交来阐明有关基因的三核苷酸重复序列异常扩展的拷贝数，从而对该遗传病作出准确的诊断。

表 14-2 遗传病的基因诊断方法

诊断途径	基因异常	诊断方法	探针、引物或限制酶
直接诊断（直接检测异常基因）	基因缺失	基因组 DNA 印迹杂交	缺失基因的探针
	动态突变	PCR 扩增	引物包括缺失或在缺失部位内
	点突变	RFLP 分析	突变导致其切点消失的限制酶
		ASO 杂交	正常和异常的 ASO 探针
		PCR 产物的多态性分析（RFLP、SSCP、DGGE、DHLPC）	引物包括突变部位
间接诊断（与性状或 DNA 多态性标记的连锁分析）	基因已知但异常不明	基因内或旁侧序列多态性（RFLP、STR、SNP、SSCP、DHLPC）连锁分析	基因内或旁侧序列探针或引物
	基因未知	与疾病连锁的多态性，如 SSCP、STR、SNP 连锁分析，RFLP 位点单体型连锁分析	与疾病连锁的多态位点探针或引物

6. 基因诊断举例

例 1 α-珠蛋白生成障碍性贫血的基因诊断。

Southern 印迹杂交技术是基因诊断的基本方法，首先由简悦威实验室用于 α-珠蛋白生成障碍性贫血的基因诊断。限制酶(如 BglⅡ等)能识别特定的 α 基因碱基序列，因而能特异性地把 DNA 切割成一定大小的片段(图 14-3)，通过琼脂糖凝胶电泳分离，然后用 DNA 印迹法把这些 DNA 片段转移到硝酸纤维素薄膜上，再与用同位素标记的特异基因探针进行 DNA 分子杂交，应用放射自显影技术，即能显示出相应的 DNA 片段(图 14-4)，从而鉴定其基因是否异常。

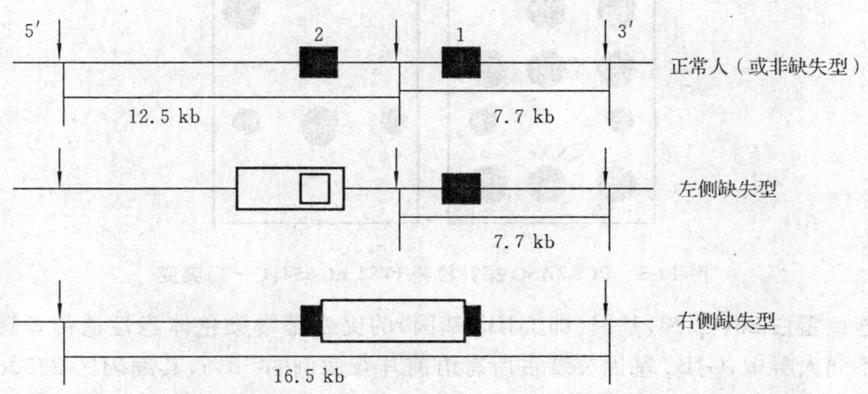

图 14-3　Bgl Ⅱ 在 α-珠蛋白基因附近的切点及不同类型的缺失示意图

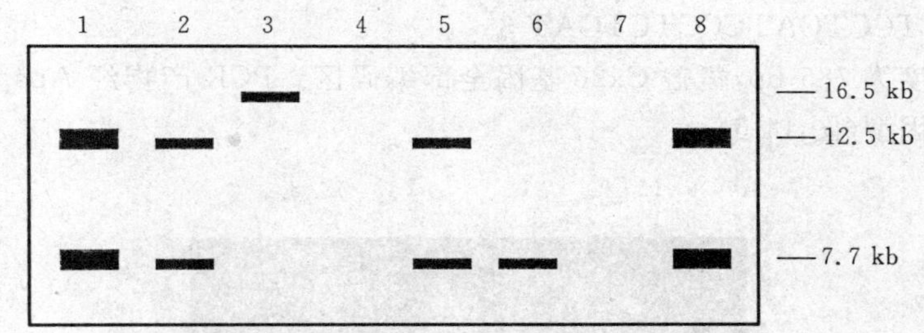

图 14-4　α-珠蛋白基因缺失病例的 Bgl Ⅱ 酶切 DNA 印迹示意图

1、8：正常对照　2、5：东南亚缺失型 α^0-珠蛋白生成障碍性贫血杂合子(--/αα)

3：右侧缺失型 HbH　4、7：Hb Bart's 胎儿　6：左侧缺失型 HbH

例 2　β-珠蛋白生成障碍性贫血的基因诊断。

由于 β 基因的结构和序列已清楚，故直接检测 β-珠蛋白生成障碍性贫血的基因突变是对 β-珠蛋白生成障碍性贫血进行基因诊断和产前诊断的最主要策略，而常用的技术之一是 PCR/ASO 探针分析。例如 IVS2 nt. 654(C→T)的基因诊断，合成针对该位点的突变型探针及其相应正常基因的寡核苷酸(ASO)探针。

突变探针(M)：5′-ATTGCTATT<u>A</u>CCTTAACCC-3′

正常探针(N)：5′-GGGTTAAGG<u>C</u>AATAGCAAT-3′

用放射性同位素(常用[γ-^{32}P]ATP)作末端标记后，与 PCR 扩增的 β 基因片段进行杂交，放射自显影后就可明确诊断受检者的基因型(或是否为突变的纯合子)(图 14-5)。如果 PCR 产物仅与 N 型探针杂交而不与 M 型探针杂交，说明 β 基因中不存在 IVS2 nt. 654(C→T)突变；如果 PCR 产物仅与 M 型探针杂交而不与 N 型探针杂交，说明 β 基因具有纯合型 IVS2 nt. 654(C→T)突变；如果 PCR 产物能同时与 N 型探针和 M 型探针杂交，说明 β 基因中具有杂合型 IVS2 nt. 654(C→T)突变。

例 3　遗传性耳聋的基因诊断。

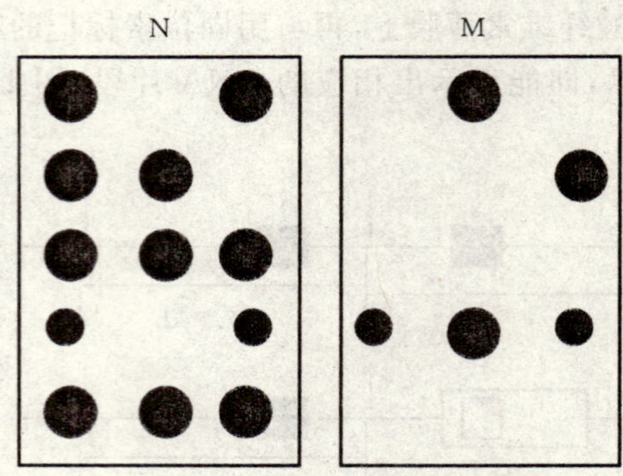

图 14-5 PCR/ASO 探针检测 IVS2 nt. 654(C→T)突变

间隙连接蛋白 26(Cx26)基因(即 GJB2 基因)的突变是常染色体隐性遗传耳聋最主要的原因。在不同人群中,GJB2 基因突变占所有语前耳聋病例的 50%,其编码区 235delC 突变在我国较常见。采用 PCR-RFLP 方法可对遗传性耳聋进行基因诊断。PCR 引物如下。

P1:5′-TGTGTGCATTCGTCTTTTCCAG-3′

P2:5′-GGTTCCTCATCCCTCTCAT-3′

扩增片段长度为 785 bp,覆盖 Cx26 基因全部编码区。PCR 产物经 ApaⅠ酶切后电泳即可明确个体的基因型(图 14-6)。

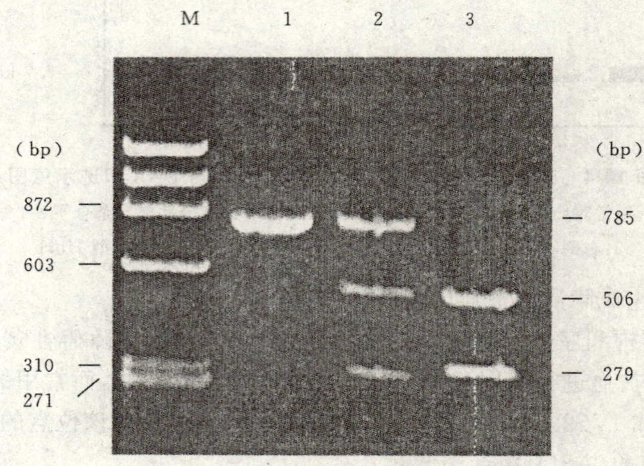

图 14-6 PCR 产物经 ApaⅠ消化后再经琼脂糖凝胶电泳,检测 235delC 突变

M:DNA marker 1:235delC 纯合子 2:235delC 杂合子 3:正常等位基因

二、症状前诊断

某些常染色体显性遗传病的杂合子个体往往发病年龄晚,如成年多囊肾病、亨廷顿舞蹈病等,好发年龄均在成年以后,因而可对有家族史的某些家庭成员在症状出现前作出基因诊断。

通过家系分析,已证实成年多囊肾病(adult polycystic kidney disease, APKD)的致病基因与 α 基因 3′端附近的一段小卫星 DNA 序列即 3′高度可变区(HVR)紧密连锁,而后者在人群中具有高度多态性，因此可通过 RFLP 连锁分析进行诊断。当用 3′HVR 作为探针与经 Pvu Ⅱ酶切后的家系有关成员的 DNA 杂交时，可见 5.7 kb、3.4 kb 和 2.4 kb 三种等位片段(图14-7)。由图 14-7 可知致病基因与 3.4 kb 等位片段连锁，因而 $Ⅱ_3$ 不是致病基因携带者，$Ⅱ_4$ 则是致病基因携带者。应注意体检，发现肾病及时治疗。

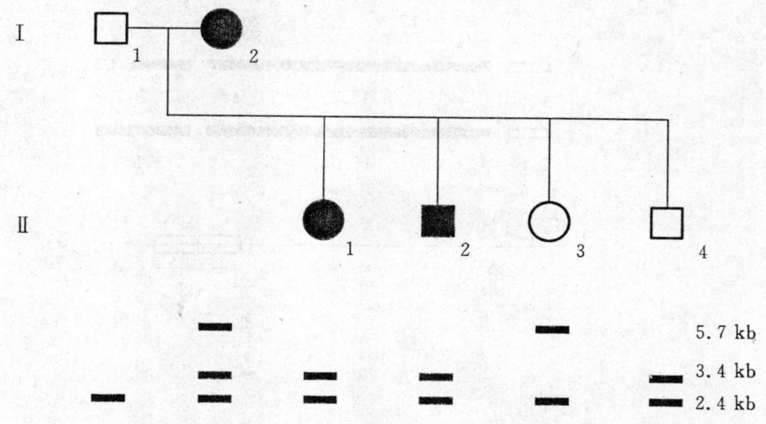

图 14-7　成年多囊肾病的连锁分析诊断

亨廷顿舞蹈病是一种常染色体显性遗传病，约 20000 人中累及 1 人。图 14-8 所示为一个亨廷顿舞蹈病家系。$Ⅰ_1$ 和 $Ⅱ_1$ 已经发病，其他成员尚未得病，他们是否也携带致病基因呢？DNA 分析可作出症状前诊断。患者和家系部分成员的 DNA 用 HindⅢ酶切后与亨廷顿舞蹈病基因连锁 G8 探针进行分子杂交，检出 A、B、C、D 四种分子单体型(图 14-9)。患者 $Ⅰ_1$ 和 $Ⅱ_1$ 共有分子单体型 B(4.9 kb、17.5 kb)，提示分子单体型 B 与亨廷顿舞蹈病基因连锁。分析家系中其他成员，$Ⅱ_2$、$Ⅲ_1$ 也含有分子单体型 B，他们迟早会发病(在不发生重组的情况下)，应尽快做好预防工作。

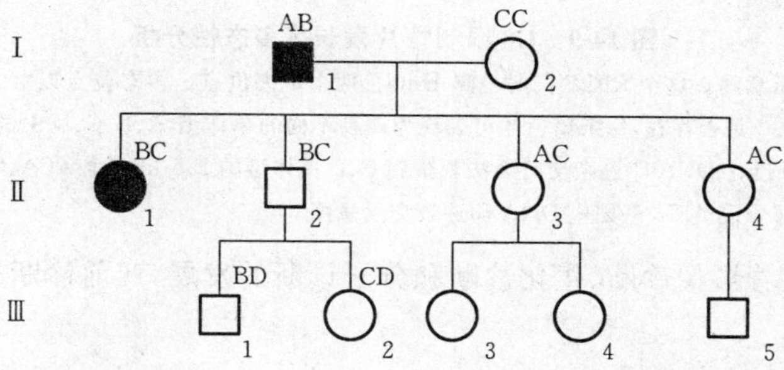

图 14-8　一个亨廷顿舞蹈病家系部分成员症状前 DNA 分子单体型连锁分析诊断

三、产前诊断

产前诊断(prenatal diagnosis)是以羊膜穿刺术和绒毛取样术等技术为主要手段，对羊水、羊水细胞和绒毛膜细胞进行遗传学分析，以判断胎儿的染色体或基因等是否正常。如果确认胎儿具有严重的异常，可及时终止妊娠，避免严重遗传病患儿的出生，是预防遗传病的有效手段。遗传病的产前诊断可以追溯到 1966 年，Steele 和 Berg 发现可以通过培养羊水细胞来制

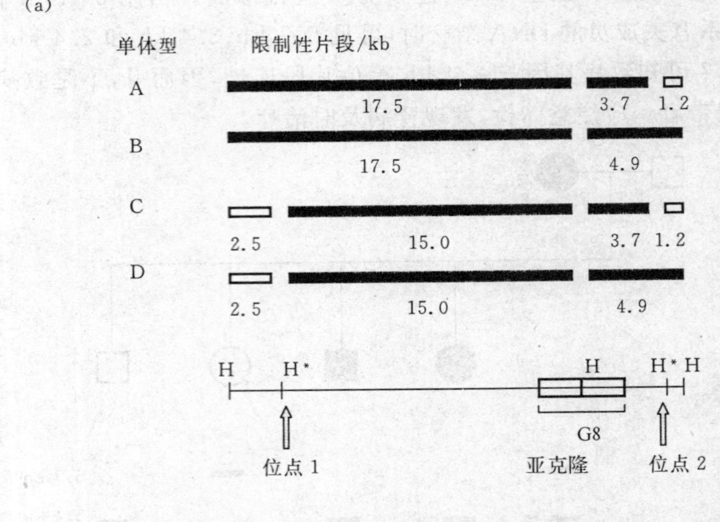

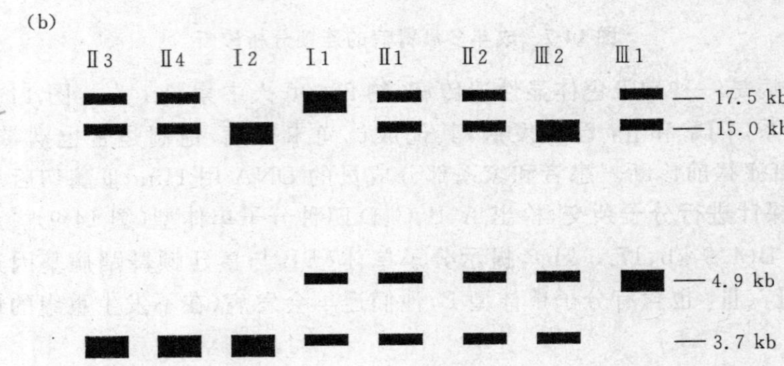

图 14-9 G8 限制性片段长度多态性分析

(a) G8 探针基因座示意图。这个 RFLP 同时检测 HindⅢ两个多态位点。多态位点以"*"标示，也列出了非变异位点。根据位点1或位点2是否存在，每条染色体可表现为四种不同的单体型 A、B、C、D 中的一种。探针的位置标在图的底部。使用这个探针进行 DNA 印迹杂交时无法观察到 C、D 单体型的 2.5 kb 片段和 A、C 单体型的 1.2 kb 片段

(b) 图 14-8 中家系部分成员 G8 基因座 DNA 印迹杂交示意图

备胎儿的染色体。随着影像诊断、生化诊断和分子诊断的发展，产前诊断得到越来越广泛的应用。

(一) 产前诊断的对象

根据遗传病的严重程度和发病率的高低，将产前诊断的对象排列如下：

(1) 夫妇之一有染色体畸变，特别是平衡易位携带者，或夫妇核型正常，但曾生育过染色体病患儿的孕妇；

(2) 35 岁以上的高龄孕妇；

(3) 夫妇之一有开放性神经管畸形，或是生育过这种畸形儿的孕妇；

(4) 夫妇之一有先天性代谢缺陷，或生育过这种患儿的孕妇；

(5) X-连锁遗传病基因携带孕妇；

(6) 有原因不明的习惯性流产史的孕妇；

(7) 羊水过多的孕妇；

(8) 夫妇之一有致畸因素接触史的孕妇；

(9) 具有遗传病家族史，又是近亲结婚的孕妇等。

(二) 产前诊断的方法与应用

产前诊断的常用方法包括非侵袭性方法（如 B 超、X 线、CT 和磁共振等）和侵袭性方法（如羊膜穿刺术、绒毛取样法、脐带穿刺法、胎儿镜检查等）。以下主要介绍羊膜穿刺术和绒毛取样法。

1. 羊膜穿刺术

羊膜穿刺术（amniocentesis）是指在 B 超监视下，用消毒注射器抽取胎儿羊水的方法（图 14-10）。取样的最佳时间在怀孕 16～20 周之间。此时羊水量较多，成功率高。羊膜穿刺的危险性相对较小，引起流产的风险约为 0.5%。该法可用于诊断染色体病、遗传性代谢病、神经管缺陷（NTD）和遗传病的 DNA 检测。

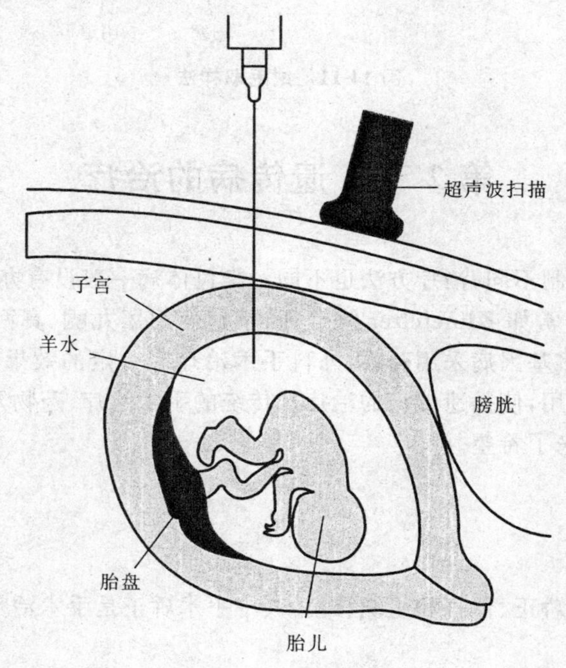

图 14-10　羊膜穿刺术

2. 绒毛取样法

绒毛取样法（chorionic villus sampling, CVS）是指在 B 超的监视下，用一特制的塑料导管或金属导管从阴道经宫颈口进入子宫，再沿子宫壁到达预定的取样位置，吸取胎儿绒毛组织（图 14-11）。绒毛组织中含有大量的处于分裂期的细胞，可以用来直接制备染色体，或经短期培养后制备染色体；也可以直接用于生物化学分析和分子诊断。该方法的优点是可以在妊娠早期（9～12 周）进行，需要作出选择性流产时，给孕妇带来的损伤和痛苦较小。缺点是引起流产的风险比较高，是羊膜穿刺的两倍，而且标本容易被细菌、霉菌污染，不宜进行长期培养。

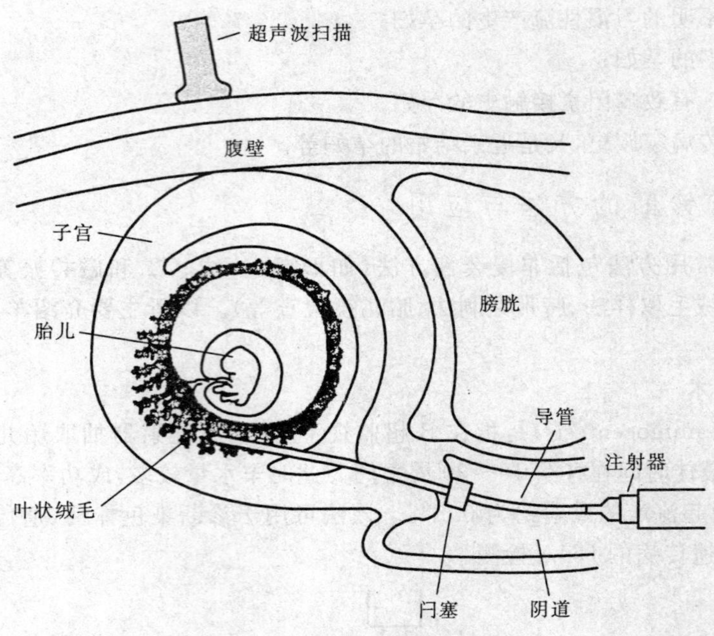

图 14-11　绒毛取样法

第 2 节　遗传病的治疗

遗传病由于发病机制不同，治疗方法也不同。染色体病一般没有办法根治，改善症状也很困难。极少数染色体异常如 Klinefelter 综合征，早期使用睾丸酮，真两性畸形进行外科手术等，有助于改善症状。多基因病采用药物、外科手术治疗有一定的效果。近年来，分子生物学技术在医学上的广泛应用，使得遗传病的治疗从传统的手术治疗、药物及饮食治疗等跨入基因治疗，为根治遗传病带来了希望。

一、手术治疗

手术治疗分为手术矫正、器官和组织移植，其中手术矫正是手术治疗的主要手段。

1. 手术矫正

如唇裂和腭裂的手术修补与缝合；对遗传性球形红细胞增多症进行脾脏切除；对先天性心脏病进行手术矫正，等等。

2. 器官和组织移植

随着免疫学知识和技术的发展，免疫排斥问题得到控制，因而组织和器官移植也逐渐被用来治疗遗传病，使病情得到缓解。例如：对家族性多囊肾病、遗传性肾炎等遗传病进行肾移植；对重型珠蛋白生成障碍性贫血和严重联合免疫缺陷病等进行骨髓移植。

二、药物及饮食治疗

遗传病的药物及饮食治疗原则是补其所缺、去其所余和禁其所忌。实施过程可分为产前治疗、症状前治疗和现症患者治疗。

1. 补其所缺

根据某些遗传病的病因，给患者针对性地补充某些成分。例如：对于某些因 X 染色体畸变引起疾病的女性，可以补充雌激素，使患者的第二性征得到发育，也可改善患者的体格发育；对分子病和酶病的患者可补充相应蛋白质，如乳酸尿症患者补充尿苷等。

2. 去其所余

由于酶促反应障碍导致体内储积过多的代谢产物，可使用多种理化方法将过多的产物排出或抑制其生成，使患者的症状得到明显的改善。可采用促排泄剂、螯合剂、代谢抑制剂、换血或血浆过滤、平衡清除法等方法减少体内多余的代谢产物，缓解症状。例如：家族性高胆固醇血症患者可用消胆胺进行治疗（去胆固醇）；肝豆状核变性患者可用青霉胺治疗（除去铜离子）；等等。

3. 禁其所忌

对因酶缺乏而造成底物或中间产物堆积的患者，可制订特殊的食谱或同时配以药物，以控制底物或中间产物的摄入，达到治疗的目的。例如：对有半乳糖血症风险的胎儿，在孕妇的饮食中限制乳糖和半乳糖的摄入量，而代以其他的水解蛋白（如大豆水解蛋白等），胎儿出生后再禁用人乳和牛乳喂养，患儿可正常发育。目前已针对不同的代谢病设计出了 100 多种奶粉和食谱。患儿年龄越小，治疗效果越好。

三、基因治疗

1990 年 11 月，美国国立卫生研究所（NIH）的 Blease 等成功进行了世界首例腺苷酸脱氨酶（ADA）缺乏症患者的基因治疗临床实验，这是人类医学史上的一次革命，在全世界范围内掀起了基因治疗研究的热潮。我国基因治疗研究起步较晚。复旦大学遗传所薛京伦等在国家“863”计划的资助下，进行了血友病 B 基因治疗研究。在国家有关部门批准下，他们于 1991 年 11 月进行了血友病 B 基因治疗临床 Ⅰ 期试验，并取得了安全有效的结果，推动了我国的基因治疗研究。

基因治疗是指运用 DNA 重组技术设法修复患者细胞中有缺陷的基因，使细胞恢复正常功能而达到治疗遗传病的目的，它主要包括基因修正（gene correction）和基因添加（gene augmentation）两种方式。

（一）基因治疗的策略

根据患者病变的不同，基因治疗的策略也有多种，其中主要的两种策略是基因修正和基因添加。

1. 基因修正

原位修正有缺陷的基因，使其在质和量上均能正常表达。这是理想的基因治疗策略，但由于技术上的难度太大,目前尚无法做到。

2. 基因添加

将目的基因导入患者细胞,目的基因的表达产物可以补偿缺陷基因的功能。这一方案最适合隐性遗传的单基因病的治疗,目前进行的基因治疗多属于此类。

根据基因转移的受体细胞的不同,基因治疗的方式分为以下两种。一是生殖细胞基因治疗,是将正常基因转移到患者的生殖细胞,使其发育为正常个体,这是根治遗传病的理想方法;但由于技术困难和伦理问题,目前一般不考虑这种基因治疗。另一种是体细胞基因治疗,是将目的基因转移到患者体细胞,使之表达基因产物而达到治疗的目的。

基因治疗得以实施必须具备以下条件:①已弄清遗传病的发病机制及相关基因的结构和功能;②疾病相关基因已被克隆,且已知该基因的表达与调控机制;③目的基因具有合适的受体细胞,并能在体外有效表达;④有安全有效的转移载体和方法。目前有些遗传病具备了上述条件,并开展了有效的基因治疗。

(二) 基因治疗的方法

基因治疗的关键和基础是基因转移。基因转移技术可分为以下几种类型。

1. 物理方法

(1) 直接注射法:在显微镜下向靶细胞核内直接注射外源基因,是最简单的基因转移方法。1990年,Wolff等首次将含有lacZ和CAT基因的质粒注射到小鼠骨骼肌和心肌中,在肌肉中检测到lacZ和CAT表达,表达持续时间最长达一年之久。

(2) 电穿孔法:利用脉冲电场提高细胞膜的通透性,使细胞膜上形成纳米大小的微孔,从而将外源DNA转移到细胞中。

(3) 微粒子轰击法:利用微小的钨、金等贵金属颗粒吸附DNA,在高压作用下使DNA伴随金属微粒高速进入细胞。这种方法能有效地使DNA在活体组织、贴壁细胞和悬浮细胞中表达。

2. 化学方法

通过改变细胞膜的通透性或增加DNA与细胞的吸附(如用磷酸钙处理细胞等),使外源DNA进入细胞。此方法简便易行,但转移效率较低。

3. 膜融合法

用人工脂质体或红细胞影泡、原生质球等通过与靶细胞融合或直接注射到病灶区,使其内含的外源基因表达,可达到基因治疗的目的。

4. 受体载体转移法

将含有目的基因的重组质粒和某些细胞表面受体能识别的特异性多肽(配体)形成复合物,通过细胞内吞途径达到转移基因的目的。

5. 同源重组法

细胞内的一些酶系,可以使进入细胞的外源基因和染色体上的基因在同源序列间发生重组而插入染色体,这种方法可定点地导入外源基因,通过这种方法可对基因进行修正。

6. 病毒介导转移法

以病毒作目的基因的载体,将外源基因转入细胞内。所用的病毒包括反转录病毒(RV)、腺病毒(AV)等。

(三) 基因治疗的临床应用

目前发现的遗传病已多达 8000 多种,但由于受多种因素的限制,至今只有 20 多种遗传病被列为基因治疗的主要对象,其中部分疾病已进入临床试验阶段。

1. 腺苷酸脱氨酶(ADA)缺乏症

腺苷酸脱氨酶(ADA)的缺乏可使患者的 T 淋巴细胞因代谢产物的累积而死亡,从而导致严重的联合免疫缺陷病。该病为常染色体隐性遗传。1990 年 11 月,美国国立卫生研究所(NIH)的 Blease 等进行了世界首次人体基因治疗临床试验。他们从因腺苷酸脱氨酶(ADA)缺乏而患有重症联合免疫缺陷病的 4 岁女孩体内获取淋巴细胞,应用反转录病毒作载体将正常 ADA 基因转移到激活的 T 淋巴细胞中,而后再输回患者体内,患者的免疫能力明显提高。试验取得了巨大成功。

2. 血友病 B

血友病 B 为 X-连锁隐性遗传病,在男性中的发病率为 1/30000,患者凝血因子Ⅸ缺乏(凝血因子Ⅸ基因定位于 X 染色体上)。临床表现为易出血,凝血时间长,在轻伤、小手术后常出血不止。1991 年,薛京伦等应用反转录病毒作载体转移凝血因子Ⅸ基因的 cDNA 至血友病 B 患者体外培养的皮肤成纤维细胞中,然后回植入患者皮下,使凝血因子Ⅸ的浓度上升到正常人的 5%,患者症状亦明显改善,获得初步疗效。

(四) 基因治疗存在的问题

首例基因治疗临床试验的成功给人们极大的鼓舞。但随后由于新闻媒介的过分宣传,以及经济利益的诱惑,一度出现盲目的“过热”现象。由于人们对基因治疗的期望过高,而大多数的基因治疗效果又不尽如人意,导致基因治疗近几年明显降温。这让人们清醒地认识到,目前的基因治疗还存在许多问题,例如,导入基因的表达持续时间、效率问题,安全性问题,伦理学问题等。

基因治疗是对传统治疗方法的一种挑战,有巨大的应用前景。只有在加强基础研究,有效解决基因转移和基因调控等问题后,基因治疗才能真正从动物试验走向临床应用。

第 3 节　遗传病的预防

“预防为主”是我国卫生工作的基本方针,对遗传病来说,这一方针尤为重要。遗传病的预防可从遗传筛查、遗传咨询、遗传登记和随访、遗传保健等几方面着手。

一、遗传筛查

遗传筛查(genetic screening)是对群体中的某种遗传病相关的基因型或易患性进行普查。通过筛查可早期诊断并及时采取相应措施,可有效降低遗传病的发病率。随着更多经济、有效的遗传病筛查技术的出现,遗传筛查将在公共卫生活动中占有更加重要的位置。遗传筛查包括出生前筛查、新生儿筛查、成人筛查和携带者筛查。

(一) 出生前筛查

出生前筛查是诊断胎儿有无遗传性疾病的过程。可进行出生前筛查的遗传病包括某些染色体病、特定酶缺陷所致的遗传性代谢病、可进行 DNA 分析的遗传病、神经管缺陷、有明显形态改变的先天性畸形等。

(二) 新生儿筛查

新生儿筛查(neonatal screening)是出生后预防和治疗某些遗传病的有效方法。进行新生儿筛查的病种需要满足下列条件:①有较高的发病率,但早期观察和体格检查无法诊断;②有快速、经济、准确的筛查方法;③有致残、致愚等严重后果;④疾病的早期治疗有效且能改善预后。

有些国家已将此项措施列入优生的常规检查,筛查的病种达 20 余种。我国列入筛查的疾病有苯丙酮尿症(PKU)、先天性甲状腺功能低下、葡萄糖-6-磷酸脱氢酶(G6PD)缺乏症等,对检出的患儿进行预防性治疗,都取得了满意的效果。也有人认为新生儿筛查不一定针对治疗方法有效的疾病,如 Duchenne 肌营养不良(DMD)等这类疾病,早期诊断可帮助夫妇将来怀孕时进行产前诊断,以阻止更多同类患儿的出生。

(三) 成人筛查

新生儿筛查的概念已扩展到了成人,对一些成年发病的疾病,通过筛查能够确定有发病风险的症状前个体,并及早采取治疗措施,从而降低发病率和死亡率。例如,血色素沉着症是常染色体隐性遗传,一般成年后发病。该病患者可由于铁负荷过重造成永久性的肝脏、胰腺和心脏的损害,其筛查可通过直接检测突变等位基因或测定某些生化参数如转铁蛋白饱和度等来进行。在症状出现以前,对此种患者进行反复放血治疗可有效防止器官损害。再如家族性结肠息肉,在中年以前常无不适,但到 40～50 岁,则易发生癌变;大多数红细胞葡萄糖-6-磷酸脱氢酶缺乏症患者在服用抗疟药、解热镇痛药或进食蚕豆等之后才发生溶血。对诸如此类的遗传病,若能在其典型症状出现之前尽早诊断,及时采取预防措施,则常可使患者终生保持表型正常。

(四) 携带者筛查

携带者是指表型正常但带有致病遗传物质(致病基因或畸变染色体)的个体。其中包括染色体平衡易位或倒位的个体、常染色体或 X-连锁隐性致病基因携带者等。

目前,携带者筛查主要应用于某些疾病发病率较高的特定人群。例如 Tay-Sachs 病、β-珠蛋白生成障碍性贫血、α-珠蛋白生成障碍性贫血、镰状细胞贫血症、囊性纤维化和神经管缺陷等。其中,Tay-Sachs 病是最成功的例子,该病经过 30 年携带者筛查,已在北欧犹太人中的发病率降低了 65%～85%。我国南方各省的 α-珠蛋白生成障碍性贫血及 β-珠蛋白生成障碍性贫血的发病率较高,因此检出双方同为 α-珠蛋白生成障碍性贫血或同为 β-珠蛋白生成障碍性贫血杂合子的机会很多,这时,进行婚姻及生育指导,配合产前诊断,就可以从第一胎起防止重型患儿出生,从而收到巨大的社会效益和经济效益。因此,携带者筛查对遗传病的预防具有积极的意义。

二、遗传咨询

遗传咨询(genetic counseling)是由临床医生和医学遗传学工作者解答遗传病患者或其亲属提出的有关遗传病的病因、遗传方式、诊断、防治和预后等方面的问题，估计患者或其亲属再生育时该病的再发风险，提出建议和指导，供患者及其亲属参考。

通过广泛开展遗传咨询，配合有效的产前诊断和选择性流产等措施，能减轻患者的精神压力和家庭的经济负担，降低遗传病发病率，从根本上改善社会人口素质，因而是预防遗传病的重要途径之一。

(一) 遗传咨询的对象和步骤

1. 遗传咨询的对象

一般而言，有以下情况者需要进行遗传咨询：①被确定或怀疑有某种遗传病的患者及其亲属；②有出生缺陷；③有发育迟缓；④高龄孕妇；⑤有家族性早期罹患癌症者；⑥反复流产；⑦曾接触致畸因素，⑧近亲婚配；等等。

2. 遗传咨询的主要步骤

(1) 认真填写病历。填写详细的遗传咨询病历并妥为保存，备后续咨询用。

(2) 明确诊断。根据患者的症状和体征，建议患者做有必要的、有针对性的实验室检查(如染色体检查、生化检查和DNA分析等)，以明确诊断。对于较为罕见的遗传病，咨询医师可能未接触过，没有确诊的把握，此时可参阅Mckusick所著《人类孟德尔遗传》一书或登录在线人类孟德尔遗传(online mendelian inheritance in man,OMIM)查询。

(3) 确定遗传方式。大多数遗传病的遗传方式是已知的，因此，确诊后就能了解该病的遗传方式。

(4) 估计再发风险。由于部分遗传病是致残、致愚甚至致死的，故在确诊后，应对那些有生育要求的咨询者作出再发风险的估计。

(5) 与咨询者商讨并提出对策。这些对策包括劝阻结婚、避孕、绝育、产前诊断、人工流产、人工授精、过继或认领等措施。咨询医师提出可供咨询者选择的若干方案，并要陈述各种方案的优缺点，让咨询者作出合适的选择。

(6) 随访和扩大咨询。为了证实咨询者提供信息的可靠性，观察遗传咨询的效果和总结经验教训，有时需要对咨询者进行回访，以便改进工作。如果从全社会或本地区降低遗传病发病率的目标出发，咨询医师应利用随访的机会，在扩大的家庭成员中就某种遗传病的传递规律、有效治疗方法、预防对策等方面，进行解说、宣传，了解家庭其他成员是否患有遗传病，特别是查明家庭中的携带者，可以扩大预防效果。

(二) 遗传病再发风险的估计

再发风险又称复发风险，是指曾生育过一个或几个遗传病患儿，欲再生育时，出现该病患儿的概率。

不同种类的遗传病，其子代的再发风险均有其各自独特的规律，其中染色体病和多基因病的再发风险以其群体发病率为经验危险率来推算，只有少数例外；单基因病的再发风险可根据家系遗传咨询提供的信息按孟德尔定律进行估计。如果所获信息还不足以肯定亲代的基因型,那么,子代的再发风险可运用 Bayes 逆概率定理来估计。

三、遗传登记和随访

1. 遗传登记

遗传登记(genetic register)是医学遗传中心在国家指定下根据法律对该地区的严重遗传病进行记录的一项工作,通常将所得资料输入计算机,以备查询。通过遗传登记,不但可以为研究遗传病的发病规律、流行特点和防治措施提供重要资料,而且可根据国际上对该病的研究进展,特别是预防或治疗方面的最新进展,为患者及其家属提供更好的服务,达到预防与治疗的目的。

遗传登记的部分适应证包括:严重的常染色体显性遗传病,如成年多囊肾病、家族性结肠息肉症、Marfan 综合征、神经纤维瘤等;严重的 X-连锁隐性遗传病,如 Duchenne 型肌营养不良、血友病 A 和血友病 B 等;多基因病中的先天性心脏病、神经管缺陷等;以及染色体平衡易位携带者等。

2. 遗传随访

遗传随访(genetic follow-up)是对已确诊的遗传病患者及其家属做定期门诊检查或家访,以便动态观察患者及其家属各成员的变化情况,同时给予必要的医疗服务。一般来说,对遗传登记的家系均应进行随访。

四、遗传保健

遗传保健(genetic health care)是遗传医学的一个组成部分,它是指正常人群通过自身保护或医疗卫生工作来避免和防止遗传病的发生。因此,遗传保健是遗传病预防中最根本的原发性预防工作。

环境污染不仅会直接引起一些严重的疾病(如砷、铅和汞中毒及其他职业病),而且会造成人类的遗传物质的损害(如基因突变和染色体畸变),从而影响下一代,造成严重后果。因此,遗传保健首先是防止环境污染,包括废水、废气、废渣和辐射线的污染,其次是养成良好的生活习惯(如不抽烟、不酗酒、不食用霉变食物等)。遗传保健是提高人口素质的根本所在,它对个人和社会所产生的作用将是重大而深远的。

第 4 节　医学遗传学中的伦理问题

一、遗传咨询中的伦理问题

(一) 了解咨询者的心理

遗传咨询(genetic counseling)是医务工作者和咨询者的遗传商谈。它不同于普通的门诊,咨询者和一般病人也有很大不同,许多咨询者前来咨询时心存顾虑。这种心态源于:①恐惧感,由于遗传病的难治性和可遗传性,使咨询者对自身所患遗传病产生一种恐惧感,此外,还有一种对患病情况被宣扬出去的恐惧;②羞耻感,有些家庭对出现了遗传病就好像出了什么不可告人的丑事,想方设法隐瞒,甚至造成家庭成员尤其是配偶间为此相互指责;③负罪感,有些生育了遗传病或先天性畸形患儿的父母,认为是自己把疾病传给了子女,为此而深深自责。

因此,作为咨询医师,应该在充分了解咨询者心理的情况下,设法减轻咨询者的恐惧感、羞耻感和负罪感。通常的做法是:①告诉咨询者遗传病是一种疾病,不必有羞耻感;②告诉遗传病咨询者,尽管致病基因由父母遗传而来,但那不是他们的故意行为;③患病不是一种惩罚,父母无须与自己的任何行为或过失联系在一起,不必自责或相互指责,或产生任何道德、伦理方面的思想负担。

(二)遗传咨询时应遵循的原则

结合遗传咨询的特点和咨询者的心态,咨询医师应遵循如下原则。

1. 尊重隐私权并承诺医疗保密

为充分尊重个人的隐私权,遗传咨询不宜在有无关人员在场的环境中进行,必要时咨询医师可以与前来咨询的夫妇分别谈话。这是因为遗传病不仅涉及患者本人,而且在家系调查和分析时不可避免要涉及其父母、同胞、子女等亲属。除了咨询医师外,咨询者可能不愿其他人甚至配偶知道自己和家人的情况。在遗传咨询中曾有一名妇女,婚前不知道丈夫家庭中有遗传病,她请求医生代为详细了解其丈夫一家的患病情况,以决定其是否生育。这说明有时在家族内成员之间甚至配偶间,对有关遗传情况的交流仍是敏感的。因此,咨询医师应尊重咨询者的隐私权,对咨询者承诺医疗保密,这样有利于家庭稳定。

2. 自愿和知情同意

遗传咨询应是自愿即非指令性的。因此当咨询医师要求患者及其家系成员进行遗传学检查时,也应贯彻自愿即知情同意的原则,以及对患者有益无害的原则。应让他们充分了解检查的目的与必要性,争取他们的主动配合而不能强迫他们进行。

3. 自主决定

咨询和检查的结果可能证实某种遗传病的存在并计算出子代的再发风险。如检查出一名胎儿为唐氏综合征患者,或双亲中一方为D/G平衡易位携带者,此时咨询医师应当向咨询者详细介绍疾病的原因、后果和预后等,但绝不应代替咨询者作出任何决定,包括是否进行人工流产或继续妊娠。因为遗传咨询是非指令性的,决定权在于咨询者。有些人认为咨询医师可以提出建议,但不可以代为决定。

二、遗传检查中的伦理问题

遗传检查(genetic testing)是对患者的遗传物质进行诊断性检查,可为临床诊断和遗传咨询提供直接的帮助。遗传检查根据检查内容可分为细胞遗传学检查和DNA检查。前者主要检查染色体,重点是诊断染色体疾病和肿瘤的染色体异常以及辐射引起的染色体畸变;后者主要检查相关基因,用于基因病和肿瘤的基因异常诊断以及亲子鉴定等。咨询医师在进行遗传检查时应遵循尊重隐私、知情同意和有益无害等原则。然而在实践中,贯彻这些原则需要高尚的医德和强烈的责任心。比如贯彻知情同意原则,考虑到我国广大患者的文化程度和心理状态,需要医生以极大的耐心和深入浅出的语言来对他们进行解释和解答。再如贯彻有益无害原则,需要医生能抵抗增加收入、发表论文、进行科研等各种名与利的诱惑,摒弃各种对患者治病、防病本身非必需的检查,因为当前基因检查和染色体检查的费用都很昂贵。

在遗传检查中,还有几个问题涉及伦理道德,即延迟显性遗传病的检查、儿童遗传病的检查和家庭风险成员的检查。

(一) 延迟显性遗传病检查中的伦理问题

分子遗传学技术提供了在任何年龄识别突变基因的方法。但对如慢性进行性舞蹈病和成年型多囊肾病这样的延迟显性遗传病,通过检查让患者在发病前就知道自己是致病基因携带者,究竟是利大于弊还是弊大于利?

目前这些延迟显性遗传病尚无有效的治疗手段和防止临床发病的有效措施。如果把检查阳性结果告诉受检者,那就会增加受检者的恐惧感和思想负担,使其生活在遗传病的阴影之下。再者,这些致病基因携带者往往在发病前已结婚生育,并有可能已经把致病基因传递给了下一代,果真如此的话,那么阳性结果可能引起携带者的负罪感和其他家庭问题。另外,若检查结果被众人所知,还可能导致携带者在升学、就业、婚育、医疗保险等方面受到歧视。

因此,在进行这类遗传病的发病前基因检查时,首先要进行遗传咨询,让检查者充分了解疾病是否遗传、传递方式、如何治疗等,使之有接受检查结果的思想准备。通过咨询,检查者可能会改变初衷,放弃检查。其次,进行检查应遵循知情同意的原则,咨询医师不能为了谋利或其他目的强行进行检查。最后,咨询医师应当为受检人保守检查结果的秘密,包括对其家属在内的任何人保守秘密。

(二) 儿童遗传病检查中的伦理问题

在遗传病家系中,如果风险成员是儿童,他们是否应该接受检查目前是一个有争议的问题。这是由于儿童无法实现知情同意的权利。

站在儿童的立场,延迟显性遗传病,尤其是无法治疗的遗传病的检测只能带来负面影响,使他们遭受家庭和社会的歧视,包括放弃治疗、不再抚养乃至被遗弃,不利于儿童的身心健康,这在经济困难的家庭和发展中国家尤为突出。站在其父母的立场,父母可能希望对风险儿童进行预测,以便早作生第二胎的安排。而第二胎的出生可能会使患儿更加受到忽视或歧视。咨询医师这时处于一种进退两难的境地,是优先考虑儿童的权利还是优先考虑其父母和社会的利益?从这个有争议的问题可以看出,在进行医学遗传服务尤其是遗传检查和随之而来的遗传选择时,个体、家庭和社会的利益并不总是协调一致的。

(三) 家庭风险成员检查中的伦理问题

在对咨询者进行遗传病检查和家系分析时,可能需要其未患病同胞及家属提供标本进行核型分析或连锁分析,这会引起一系列伦理学问题。如引起咨询者对亲属的负罪感,引起未患病同胞或其他风险成员对检查结果的恐慌,因为他们有可能被诊断为致病基因携带者。故前面提及的承诺医疗保密、知情同意、自主决定、有益无害的原则也同样适用于风险成员的遗传检查。

当家系中发现有致病基因携带者，是否应该把检查结果告诉患者本人也存在伦理问题。因为患者本人并未要求进行检查，可能对接受检查结果未做好充分的思想准备，而且他既有知情权也有不知情权。但是，从家庭和社会预防遗传病患儿的角度出发，这样的检查是有益的，甚至是必需的。例如：慢性进行性舞蹈病为延迟显性遗传病，一名此病患者的未婚儿子经检查证实为致病基因携带者，他可以选择不结婚、婚后不育或采取产前诊断、异源人工授精等措施来避免遗传病患儿出生，这对家庭和社会都有益处。

三、基因治疗中的伦理问题

基因治疗(gene therapy)是指应用 DNA 重组技术，更换、修正或替代患者细胞中有缺陷的致病基因，恢复这些基因的正常功能，以达到治疗遗传病的目的。基因治疗遗传病是最理想的治疗方法，是世界各国科学界特别是医学界方兴未艾的一个研究热点，是人类梦寐以求的理想，无论科学家、医生，还是病人，都对它寄予了无限期望。

1990 年 9 月 14 日，美国国立卫生研究院的布利斯等人进行了世界上首次人体基因治疗的临床试验。一名年仅 4 岁患有腺苷脱氨酶缺陷症的小女孩，经过基因治疗，免疫能力明显提高，并且走出了无菌病房。这表明，基因治疗已获得了初步效果。这一成果立即引起轰动，极大地鼓舞了科学家的士气，社会舆论对基因治疗的热情急剧升温，而且热到近乎“疯狂”的程度。然而，1999 年 9 月，美国一名患先天性鸟氨酸转甲酰酶缺陷症的 18 岁少年杰辛格，在接受美国宾夕法尼亚大学人体基因研究所的试验性基因治疗时不幸死亡。“一石激起千层浪”，社会舆论对基因治疗的热情又骤然降至冰点。人们又用一种异样的眼光，疑惑地审视着这个曾被奉若神明的“科学新贵”。同时，社会舆论在共同质疑一个问题，基因治疗究竟有没有安全性？因为人类基因治疗起步较晚，尚处于探索和实验阶段，还仅是一个创新的医学领域，出现一些问题是难免的，所以我们应该充分认识科学研究的这个规律，理性思考其中日益显露、涉及伦理学的非医学问题，让基因治疗更好地造福于人类。

基因治疗可以分为体细胞基因治疗、生殖细胞基因治疗和增强细胞基因治疗。由于技术的发展和伦理争议，一些体细胞基因治疗已应用于临床或进入临床研究阶段，而生殖细胞基因治疗和与其相关的增强细胞基因治疗则尚未开展。

(一) 体细胞基因治疗的伦理争议

体细胞基因治疗(somatic cell gene therapy)是治疗体细胞基因缺陷，将正常基因导入体细胞并在其中表达基因产物，从而使患者症状消失或得以缓解。这种方法的理想措施是将外源正常基因转移到靶细胞内染色体上特定的基因座位，以准确地替换异常基因，使其发挥治疗作用，同时还应注意减少因随机插入引起基因突变的可能性。

体细胞基因治疗首先发展于美国。一些科学家认为，体细胞基因治疗是目前疾病治疗技术的一种自然的、合乎逻辑的延伸。而伦理学家的着眼点在于生命伦理学的一些基本伦理原则，考虑技术的安全性、基因干预潜在的利弊、该研究的参与者参与机会的公正性、研究参与者知情同意的真实性以及参与者的隐私和医学信息保密等问题，具体体现在以下几方面。

(1) 当体细胞基因治疗在细胞培养中和动物模型上进行了较多的基因治疗试验研究后，就基因治疗是否很快就可以试用于患者而言，生命伦理学家讨论的首要问题在于体细胞基因治疗预期或潜在的利弊。他们认为,由于体细胞基因治疗还存在相当程度的不确定性,在治疗中所使用的被修饰的病毒载体的安全性问题还没有确定,患者的细胞可能重新整合病毒的基因,反转录病毒不能准确到达靶细胞里对靶基因进行替代,理论上也存在反转录病毒激活或刺激致癌基因的可能危害。但研究者认为,这种治疗方法仅仅影响非生殖细胞,被改变的遗传物质不会遗传给后代,被遗传修饰的体细胞产物类似患者服用的药物;体细胞基因治疗中使用的一些技术与其他广泛应用的医学干预相似,并且具有侵袭性小、排斥少的优点。除此以外,他们还认为,如果一些疾病可以用副作用小且费用合理的其他方法治疗,那么就应根据对患者有利的原则,选择其他治疗方法,体细胞基因治疗只用于那些遗传病、癌症、艾滋病等疑难疾病。

(2) 由于伦理问题不断出现,争论也较激烈,研究者在将体细胞基因治疗方式应用到临床时,应当比应用心脏移植、试管婴儿等技术还要谨慎。20 世纪 80 年代初,在非常缺乏临床基因治疗研究证据的情况下,美国科学家便对患者进行了临床基因治疗的尝试。由于试验结果不明显,且没有进行伦理论证,因而受到了广泛的谴责。美国的体细胞基因治疗因此几乎停顿了 10 年。在对严重的综合性免疫缺陷疾病(SCID)患者的最初基因治疗实验获得一些对临床有益的研究结果之后,得到伦理审查的第一个体细胞基因治疗才应用到了人类,它最初的草案经历了 3 年的讨论才得以批准。有关的伦理争论在这之前几乎持续了 20 年。

(3) 由于基因治疗尚未发展到定点整合以置换缺陷基因的阶段,外源基因在基因组中随机整合可能引起原癌细胞的激活或肿瘤抑制基因的失活。如美国 NIH 的研究者发现,在反转录病毒转移基因到猴体内后,发生了恶性 T 淋巴细胞瘤。因此,为安全有效地进行基因治疗,在临床试验前,必须在动物研究中达到以下三项基本要求:①外源基因能导入靶细胞,并维持足够长的时间;②该基因要以足够水平在细胞中表达;③该基因应对细胞无害。这样才能保证人体基因治疗中转移-表达系统的绝对安全。

(二) 生殖细胞基因治疗的伦理争议

生殖细胞基因治疗(germ-line gene therapy)是将外源正常基因转入精子、卵子或受精卵中,矫正有缺陷的基因而达到治疗遗传病的目的。理论上讲,生殖细胞基因治疗既可治疗遗传病患者,又可使其后代不再患这种遗传病,是一种使遗传病得到根治的方法。

生殖细胞基因治疗的伦理争议主要体现在以下几点。

(1) 赞成生殖细胞基因治疗的科学家认为,生殖细胞基因治疗可能是预防基因缺陷所致生物体损伤的唯一方法。它比体细胞基因治疗技术还要成功,因为它所需的技术突破是基因置换或基因修复。体细胞基因治疗技术使用的是基因添加的方法,这种方法所使用的功能正常的基因和原先功能异常的基因都被保留在靶细胞中。而生殖细胞基因治疗技术使用的基因置换或基因修复的方法,则避免了这种风险,而且它还能彻底消除生殖细胞显性遗传病。赞成生殖细胞基因治疗的学者还从父母的角度论证:父母希望他们的子女以及子女的后代免于出生时就患有遗传病,免于出生后采用体细胞基因治疗;父母也希望免除因可能传递给后代相关的遗传病而面临的各种困难的抉择。父母为子女的健康作出的任何一个真诚的决定都应受到道德和法律的保护。

(2) 这种赞成生殖细胞基因治疗的论证遭到了许多反驳,反驳的理由基于技术负效应,即一旦技术上发生问题,这种负效应便是严重且不可纠正的。因为技术的不可预测的负效应,不仅影响受试者,而且还将影响他们的后代。针对父母可以为后代子女的健康作出决定的伦理辩护，反对者则从后代人权的角度进行了反驳，认为后代有从父母那里继承没有被人工干预的"遗传财产"的道德权利。

(3) 目前，联合国教科文组织伦理委员会和大多数国家的伦理准则建议，可以使用植入前诊断和选择性放弃一个具有遗传病的胚胎，而不进行生殖细胞的基因改造。这就是说，不伤害受试者、患者及其后代是道德底线。

(三) 增强细胞基因治疗的伦理争议

增强细胞基因治疗(enhancement gene therapy)可改变体细胞的遗传物质，也可以改变卵子、精子或早期胚胎细胞的遗传物质，从纠正疾病基因变为改变人的正常特性。

增强细胞基因治疗不是真正意义上的纠正疾病基因，而是改变人的正常特性，它又分为与健康相关的增强和与健康不相关的增强。与健康相关的增强，如增强免疫力、提高免疫系统抵御功能、促进健康。相关的伦理问题包括：基因增强仅仅应用于知情同意的成年人吗？父母在道德上可以为了他们的孩子的利益而接受基因增强吗？增强应该适用于所有的人，还是只能施惠于那些能承受费用的人？生殖细胞基因增强在道德上是否可以接受？等等。与健康无关的增强，如为了使子女成为一名高个子篮球运动员，父母可要求把一个生长激素基因植入他们正常生长的子女的体细胞内，或植入自己的生殖细胞内；甚至改变人的肤色、发色、智力、性格等也是与健康不相关的增强的主要内容。对于这样的增强，存在的伦理争议更多、更复杂。有人认为，即便这样的增强细胞工程在某种程度上得以实现，我们就可以因为尊重父母在生殖上有提高后代的"生命质量"这个"特权"而左右后代的"开放性未来"吗？况且我们连这个"开放性未来"是有利于后代还是不利于后代都无法确定，就对后代的遗传基因进行干预，把风险和后果强加于这个未来的人，这在伦理上能接受吗？

四、辅助生育中的伦理问题

根据医学统计资料显示，已婚夫妇每七对之中就有一对不育。现采用人工手段代替自然生殖过程的某一步骤或全部步骤，以达到怀孕和生育的目的，称为辅助生殖(assisted reproduction)。目前较为普及和成熟的辅助生殖技术包括：①人工授精(artificial insemination, AI)，是通过非性方式，用人工方法促使精子和卵子在体内结合，以达到怀孕的目的，人工授精主要解决男性不育的问题；②体外受精(in vitro fertilization, IVF)和胚胎移植(即试管婴儿)，是借助手术方法获取成熟卵子，在体外完成受精过程，并在卵裂至 4～8 个细胞时将幼胚移植回子宫，植入子宫后的过程等同于自然的孕育、分娩，冠以"试管婴儿"之名仅因在体外完成受精和胚胎初期的短暂过程(一般是 2～3 d)，它可以解决输卵管闭塞或异常所引起的女性不育，也可用于解决男性精子稀少的问题；③体细胞核移植即人的克隆技术，细胞核移植是用细胞融合技术将一个人的二倍体细胞核移入去核的卵细胞，并使之发育成新个体的过程，从遗传学角度来看，这个新个体的发生不是精子与卵子的结合，而是一个已经存在的基因型的拷贝，即是供体的完全复制品。

辅助生殖与自然生殖的不同之处在于，辅助生殖过程中需要人为地选择或决策，由此可能引发一系列伦理、法律和社会问题。我国卫生部于 2001 年颁发了《人类辅助生殖技术管理办法》和《人类精子库管理办法》，为我国开展辅助生殖提供了行政规范和依据。以下重点讨论辅助生育中的伦理社会问题。

(一) 人工授精的伦理社会问题

1. 家庭伦理问题

人工授精主要用于解决男性不育。采用丈夫精子不存在严重的伦理法律问题,只是性与生育的分离。但采用供体精子即异源人工授精则需要明确如下家庭伦理问题:①供精者只提供精子或遗传物质,不可以成为孩子的父亲,以避免引起伦理和法律问题;②施行异源人工授精应严格控制条件,完善手续,尽可能地维护受精者的家庭稳定,有利于孩子的健康成长,避免家庭伦理问题发生;③不应过多使用同一供体的精子。按我国规定,一名供精者最多只能提供精子给五名妇女受孕,一是避免产生众多的“同父异母”兄弟姐妹,将来可能会发生遗传上同一生父之子女结婚的伦理问题;二是多次使用可能导致群体中相同基因单体型频率增加,这样既不利于群体的多态性,也可能使隐性致病基因纯合化的机会增加。

2. 社会问题

目前,全世界人工授精出生的人已达 20 多万,这些婴儿与自然受精妊娠分娩的孩子一样健康。我国开展人工授精起步较晚,但发展迅速。1983 年 1 月 16 日,我国第一个冷冻精液人工授精婴儿诞生;1984 年 3 月 21 日,我国第一个用精子洗涤法进行人工授精的男婴诞生。目前,人工授精虽已普遍开展,但仍有一些相关社会问题引起争议。

(1) 评价社会行为的善恶标准是看从动机到效果对人是有利还是有害,用此标准来衡量人工授精可以说是道德之举。人工授精的成功使很多夫妇实现了生儿育女的愿望,这有助于和谐家庭关系的建立,增加家庭的社会适应能力,不仅带给不育者生理上的补偿,而且使其得到心理和社会的满足,消除了因丧失正常生育能力而带来的内疚感和夫妻感情危机,有利于家庭和睦和社会稳定。

(2) 开展人工授精技术,可以减少遗传病患儿的出生,为计划生育提供生殖保险,解除绝育者的后顾之忧,有益于社会控制人口增长和优生优育。目前到医院进行人工授精的夫妇为数众多。

(3) 在我国,封建的生育伦理道德观念对人们影响极深,生育科学知识尚未普及,这对人工授精的开展是个障碍。中国传统生育观强调的是“血缘亲子,传宗接代”、“贞操与天命”等,因而抱养一个毫无血缘关系的孩子无可指责,而生一个至少有一半遗传物质的孩子却往往被社会认为是大逆不道,从而不被很多人接受。

(4) 对于具有商业行为的人工授精,很多人持反对态度,认为那是不合社会伦理的。因此,澳大利亚政府规定“禁止出售精子、卵子与胚胎”,英国政府也规定“对捐献者只能给予支付与医疗有关的花费”,等等。

3. “诺贝尔奖获得者精子库”或“名人精子库”不宜提倡

“诺贝尔奖获得者精子库”或“名人精子库”是否应该提倡?大多数人认为不宜提倡,其理由如下。首先,从遗传学观点来看,基因、染色体和生殖细胞的随机分离组合不能保证优良基因传递给子代。其次,诺贝尔奖获得者或名人也是一个社会人,从社会伦理学观点来看,他们可能智商高或有特别的才能,但未必都品质优良。反之亦然,有身体或其他方面缺陷者不乏杰出人物,例如:霍金患有运动神经症,造成除脑部以外的全身瘫痪,林肯是 Marfan 综合征患者;等等。因此,就连最早倡导建立“诺贝尔奖获得者精子库”以实现“人的优化”、本人也是诺贝尔奖获得者的 H. Muller 也意识到:用高智商作为供精者的唯一标准是远远不够的。于是,他又对供精者的品质提出了一些要求,比如"友爱、仁慈、慷慨、对生活有审美情趣、充满激情又能自制和性格开朗、道德上坚贞、思维独立、谦恭乐群、善于接受他人公正的批评又能自我批评和改正错误"等。从古至今,有否符合 Muller 要求的、具有上述优良品质的完人实在难以肯定。而且,供精者所应具备的这些品质是否都有对应的基因,是否能按照孟德尔遗传方式传递给子代并发挥作用,目前还缺乏令人信服的证据。

4. 实施原则

出于上述伦理社会等方面问题的考虑,在实施人工授精中应当贯彻如下原则:①夫妇双方自愿并提出申请;②院方严格控制指征,并不应为未婚男女、离婚者、同性恋者、非不孕症患者等实施人工授精;③供精者知情同意;④供精者与受精者互盲,与后代互盲;实施人工授精操作的医务工作者与供精者互盲,与后代互盲;受精者也应对后代保密。这些保密措施是为了保护受精者的利益,有益于孩子的健康成长。

(二)体外受精和胚胎移植的伦理争议

体外受精和胚胎移植技术的兴起,不仅依赖于科学技术的进步,而且以冲破传统道德伦理观念为前提,正因为如此,它所遇到的伦理争议是前所未有的。

首先,是父母身份的伦理纠纷。体外受精加代孕母亲最多可使婴儿有 5 个父母:提供卵子的"遗传母亲"、提供子宫妊娠的"孕育母亲"和养育孩子的"社会母亲",父亲则有提供精子的"遗传父亲"和养育孩子的"社会父亲"。哪种父母对这个孩子具有道德和法律上的义务和权利就成了一个问题。传统观念认为有血缘关系即认为遗传父母才是真正的父母,但从稳定家庭和有利于人工授精技术应用的角度,大多数国家包括我国都主张抚养、教育的社会父母才是真正的父母,并从法律上加以确认。但也有少数国家如澳大利亚、瑞典等则允许孩子了解遗传父母的情况,因而有引起孩子与社会父母之间关系不稳的可能。

其次,是代孕母亲的伦理难题。国外目前通过代孕母亲出生的孩子约有百余人。在美国,不仅有代孕母亲中心,还出版代孕母亲通讯,组织代孕母亲协会。至于代孕母亲是否合乎道德与法律准则,目前有很大争议。赞成者认为代人怀孕可以让不能怀孕的妇女获得子女,是自我牺牲,帮助他人,属于道德行为;批评者则怀疑代孕者是出于商业动机而出租子宫、取得报酬,而非怀着高尚的目的。目前除美国外,大多数国家都禁止代孕母亲,我国政府规定医疗机构和医务工作者不得实施任何的代孕技术。

(三)克隆人的伦理社会问题

早在 20 世纪 50 年代就有了蛙的克隆,60 年代又获得了非洲爪蟾的克隆,但哺乳动物的克隆未曾实验。1978 年,Rorvik 在《人的复制》一书中描述了一位名叫 Max 的工业家的体细胞被移入去核的卵细胞内,然后将早期卵裂球植入一名 16 岁孤女的子宫内,进行了自身复制的故事,这只是一本由作者推测的可以乱真的科幻读物。1997 年 2 月,苏格兰罗斯林研究所用取自 6 岁成年绵羊的乳腺细胞核,通过胚胎移植获得了克隆羊"多利"。这是用高度分化的体细胞核进行移植获得哺乳动物无性繁殖成功的首例,引起了全世界舆论的震动。同时也表明,从理论和技术上讲,克隆人是可以实现的,果真如此的话,那么人类将面临十分尴尬的境地,人类究竟能否复制自己?

从生物进化角度来看,由低级的无性生殖过渡到有性生殖是一大进步,性与生殖结合也有深刻的进化意义。对克隆持反对态度的人士认为,人的克隆即无性生殖是一种倒退,性与生殖的分离也是违背自然的。人类为什么要放弃婚姻和有性生殖呢?然而,克隆人引起的沸沸扬扬的争议主要还在于伦理、道德、社会等方面。

1. 克隆人的家庭伦理问题

克隆人是体细胞供体的复制品,由无性生殖而来,那么,克隆人是供体的又一本体还是子女、同胞;他(她)与代孕母亲和社会母亲是什么关系;他与其他用同一供体的细胞核,由同一名孕母亲生育的克隆人之间是什么关系,是否为同父同母的兄弟姐妹;如果一名代孕母亲多次代孕,而体细胞核的供体不同,这些克隆人之间是什么关系,是否为同母异父的兄弟姐妹?如果供体不算作父亲而算作兄弟,而代孕母亲算作母亲,则情况更加混乱。家庭伦理的混乱会影响成员间的相处,不利于克隆儿童的健康成长,如今相关的法律问题包括亲情权、继承权、监护权等尚未解决。

2. 克隆人引起的道德问题

对于克隆人在道德上引起的争论,多数人持否定意见,认为是不道德的,理由如下。

(1) 辅助生殖技术与克隆人相比,前者没有离开两性生殖细胞结合这一基础,而克隆人却走得太远,违背了人类遗传规律,若被滥用易引起灾难性后果,同时也带来亲属伦理关系的混乱。

(2) 还有一个问题是克隆人是不是工具或器官组织的来源。克隆人理应也是享有完全人权的人,而不应是供研究之用或从事危险劳动的工具,也不应是医用器官组织的来源。如果是那样,人类社会岂不是个野蛮社会?人本身是目的,不管他是有性生殖还是无性生殖而来都不应是手段和工具。

(3) 支持者也不乏其人,他们认为无性繁殖可使一对不育夫妇在不愿采取异源人工授精或收养义子的情况下,用丈夫或妻子的体细胞核移植得到后代是合理的、人道的善举;而且无性繁殖还可使人类永远保持物种中的最佳基因,还可用来阻止缺陷基因的传播。

3. 克隆人引起的社会问题

克隆人技术若普及应用可能引起的社会忧虑如下。

(1) 担心性比例失调。其前提是一个群体中多数人偏爱某一性别。

(2) 担心失去或减弱人类遗传的多样性。遗传多样性的减弱会降低人类群体对环境改变的适应性,包括抗病能力等。另外,人们长期以来已经习惯了多样性的社会,可以推断,如果足球场上两支球队的队员全是马拉多纳体细胞核移植而来的克隆人组成,那样的比赛肯定会十分乏味。

(3) 担心克隆技术会激活纳粹主义者或妄自尊大的优生思潮,并用于不正当的商业、政治或军事目的。例如,认为某一个人、家族或民族特别优秀而将其大量克隆。又如,克隆大量优秀运动员,从小加以训练,长大后进行出售等。

4. 治疗性克隆

治疗性克隆(therapeutic cloning)是指将克隆技术用于获得人的早期胚胎,从中分离出具有分化能力的干细胞,并用这些干细胞克隆出遗传病患者所需的各种组织或器官,因此,它将给人类带来治疗疾病、移植器官、防止衰老等益处。有鉴于此,许多人尽管不赞成"生殖性克隆"(reproductive cloning),即克隆完整的人,但赞成治疗性克隆。如英国、法国、澳大利亚等国家已批准开展治疗性克隆的临床试验。

即使是治疗性克隆，也不能完全回避伦理问题。因为早期胚胎也是一个完整的生命体，人的生命究竟从什么时候开始算起，从受精，从神经系统发育的某一阶段，还是从胎儿有感知？再者，在什么阶段、什么条件下人们可以将这种生命体加以利用？对于这些问题，由于宗教、文化和社会背景的差异，人们的认识存在较大分歧。

关于克隆人的科学和伦理之间的争论仍在继续，这场争论会贯穿整个 21 世纪。尽管如此多的争议，人的克隆仍然有巨大的诱惑力。这种诱惑力来自：①对永生不灭的追求，因为有人把克隆人视为自己的又一本体或生命的延绵继续；②希望重新获得被崇拜的政治或宗教领袖；③希望重新得到丧失的子女或亲属；④对能够重新生活一遍的向往，包括在另一时代或另一环境下重新生活一遍的向往。

总之，在现代科学技术迅猛冲击面前，在新旧观念的更迭中，我们对待克隆问题的正确态度是：①发展克隆技术，促进其在已达成共识、有利于人类的领域内加以应用；②加强医学伦理学和相关社会问题的研究，尽快在一些方面达成共识，为克隆技术的发展创造必要的舆论和道德气氛，同时制定相应的伦理道德准则和法规，给予必要的法律和道德干预，以避免遗传新技术和服务的滥用。

（付四清　罗纯）

第15章 生物信息学技术资源及其利用

随着人类基因组计划的初步完成，生命科学进入了基因组学、蛋白质组学的时代，充满奥秘的生命科学研究也变得更加精彩、更具有诱惑力。而加工并处理各种已经和即将获得的分子生物学、基因组学、蛋白质组学、基因芯片、蛋白质三维结构、生物化学、分子进化、系统生物学和生命科学各分支学科的大量信息，成为生命科学研究的重要工作之一。在此背景下，一门崭新的学科——生物信息学应运而生并迅速发展起来。广义地说，生物信息学(bioinformatics)是用数理和信息科学的观点、理论和方法去研究生命现象、组织和分析呈现指数增长的生物学数据的一门学科。它是研究遗传物质DNA及其编码的大分子蛋白质，以计算机为其主要工具，发展各种软件，对逐日增长的浩如烟海的DNA和蛋白质的序列和结构进行收集、整理、存储、发布、提取、加工、分析和研究，目的在于通过这样的分析逐步认识生命的起源、进化、遗传和发育的本质，破译隐藏在DNA序列中的遗传语言，揭示人体生理和病理过程的分子基础，为人类疾病的预测、诊断、预防和治疗提供最合理和有效的途径。生物信息学涉及生物学、计算机科学、数学、统计学、医学、化学等众多学科，其共同点在于任何类别的数据都依赖于计算机处理、存储、分析。因特网是信息传输、检索、获取、交流的重要手段。因此，因特网的应用是生物信息学研究的关键环节。

第1节 因特网基础

因特网(Internet)即国际计算机互联网，又叫国际计算机信息资源网，它是通过一组计算机网络通信协议——TCP/IP(transfer control protocol/internet protocol)将许多计算机局域网连接起来形成的巨型计算机网络。组成因特网的计算机网络包括小规模的局域网(LAN)、城市规模的区域网(MAN)和大规模的广域网(WAN)。这些网络通过普通电话线、高速率专用线路、卫星、微波和光缆把不同国家的大学、公司、科研部门、军事组织和政府组织连接起来。它是目前国际上最大的计算机网络，始建于1969年，其前身是美国国防部的一个下属单位。因特网具有其极大的开放性、灵活性和快速性等优点，越来越多的政府、团体、公司、高等院校和科研院所、个人通过因特网以文字、数据、图像、声音的形式发布各种信息。目前，世界上许多国家都已相继建成了国家级的教育和科研计算机网络，为广大师生、科研人员提供了一个全新的网络计算机环境，促进他们之间的信息交流、资源共享和科研合作，使国家教育和科研事业的发展更加迅速。我国在1994年由国家投资建设的全国性互联网络中国教育和科研计算机网(CERNET)(http://www.edu.cn)已成为我国开展现代远程教育的重要平台，是科研人员获取最新信息的重要途径之一。

一、IP 地址与域名

IP 地址(IP address)是因特网上唯一标识计算机主机的数字地址。计算机相连接需要对每一台计算机进行标志,给每一台计算机一个具体地址,从而使文件传输与交换得以实现。每台计算机具有自己特定的 IP 地址,但不便记忆。例如:美国国立生物技术信息中心(NCBI)主服务器的 IP 地址是 130.14.25.20,其中,130.14 代表美国国立卫生研究所,.25 代表美国国立卫生研究所的国家药物实验室,.20 代表该计算机在国家药物实验室的编号。

为了使用户方便访问某一特定站点,网络人员设计了因特网域名系统,用户可用域名(domain name)取代 IP 地址代表主机。IP 地址一般都有对应的正式域名,由域名服务器在后台将域名动态翻译成 IP 地址。域名以文字形式标志因特网组织结构的某个层次,用户容易记忆,因而更喜欢利用它访问某一特定网站。例如用户更愿意用“ncbi. nih. gov”而不是用“130. 14. 25. 20”来访问 NIH。

二、因特网连接

电脑用户如要获得因特网服务,成为因特网用户终端,可申请与因特网服务提供者如校园网的网络中心或 CHINANET 中的电信局连接。连接的方式有以下两种类型。

1. 专线连接

这种方式需专用线路、设备,速度快、稳定性好,但建立连接费用较高,一些大的公司、高校和研究所等单位常用这种连接方式。

2. 拨号连接

这种方式只需要普通电话、调制解调器(modem)和相应软件,连接和使用费用低,不受时间和空间的限制,任何时间、任何地点只要有电话线(也可用移动电话)即可与主机相连。但这种方式通信速度慢,容易发生掉线等故障。一些小的单位和个人多用这种方式,不过,近几年宽带上网也在逐步赢得个人用户市场。

三、因特网提供的基本服务

在因特网提供的众多服务中,电子邮件和 WWW(World Wide Web)是应用最广和发展最快的两类。

(一) 电子邮件

电子邮件(electronic mail)又称 E-mail,是因特网用户使用最广泛的服务项目之一,是网上接收、发送、回复、转发信息的主要工具,也是因特网最简单、基本的功能。

(二) World Wide Web

World Wide Web 简称 WWW,中文翻译为万维网,是因特网最著名的功能。它是把信息检索技术与超文本技术相融合,利用超文本传输协议(hypertext transfer protocol, HTTP)将相关文件链接在一起而形成的环球信息系统。它可以为用户提供包括多媒体剪辑、实况电台和视频在内的超文本内容。由于它具备了充分互动的人机界面和丰富的数据类型而受到广泛欢迎。

1. 统一资源定位符

统一资源定位符(uniform resource locator,URL)也被称为网页地址,好像人类居住的门牌号码,每一家的住址不会重复。输入全球信息网的统一定位格式,就可以连线到该网站浏览了。URL 代码由三部分组成,其格式为

传输协议名://主机名/文件名(包括路径)

其中:传输协议名是因特网服务器的应用层相应的协议,如 HTTP、FTP、Goher 等;主机名指的是计算机的域名,这里指的是服务器的域名;文件名指的是服务器上的路径和文件名。如 http://www.sina.com.cn。连接到因特网并进行网页浏览时,在浏览器地址栏中输入 URL 就可进入特定的网页。当在网页上通过超链接进入其他网页时,该网页的 URL 将显示在浏览器的地址栏中。

2. 浏览器

要查看网页上的超文本内容,就需要使用浏览器。浏览器是连接远程站点的客户服务器应用程序,它从所连接的站点中下载用户请求的信息,并把从远程主机上所获得的信息以一种与平台无关的格式显示在显示器上,这种格式称为超文本标志语言(hypertext markup language,HTML),是用来描述 WWW 上超文本文件的。目前网络用户常用的浏览器有 Microsoft Internet Explorer 和 Netscape。

3. 文件传输

因特网的一个主要功能就是计算机之间的文件传输。FTP(file transfer protocol)这种方式可直接进行文字和非文字信息的双向传输,即用户可与其他因特网主机交换文件。

4. 电子论坛

电子论坛(electronic forum 或 USENET)是一种主动地、积极地参与因特网上交流信息的方式。电子论坛是网上众多形式和名称各异的通信组的统称,它包括电子公告板(BBS)、新闻组(newsgroup)、邮件列表(mailing list)等。这些通信组实际上是由网上对某一专题有共同兴趣的一组用户组成的,它们之间虽然形式有区别,但在本质上均是电子邮件通信进一步演变的结果。

5. 远程登录

远程登录(telnet)是从一台因特网主机登录到另一台主机(两台主机的操作系统可以不同)的实用程序。远程登录允许你作为远程机器上的用户进行登录,并使用该机器提供的各种因特网资源。通过远程登录,可以得到大量的服务,如查阅各种书籍、浏览 WWW 和 Gopher 和了解体育比赛的最新结果等。

第 2 节　生物信息学概况

伴随着基因组研究,相关信息出现了爆炸性增长,迫切需要对海量的生物学信息进行处

理。自 1995 年科学家破译了全长为 180 万核苷酸的嗜血流感杆菌基因组以来，到目前已有大约 60 个微生物和若干真核生物如酵母、线虫、果蝇、拟南芥的完整基因组完成测序。至 2001 年的春天，科学家又公布了人类基因组的绝大部分序列，即人类基因组的工作草图。如何读懂基因组数据是个极大的难题。随着电子计算机芯片对于数字处理能力的增长，计算机能够有效地管理和运行海量数据，新的分析理论、方法、技术、工具的发展，使得生命科学对计算技术的依赖越来越强。

由于当前生物信息学发展的主要推动力来自分子生物学，生物信息学的研究主要集中于核苷酸和氨基酸序列的存储、分类、检索和分析等方面，所以目前生物信息学可以狭义地定义为：将计算机科学和数学应用于生物大分子信息的获取、加工、存储、分类、检索与分析，以达到理解这些生物大分子信息的生物学意义的交叉学科。目前生物信息学的主要研究课题如下。

(1) 生物信息的收集、存储、管理与提供。

(2) 基因组序列信息的提取和分析。包括：基因的发现与鉴定，如利用国际 EST 数据库 (dbEST) 和各自实验室测定的相应数据，经过大规模并行计算发现新基因和新 SNPs 以及各种功能位点；基因组中非编码区的信息结构分析；模式生物完整基因组的比较研究；基因组信息与生物进化关系等。

(3) 功能基因组相关信息分析。如与基因组信息相关的核酸、蛋白质空间结构的预测和模拟，以及蛋白质功能预测的研究等。

(4) 生物大分子结构模拟和药物设计。

(5) 生物信息分析的技术与方法研究。例如：开发有效的能支持大尺度作图与测序需要的软件、数据库以及若干数据库工具；改进现有的理论分析方法；建立生物大分子空间结构模拟、电子结构模拟和药物设计的新方法与新技术等。

(6) 应用与发展研究。汇集与疾病相关的人类基因信息，开发患者样品序列信息检测技术和基于序列信息选择表达载体、引物的技术，建立与动植物良种繁育相关的数据库以及与大分子设计和药物设计相关的数据库。

第 3 节　人类基因组研究的相关信息资源

人类基因组计划实施以来，基因组数据增长十分迅猛，一些大型公用数据库如 GeneBank、DGB、PIR、SWISS-PROT 等纷纷建立，同时一些高等院校、研究所也建立了各自的主页提供信息服务，如 Sanger 测序中心、华盛顿大学的遗传学系等，而且它们多数是免费的。

一、美国国立生物技术信息中心

美国国立生物技术信息中心(national center for biotechnology information，NCBI)始建于 1988 年 11 月 4 日，它是美国国立卫生研究院(NIH)的国立医学图书馆(NLM)的一个部门。它是美国国家分子生物学信息资源中心，也是全球最有影响的生物学网站之一，其主要任务是发展新的信息学技术，来帮助对那些控制健康和疾病的基本分子和遗传过程的理解。除 GeneBank 外，它还提供并维护在线人类孟德尔遗传(OMIM)、分子模型数据库(molecular modeling database,MMDB)以及 public MEDLINE 这三个主要的数据库,同时还提供其他多种数据库。NCBI 的网址是:http://www.ncbi.nlm.nih.gov。

图 15-1 所示为 Internet Explorer 6.0 的界面,其中标示了 WWW 地址的输入位置、保存、打印、打开特定页面内容等常用功能。同时,以 NCBI 的主页为例标示了一般主页和"超文本"的特征。

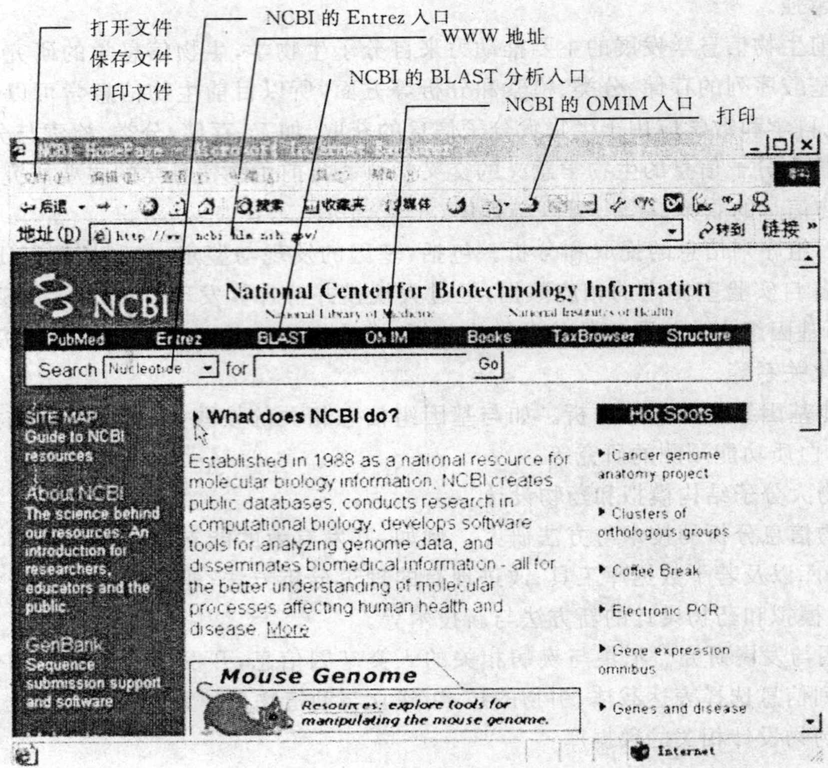

图 15-1　Internet Explorer 的 NCBI 的主页

图示 WWW 的基本概念、软件基本功能和 NCBI 主页的主要入口

(一) GeneBank

GeneBank 是美国国立卫生研究院遗传学序列数据库,是目前世界上最重要的核酸序列数据库之一。GeneBank 包含了所有已知的核酸序列和根据 DNA 翻译的蛋白质序列,以及与它们相关的文献著作和生物学注释。它最常用的是序列文件。序列文件的基本单位是序列条目,包括核苷酸碱基排列顺序和注释两部分。

序列条目的关键字如下。

LOCUS	序列的座位名称
DEFINITION	定义
ACCESSION	登录号
VERSION	版本
KEYWORDS	关键词

SOURCE	序列来源物种
ORGANISM	物种分类
REFERENCE	参考文献
AUTHORS	作者
TITLE	标题
JOURNAL	杂志
PUBMED	PubMed 编号
REMARK	序列引用与条目的关系
COMMENT	补充说明
FEATURES	序列特征
ORIGIN	序列
//	结束符

NCBI 的数据库检索查询系统是 Entrez。Entrez 是基于网页界面的综合生物信息数据库检索系统。利用 Entrez 系统,用户不仅可以方便地检索 Gene Bank 的核酸数据,还可以检索来自 GeneBank 和其他数据库的蛋白质序列数据、基因组图谱数据、来自分子模型数据库(MMDB)的蛋白质三维结构数据、种群序列数据集,以及由 PubMed 获得 MedLine 的文献数据(表 15-1)。

表 15-1 Entrez 数据库查询系统提供的数据库

数据库名称	数据库内容
PubMed	生物医学文献 MedLine 摘要
GeneBank	核酸序列
Protein	SwissProt、PIR 以及 GeneBank 翻译得到的综合蛋白质序列
Structure	PDB 三维结构数据库
Genome	已经完成和正在进行的模式生物基因组信息
OMIM	人类遗传疾病在线数据库(online mendelian inheritance in man)
Taxonomy	系统分类信息
LocusLink	基因关联信息
PopSet	具有亲缘关系的种群之间核酸序列同源性比对结果

Entrez 提供了方便实用的检索服务,所有操作都可以在网络浏览器上完成。用户可以利用 Entrez 界面上提供的限制条件(limits)、索引(index)、检索历史(history)和剪贴板(clipboard)等功能来实现复杂的检索查询工作。对于检索获得的记录,用户可以选择需要显示的数据,保存查询结果,甚至以图形方式观看检索获得的序列。更详细的 Entrez 使用说明可以在 Entrez 主页上获得(图 15-2)。Entrez 的网址是:http://www. ncbi. nlm,. nih. gov/entrez/。

EMBL 和 DDBJ 也是国际上最主要的核酸数据库。EMBL(http://www. ebi. ac. uk/embl)由欧洲分子生物学实验室(European Molecular Biology Laboratory)于 1982 年创建,其名称也由此而来,目前由欧洲生物信息学研究所负责管理。DDBJ(http://www. ddbj. nig,ac. jp/)是 DNA Data Base of Japan 的简称,创建于 1986 年,由日本国家遗传学研究所负责管理。

1988 年,EMBL、GeneBank 和 DDBJ 共同成立了国际核酸序列联合数据库中心,建立了合作关系。根据协议,这三个数据中心各自收集世界各国有关实验室和测序机构所发布的序列数据,并通过计算机网络每天将新测定或更新过的数据进行交换,以保证这三个数据库序列信息的完整性。

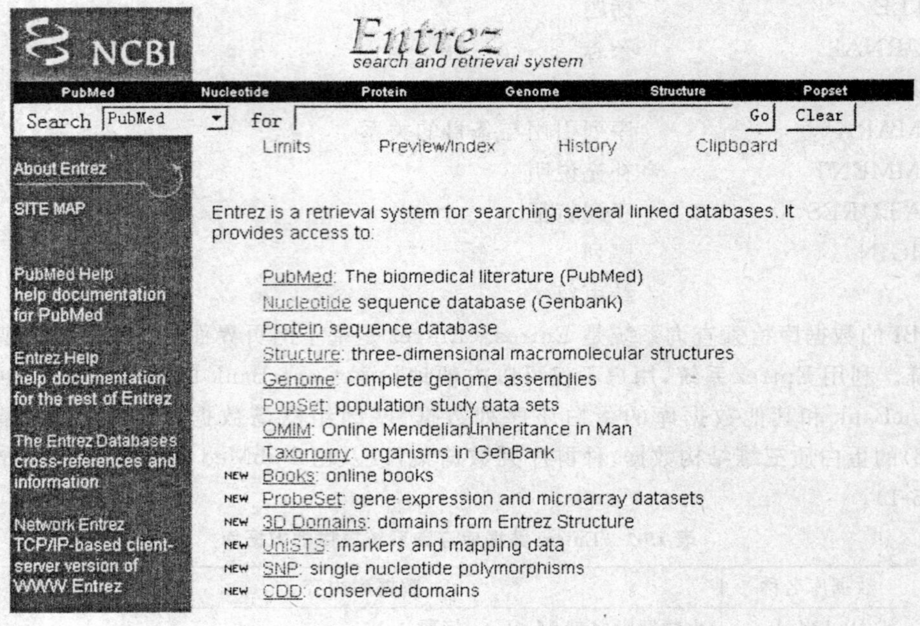

图 15-2 Entrez 主页

(二) OMIM

在线人类孟德尔遗传(online mendelian inheritance in man, OMIM)是以人类孟德尔遗传(MIM)与疾病为基础的人类基因及其相关突变的在线目录,由美国 Johns Hopkins 大学医学院 Victor A McKusick 教授编辑整理。OMIM 是一个良好的提供简要的人类基因和遗传性疾病背景生物学信息的数据库,包括了人类基因中最常见的具有显著临床意义的突变和多态性、不同详细程度的综合性疾病的资料和准确的文献摘要等。它是医学遗传学最权威的数据库,被誉为医学遗传学界的“圣经”。OMIM 于 1987 年应运而生,并且免费供全世界科学家浏览和下载。

典型的 OMIM 条目包括下面几个部分。

OMIM 编号

遗传病或基因名称

DESCRIPTION	描述
NOMENCLATURE	分类
CLINICALFEATURES	临床特征
INHERITANDE	遗传特征
CYTOGENETICS	细胞遗传学
MAPPING	基因定位

MOLECULAR GENETICS　　分子遗传学
DIAGNOSIS　　诊断
POPULATION GENETICS　　群体遗传学
ANIMAL MODEL　　动物模型
HISTORY　　研究历史
ALLELIC VARIANTS　　等位变异型
SEE ALSO　　参见
REFERENCES　　参考文献

联机形式的在线人类孟德尔遗传(OMIM)的网址是:http://www. ncbi. nlm. nih. gov/omim。

(三) MMDB

分子模型数据库(molecular modeling database, MMDB)是由 X 光结晶与 NMR 光谱所获得的 3-D 生物分子结构资料库。MMDB 是 Brookhaven Protein DataBank(PDB)3-D 结构的子集,它包括生物分子空间结构描述、化学上的组合资料以及空间资料与化学资料间的关系。MMDB 可用来作蛋白质的结构比对和结构预测。

其网址是:http://www. ncbi. nim. nih. gov/structrue。

(四) PubMed

PubMed 系统是由美国国立生物技术信息中心(NCBI)开发的用于检索 MedLine、PreMed-Line 数据库的网上检索系统。MedLine 是美国国立医学图书馆(U. S. National Library of Medicine)最重要的书目文摘数据库,内容涉及医学、护理学、牙科学、兽医学、卫生保健和基础医学,收录了全世界 70 多个国家和地区的 4300 余种生物医学期刊,现有书目文摘条目1000 万余条,时间起自 1966 年。PubMed 的网址是:http://www. ncbi. nlm. nih. gov/。PubMed 是 Entrez 系统的主要数据库之一,用户可在网上通过 PubMed 免费检索 MedLine 数据库。

PreMedLine 是一个动态性医学文献数据库,它每天都在不断地接受新数据,可为用户提供基本的文献条目和文摘,其文献条目在标引和加工后每周向 MedLine 移加一次。PubMed 是 NCBI 中的一个数据库,是文摘数据库,而 PubMed central 是一个全文数据库,在 PubMed 界面中输入要检索的内容检索,结果中将只出现摘要显示。部分以全文显示。同时在检索结果的题录的右方有"related articles"和"links",以备检索与检索主题相关的 PubMed 文章和进行链接。

二、基因组数据库

基因组数据库(GDB)是美国 Johns Hopkins 大学医学院于 1990 年建立的重要的人类基因组数据库,现由加拿大儿童医院生物信息中心负责管理。它包括以下几方面的内容。

(1) 人类基因组的区域,包括基因、克隆、细胞遗传学标记、EST、重叠群(contig)、重复片段等。

(2) 人类基因组图谱,包括细胞遗传学图谱、连锁图、放射杂交图谱、重叠群图谱、转录图等。

(3) 人类基因组内的变异,包括基因突变和基因多态性,还有等位基因发生频次等数据资料。

此外,GDB数据库还包括了与GeneBank、EMBL、OMIM、MedLine等网络信息资源的超文本链接。GDB数据库以对象模型来保存数据,提供基于网页的数据对象检索服务,用户可以搜索各种类型的对象,并以图形方式观看基因组图谱。

GDB的网址是:http://www.gdb.org。

GDB的国内镜像是:http://gdb.pku.edu.cn/gdb/。

三、人类基因突变数据库

人类基因突变数据库(human gene mutation database, HGMD)是由英国卡尔地夫医学遗传研究所构建的,从大约250种期刊中收集突变信息,用计算机和手工结合的方法来扫描这些期刊以寻找相关报道。包括在编码区、调控区和剪接区域的点突变,还包括插入、缺失、复制和重复,最近加入了疾病相关的多态。突变信息主要包括染色体定位、突变类型列表和相关的表型列表,并将基因内所有突变定位到HGMD的参考序列上;此外还链接到GDB、OMIM和相关单一位点突变数据库。HGMD是获取已克隆的致病基因分子生物学研究资料最快捷的途径之一。

目前,临床医师获取有关疾病与基因研究信息的最佳途径是NCBI的OMIM和Cardiff的HGMD。OMIM内容较全面,而HGMD内容较简捷。

四、SNP数据库

SNP是single nucleotide polymorphism的缩写,即单核苷酸多态性。SNP在基因组中分布相当广泛,近来的研究表明在人类基因组中每100～300 bp就出现一次。大量存在的SNP位点,使人们有机会发现与各种疾病包括肿瘤相关的基因组突变。从实验操作来看,通过SNP发现疾病相关基因突变要比通过家系来得容易。有些SNP虽然不直接导致疾病基因的表达,但由于它与某些疾病基因相邻,而成为重要的标记。近年大量涌现的SNP信息主要有两个来源:SNP协会和人类基因组测序协会,特别是Sanger研究所和华盛顿大学,这两个来源相互之间有重叠。来自这些为数不多但联系密切的SNP信息,促进了一个中心数据库——NCBI的dbSNP的发展。该数据库一般都有两个身份标志(ID):ss编号和rs编号。前者是为所有研究者提交的SNP都生成的编号,称为NCBI分析编号;而后者是在与所有已有数据比较后,为独特SNP生成的编号,称为参考SNP编号。

五、SWISS-PROT蛋白质序列数据库

SWISS-PROT是蛋白质序列注释性知识数据库,1986年由瑞士日内瓦大学医学生物化学部创建。1987年该部与EMBL开始合作。现在由EBI(European Bioinformatic Institute)

和瑞士生物信息研究所共同协作维护。SWISS-PROT 蛋白质序列数据库和其他序列数据库一样，其序列数据可分为核心数据和注释两部分。对于每个序列数据记录，核心数据包含序列数据、文献信息（发表的书目文献）、分类学数据（蛋白质生物起源的描述）；注释部分包含蛋白质的功能、转译后修饰、结构域和结合位点、二级结构、与其他蛋白质的相似性、与蛋白质缺陷相关的疾病等信息。SWISS-PROT 数据库中的记录采用了一定的结构以利于人工阅读和计算机程序阅读。利用英语进行解释、描述、分类和评述，也尽可能利用生物化学、蛋白质化学、分子生物学领域所熟悉的符号。每个序列记录由数据行组成。每行有其自身的格式，记录不同的数据。表 15-2 列出了 SWISS-PROT 记录字段及含义。

SWISS-PROT 蛋白质序列数据库的网址是：http://www.expasy.ch/sprot/。

表 15-2　SWISS-PROT 记录字段及含义

缩　写	全　称	含　义
ID	identification	标志号
AC	accession number	存取号
DT	date	创建日期
DE	description	名称
GN	gene name	基因名称
OS	organism species	来源物种
OG	organelle	来源细胞器
OC	organism classification	物种分类
RN	reference number	参考文献序号
RP	reference position	参考文献涉及内容
RC	reference comments	参考文献评注
RX	cross-references	交叉参考
RA	reference authors	文献作者
RL	reference location	文献出处
CC	comments or notes	评注或注释
DR	database cross-reference	其他数据参考
KW	keywords	关键词
FT	feature table data	特征数据列表
SQ	sequence header	序列题头
//	termination line	结束符

六、PIR 和 PSD

1984 年，蛋白质信息资源（protein information resource，PIR）计划正式启动，蛋白质序列

数据库PIR也因此而诞生。与核酸序列数据库的国际合作相呼应,1988年成立了PIR国际蛋白质序列数据库(PIR-international protein sequence database, PSD),它是由蛋白质信息资源(PIR)、慕尼黑蛋白质序列信息中心(MIPS)和日本国际蛋白质序列数据库(JIPID)共同维护的国际上最大的公共蛋白质序列数据库。这是一个全面的、经过注释的、非冗余的蛋白质序列数据库,其中包括来自几十个完整基因组的蛋白质序列。所有序列数据都经过整理,超过99%的序列已按蛋白质家族分类,一半以上还按蛋白质超家族进行了分类。PSD的注释中还包括对许多序列、结构、基因组和文献数据库的交叉索引,以及数据库内部条目之间的索引,这些内部索引帮助用户在包括复合物、酶-底物相互作用、活化和调控级联,以及具有共同特征的条目之间的方便检索。每季度都发表一次完整的数据库,每周可以得到更新部分。

PSD有几个辅助数据库,如基于超家族的非冗余库等。PIR提供三类序列搜索服务:基于文本的交互式检索;标准的序列相似性搜索,包括BLAST、FASTA等;结合序列相似性、注释信息和蛋白质家族信息的高级搜索,包括按注释分类的相似性搜索、结构域搜索GeneFIND等。

PIR和PSD的网址是:http://pri. georgetown. edu。

数据库的下载网址是:ftp://nbrfa. georgetown. edu/pri/。

七、PDB数据库

蛋白质数据库(protein databank, PDB)是国际上唯一的生物大分子结构数据档案库,由美国Brookhaven国家实验室建立。PDB收集的数据来源于X光晶体衍射和核磁共振(NMR)的数据,经过整理和确认后存档而成。目前PDB数据库的维护由结构生物信息学研究合作组织(RCSB)负责。RCSB的主服务器和世界各地的镜像服务器提供数据库的检索和下载服务,以及关于PDB数据文件格式和其他文档的说明,PDB数据还可以从发行的光盘获得。使用Rasmol等软件可以在计算机上按PDB文件显示生物大分子的三维结构。

PDB数据库的网址是:http://www. rcsb. org/pdb/。

八、综合数据库(链接)

随着生物信息资源及相关数据的不断积累,建立能将尽可能多的数据整合到一起的综合性数据库很有必要。此类数据库的主要代表如下。

(1) GeneCards(http://bioinfo. weizmann. ac. il/):是有关人类基因和它们的产物以及它们与疾病的关系的综合数据库,它是由Crown人类基因组中心以及位于以色列Rehovot的Weizmann科学研究所(WIS)生物信息部的科学家组织、发展和扩大的。GeneCards提供了关于所有已被确认的人类基因的功能的简洁信息。

(2) NCBI的位点链接LocusLink(http://www. ncbi. nlm. nih. gov/LocusLink/)。LocusLink提供一个单一查询界面来找到某一个遗传位点的序列和描述性信息。它展现官方命名、别名、序列登录、表型、EC号码、MIM号码、UniGene聚类、同源、图谱位点和相关的网站信息。

(3) 斯坦福的SOURCE(http://source. stanford. edu. cgi-bin/source/sourceSearch)也

是提供基因序列、结构、功能、蛋白质等诸多信息的综合性入口或中心联结站。

第 4 节　网络期刊

从因特网上获取各种文献，了解国内外研究动态，能为相应的科研找到方向和突破口。例如可从国外的 PubMed 数据库和 HighWire Press 电子期刊数据库（http://highwire.stanford.edu)、我国的万方数据资源系统（http://www.periodicals.com.cn）和中国期刊网（http://www.cnki.net/index.html）上获得所需要的文献。专业期刊，尤其是国外的专业期刊是专业技术人员获取最新科技信息的载体之一，但限于出版周期和投递速度，难以保证及时得到新信息。目前许多专业医学期刊均在网上发布期刊的电子版。电子版期刊较原版期刊早出版 1～2 个月，且费用低廉（大部分为免费阅读，即使订阅，费用也很低）。不同期刊的网上内容大同小异，主要结构如下。

稿约（information for authors）：读者可随时了解该期刊对文稿的要求。

编辑部名单（editorial board）：介绍编辑部成员的组成和联系方式。

文题目录（content）：登载各期目录，有时提供摘要，有的期刊可提供当年甚至上一年的各期目录。

论著（original articles）：有的期刊可提供论文的全文供读者阅读和下载。

病例讨论（grand round）：每期提供一例患者的资料供浏览者参与讨论。

会议及学术活动通知（calendar of events）：预告国际上主要学术会议的日期及联系地址。

相关网址（other site）：提供与本学科相关的其他网址。

与医学遗传学相关的较著名的网络医学期刊如下。

American journal of medical genetics	美国医学遗传学杂志
Cancer gene therapy	肿瘤基因治疗
Cancer genetics and cytogenetics	肿瘤遗传学与细胞遗传学
Chromosoma	染色体
Chromosome research	染色体研究
Clinical genetics	临床遗传学
Developmental genetics	发育遗传学
European journal of human genetics	欧洲人类遗传学杂志
European journal of medical genetics	欧洲医学遗传学杂志
Gene function & disease	基因功能与疾病
Gene Therapy	基因治疗杂志
Genetic counseling	遗传咨询
Genetic epidemiology	遗传流行病学
Genetic testing	遗传检测
Human genetics	人类遗传学
Human molecular genetics	人类分子遗传学
Human mutation	人类突变

Journal of genetic counseling	遗传咨询杂志
Journal of human genetics	人类遗传学杂志
Journal of medical genetics	医学遗传学杂志
Molecular diagnosis	分子诊断
Molecular genetic medicine	分子遗传医学
Mutation research	突变研究
Nature	自然
Nature genetics	自然遗传学
Oncogene	癌基因
Prenatal diagnosis	产前诊断
Progress in medical genetics	医学遗传学进展
The Journal of molecular diagnostics(JMD)	分子诊断杂志

第5节 人类基因组研究信息资源的利用

在基因组相关研究(包括分子生物学研究、分子遗传学研究、进化理论研究等)中常用的软件大致可分为以下几类:核酸、蛋白质序列的编辑处理;酶切图谱的制作;同源性比对;进化关系分析;核酸阅读框架的识别和翻译;二级结构预测;PCR引物设计;蛋白质等电点的计算;亲(疏)水性的分析;结构功能域的预测;基因分型结果分析;微阵列数据分析;等等。在所有的软件中,应用最多的是同源性比较分析软件BLAST和FASTA。它们的功能相近,都是把用户提交的一个核酸序列或蛋白质序列,拿去同指定的数据库中的全部序列作比较。它们的使用方法也大同小异:可用电子邮件提交序列并指定各种参数;可以在浏览器里填表提交作业;还可以把它们下载到自己的计算机上运行,不过这时要备有所需的数据库。一般认为,BLAST运行速度快,对蛋白质序列的搜寻更为有效;FASTA运行较慢,对核酸序列更为敏感。蛋白质序列的比较,往往可以揭示20亿~30亿年前分道发展的同源关系,而DNA序列的比较只能回溯2亿~5亿年。因此,通常应先作蛋白质序列的比较,再对比核酸序列。只要条件允许,就应当BLAST和FASTA双管齐下,兼收并用。现在最通用的办法是直接在服务器的网页界面上提交("上载")序列,可以实时等候结果出来,也可以留下电子邮件地址收取结果。

以下简要介绍BLAST软件。

BLAST是basic local alignment search tool(局部相似性基本查询工具)的缩写,它是一套在蛋白质数据库或DNA数据库中进行相似性比较的分析工具。BLAST程序能迅速地与公开数据库进行相似性序列比较。BLAST结果中的得分是对一种相似性的统计说明。BLAST能将一条或多条序列(可以是任何形式的序列)在一个或多个核酸或蛋白序列库中进行比对。BLAST还能发现具有缺口的能比对上的序列。

BLAST是基于Altschul等人在J. Mol. Biol上发表的方法,在序列数据库中对查询序列进行同源性比对工作。从最初的BLAST发展到现在NCBI提供的BLAST2.0,已将有缺口能比对的序列也考虑在内了。BLAST可处理任何数量的序列,包括蛋白序列和核酸序列;也可选择多个数据库,但数据库必须是同一类型的,即要么都是蛋白数据库,要么都是核酸数据库。所查询的序列和调用的数据库则可以是任何形式的组合，既可以是核酸序列到蛋白库中作查询，也可以是蛋白序列到蛋白库中作查询，反之亦然。

BLAST 包括以下五个程序。

(1) BLASTP：蛋白序列到蛋白库中的一种查询。库中存在的每条已知序列将逐一地同每条所查序列作一对一的序列比对。

(2) BLASTX：核酸序列到蛋白库中的一种查询。先将核酸序列翻译成蛋白序列(一条核酸序列会被翻译成可能的 6 条蛋白)，再对每一条作一对一的蛋白序列比对。

(3) BLASTN：核酸序列到核酸库中的一种查询。库中存在的每条已知序列都将同所查序列作一对一的核酸序列比对。

(4) TBLASTN：蛋白序列到核酸库中的一种查询。与 BLASTX 相反，它是将库中的核酸序列翻译成蛋白序列，再同所查序列作蛋白与蛋白的比对。

(5) TBLAST：核酸序列到核酸库中的一种查询。此种查询将库中的核酸序列和所查的核酸序列都翻译成蛋白(每条核酸序列会产生 6 条可能的蛋白序列)，这样每次比对会产生 36 种比对阵列。

第 6 节　生物信息与蛋白质组学

生物信息并不仅限于基因组信息，也包括基因产物(蛋白质或 RNA)的结构和功能以及各生物种间的进化关系等其他信息资源。生物信息学既涉及基因组信息的获取、处理、存储、传递、分析和解释，又涉及蛋白质组信息学如蛋白质的序列、结构、功能及定位分类、蛋白质连锁图、蛋白质数据库的建立、相关分析软件的开发和应用等方面，还涉及基因与蛋白质的关系如蛋白质编码基因的识别及算法研究、蛋白质结构、功能预测等；另外，新药研制、生物进化也是生物信息学研究的热点。

在后基因组时代，生物学家们的研究重心已经从解释生命的所有遗传信息转移到在整体水平上对生物功能的研究。这种转向的第一个标志就是产生了一门称为功能基因组学(functional genomics)的新学科。它采用一些新的技术，如 SAGE、DNA 芯片，对成千上万的基因表达进行分析和比较，力图从基因组整体水平上对基因的活动规律进行阐述。但是，由于生物功能的主要体现者是蛋白质，而蛋白质有其自身特有的活动规律，仅仅从基因的角度来研究是远远不够的。例如蛋白质的修饰加工、转运定位、结构变化、蛋白质与蛋白质的相互作用、蛋白质与其他生物分子的相互作用等活动，均无法在基因组水平上获知。正是因为基因组学(genomics)有这样的局限性，于 20 世纪 90 年代中期，在人类基因组计划研究发展及功能基因组学的基础上，国际上萌发产生了一门在整体水平上研究细胞内蛋白质的组成及其活动规律的新兴学科——蛋白质组学(proteomics)，它以蛋白质组(proteome)为研究对象，是一门在整体水平上研究细胞内蛋白质的组成及其活动规律的新兴学科。蛋白质组是指“由一个细胞或一个组织的基因组所表达的全部相应的蛋白质”。测定一个有机体的基因组所表达的全部蛋白质的设想，萌发在 1975 年双向凝胶电泳发明之时。1994 年，澳大利亚 Macquarie 大学的 Wilkins 和 Williams 首先提出了蛋白质组(proteome)的概念，它源于蛋白质(protein)与基因组(genome)两个词的杂合，其定义为在一种细胞内存在的全部蛋白质。

开展蛋白质组研究工作，是科学界延续了数十年的一个梦想，因为人类的大多数疾病是由于蛋白质异常造成的。当二维电泳、新型质谱技术及各种先进的生物信息和网络技术为科学家掌握蛋白质表达规律提供了有力支撑，并且在人类基因组研究实现划时代飞跃的时候，蛋白质组学便被推上前台。1998年，中国国家自然科学基金委员会设立了“蛋白质以及蛋白质结构动态变化与其生物功能的研究”，由此较早启动了中国的蛋白质组研究“人类肝脏蛋白质组研究计划”(HLPP)。2003年11月，在蒙特利尔召开的第二届国际蛋白质组大会上，确定中国为人类肝脏蛋白质组计划的唯一牵头国，有16个国家的80多家实验室参与该计划，我国贺福初院士为唯一主席。HLPP是我国有史以来领导的第一项重大国际合作计划，也是第一个人类组织/器官蛋白组计划。

蛋白质组数据库是蛋白质组研究水平的标志和基础。瑞士的SWISS-PROT拥有目前世界上最大、种类最多的蛋白质组数据库。丹麦、英国、美国等国也都建立了各具特色的蛋白质组数据库。生物信息学的发展已给蛋白质组研究提供了更方便有效的计算机分析软件；特别值得注意的是蛋白质质谱鉴定软件和算法发展迅速，如SWISS-PROT、Rockefeller大学、UCSF等都有自主的搜索软件和数据管理系统。最近发展的质谱数据直接搜寻基因组数据库使得质谱数据可直接进行基因注释、判断复杂的拼接方式。随着基因组学的迅速推进，会给蛋白质组研究提供更多更全的数据库。另外，对肽序列标记的从头测序软件也十分引人注目。

质谱技术是目前蛋白质组研究中发展最快、最具活力和潜力的技术。它通过测定蛋白质的质量来判别蛋白质的种类。当前蛋白质组研究的核心技术就是双向凝胶电泳-质谱技术，即通过双向凝胶电泳将蛋白质分离，然后利用质谱对蛋白质逐一进行鉴定。对于蛋白质鉴定而言，高通量、高灵敏度和高精度是三个关键指标。一般的质谱技术难以将三者合一，而最近发展的质谱技术可以同时达到以上三个要求，从而实现对蛋白质准确和大规模的鉴定。

利用蛋白质的等电点和分子量，通过双向凝胶电泳的方法将各种蛋白质区分开来是一种很有效的手段。它在蛋白质组分离技术中起到了关键作用。

常用基因组研究相关数据库和网址如表15-3所示。

表15-3　常用基因组研究相关数据库和网址

数据库	WWW地址	描述
核酸序列数据库		
GeneBank	http://www.ncbi.nlm.gov/GeneBank	所有已知的核酸和蛋白质序列数据库，国际核酸数据库合作项目
EMBL	http://www.ebi.ac.uk/embl	所有已知的核酸和蛋白质序列数据库，国际核酸数据库合作项目
DDBJ	http://www.ddbj.nig.ac.jp/	所有已知的核酸和蛋白质序列数据库，国际核酸数据库合作项目
GSDB	http://scop.wehi.edu.au/gsdb/gsdb.html	所有已知的核酸和蛋白质序列数据库

续表

数据库	WWW 地址	描述
基因表达		
MethDB	http://www.methdb.net/	DNA 甲基化数据、模式和轮廓
RECODE	http://recode.genetics.utah.edu/	表达过程中采用程序化翻译编码的基因
基因特征和结构		
HUNT	http://www.hri.co.jp/HUNT/	注释了的人类全长 cDNA 序列
ALLGenes	http://www.allgenes.org/	人和小鼠基因索引、整合基因、转录和蛋白注释
人类基因组及图谱数据库		
HuGeMap	http://www.infobiogen.fr/services/Hugemap/	人类基因组遗传和物理图谱数据库
GeneMap'99	http://www.ncbi.nlm.nih.gov/projects/genome/genemap99/	国际辐射图谱合作项目下的人类基因图谱
MITOMAP	http://www.mitomap.org/	人类线粒体基因组
GDB	http://www.gdb.org	人类基因和基因组图谱
GenAltas	http://www.dsi.univ-paris5.fr/genatlas/	人类基因、标记和表型
基因突变及疾病相关数据库		
OMIM	http://www.ncbi.nlm.nih.gov/OMIM	人类遗传学和基因组紊乱目录
HGMD	http://www.hgmd.cf.ac.uk/hgmd0.html	已发表的人类遗传性疾病的基因突变
dbSNP	http://www.ncbi.nlm.nih.gov/SNP/	单核苷酸多态性
蛋白质序列数据库		
PIR	http://pir.georgetown.edu/	综合的、注释的、非冗余的蛋白质序列数据库
SWISSPROT	http://www.ebi.ac.uk/swissprot/	蛋白质序列
OWL	http://www.bioinf.man.ac.uk/dbbrowser/OWL/	非冗余蛋白质序列
蛋白质结构数据库		
PDB	http://www.rcsb.org/pdb/	通过 X 光晶体衍射和 NMR 测定的结构数据库

续表

数　据　库	WWW 地址	描　　述
CATH	http://cathwww.biochem.ucl.ac.uk/latest/	蛋白质结构分类
SCOP	http://scop.mrc-lmb.cam.ac.uk/scop/	蛋白质结构分类
蛋白质相互作用数据库		
DIP 序列比对软件	http://dip.doe-mbi.ucla.edu/	蛋白质相互作用目录
BLAST	http://www.ncbi.nlm.nih.gov/blast/	序列分析和多序列比较
FASTA	http://fasta.bioch.virginia.edu/	序列分析和多序列比较

第 7 节　生物信息与生物芯片

随着生命科学与众多相关学科(如计算机科学、材料科学、微加工技术、有机合成技术等)的迅猛发展,为生物芯片的实现提供了实践上的可能性。生物芯片的设想最早起始于 20 世纪 80 年代中期,90 年代美国 Affymetrix 公司实现了 DNA 探针分子的高密度集成,即将特定序列的寡核苷酸片段以很高的密度有序地固定在一块玻璃、硅等固体片基上,作为核酸信息的载体,通过与样品的杂交反应获取其核酸序列信息。生物芯片由于采用了微电子学的并行处理和高密度集成的概念,因此具有高效、高信息量等突出优点。

常用的生物芯片包括基因芯片(也称 DNA 芯片、DNA 微点阵芯片)、芯片实验室(lab-on-chip)、蛋白质或多肽芯片、组织微阵列(tissue microarray)等。以下简要介绍生物信息学在基因芯片中的运用。

基因芯片是指同时将大量的探针分子固定到固相支持物上,借助核酸分子杂交配对的特异性对 DNA 样品的序列信息进行高效率的解读和分析,以用于基因表达谱的检测、突变筛查、DNA 多态性分析、DNA 测序和基因组文库作图等研究。生物信息学在基因芯片的制作、图像分析、数据库的建立和分析中都起着至关重要的作用。例如:可利用公共数据库和专用数据库查询目标序列,如 NCBI、UCSC 等,设计探针;通过分子杂交、扫描,获得图像后,进行一系列的图像分析处理以及结果分析,此过程会涉及基因芯片数据库的查询和数据分析软件;最后需要对数据进行有序的管理,以供日后查寻。

生物芯片的主要分析软件如下。

AMADA:是 analysis of microarray data 的缩写,是一个集成软件,用来组织、研究、显示、分析微矩阵(microarray)数据;程序界面类似 EXCEL,进行数据转换、主要组成分析、各种簇分析与图形显示功能。

ScanAlyze:进行微矩阵荧光图像分析,包括半自动定义格栅与像素点分析;输出为分隔的文本格式,可很容易地转化为任何数据库。

Cluster:对大量微矩阵数据组进行各种簇(cluster)分析与其他各种处理的软件。

TreeViewer：用图形来显示 Cluster 软件分析的结果。

J-Expression：用来分析微矩阵（microarray）实验获得的基因表达数据。

生物芯片的相关网址如下。

http://www.gene-chips.com/；

http://www.ebi.ac.uk/microarray/；

http://www.egcrc.org/bio/ucspots/；

http://www.lab-on-a-chip.com/。

（付四清）

参考文献

[1] 李璞. 医学遗传学[M]. 北京:北京大学医学出版社. 2003.

[2] 陈竺. 医学遗传学[M]. 北京:人民卫生出版社. 2005.

[3] 傅松滨. 医学遗传学[M]. 北京:人民卫生出版社. 2001.

[4] 夏家辉. 医学遗传学[M]. 北京:人民卫生出版社. 2004.

[5] 左伋. 医学遗传学[M]. 4 版. 北京:人民卫生出版社. 2005.

[6] 杜传书. 医学遗传学[M]. 2 版. 北京:人民卫生出版社. 1996.

[7] T. D. 盖莱哈特,等. 医学遗传学原理[M]. 孙开来,译. 北京:科学出版社. 2001.

[8] 曾溢滔. 遗传病的基因诊断与基因治疗[M]. 上海:上海科学技术出版社. 1999.

[9] Vogel Moutulsky,人类遗传学·问题与方法[M]. 3 版. 罗会元,主译. 北京:人民卫生出版社. 1999.

[10] 王培林. 遗传病学[M]. 北京:人民卫生出版社. 2000.

[11] 贺林. 解码生命——人类基因组计划和后基因组计划[M]. 北京:科学出版社. 2001.

[12] 郭政. 计算分子生物学与基因组信息学[M]. 哈尔滨:黑龙江科学技术出版社. 1998.

[13] 卢大儒,等. 医学分子遗传学[M]. 上海:复旦大学出版社. 1998.

[14] Keith D Robertson. DNA methylation and human disease[J]. Nat Rev Genet, 2005(6):597-610.

[15] Anders H Lundl, Maarten van Lohuizenl. Epigenetics and cancer[J]. Genes & Development, 2004(18):2315-2335.

[16] Christopher E Pearson, et al. Repeat instability: mechanisms of dynamic mutations[J]. Nat Rev Genet, 2005(6):729-742.

[17] Jennifer R Gatchel, Huda Y Zoghbi. Diseases of unstable repeat expansion: mechanisms and common principles[J]. Nat Rev Genet, 2005(6):743-755.

[18] David J Weatherall. Thalassaemia: the long road from bedside to genome[J]. Nat Rev Genet, 2004(5):1-7.

[19] Y Kanai, et al. From SRY to SOX9: Mammalian testis differentiation[J]. J. Biochem, 2005, 138:13-19.

[20] Esteller M. A gene hypermethylation profile of human cancer. Cancer Res. 2001(61):3225-3229.

[21] Croce LD. Methyltransferase recruitment and DNA methylation of target promoters by an oncogenic transcription factor[J]. Science, 2002(295):1079-1080.

[22] Thiagalingam S, et al. Loss of heterozygosity as a predictor to map tumor suppressor genes in cancer: molecular basis of its occurrence[J]. Curr Opin Oncol, 2002(14):65-

72.

[23] Feil R, Khosla S. Genomic imprinting in mammals: an interplay between chromatin and DNA methylation? [J]. Trends Genet, 1999(15):431-435.

[24] Pulkes T, Hunna MG. Human mitochondrial DNA diseases[J]. Int J Mol Med, 2001(7):581-589.

[25] Rao D. Genetic dissection of complex traits: an overview[J]. Advances in Genetics, 2001(42):13-34.

[26] Ardlie KG, et al. Patterns of linkage disequilibrium in the human genome[J]. Nat Rev Genet, 2002(3):299-309.

[27] Zhang X, et al. DSPP mutation in dentinogenesis imperfecta Shields type Ⅱ[J]. Nat Genet, 2001, 27(2):151-152.

[28] Xiao S, et al. Dentinogenesis imperfecta Ⅰ with or without progressive hearing loss is associated with distinct mutations in DSPP[J]. Nat Genet, 2001, 27(2):201-204.

[29] Chen YH, et al. KCNQ1 gain-of function mutation in familial atrial fibrillation[J]. Science, 2003(299):251-254.

[30] Taylor RW, Turnbull DM. Mitochondrial DNA mutations in human disease[J]. Nat Rev Genet. 2005(6):389-402.